临床实验室管理

第 5 版

（供医学检验技术专业用）

主　编　郑　磊　闵　迅

副主编　崔　巍　董海新　徐　宁　纪爱芳　孙美艳

编　者　（以姓氏笔画为序）

丁大朋（大连医科大学）	王　原（杭州医学院）
丛延广（广东医科大学）	司徒博（南方医科大学）
刘　灿（福建医科大学）	许　颖（成都医学院）
孙美艳（吉林医药学院）	纪爱芳（长治医学院）
李　卓（西安医学院）	李宝林（西南医科大学）
吴凯峰（遵义医科大学）	闵　迅（遵义医科大学）
沈坤雪（上海交通大学医学院）	宋怿江（南方医科大学）
张　健（河南中医药大学）	张　新（石河子大学医学院）
周　江（长沙医学院）	周亚莉（中国合格评定国家认可中心）
郑　磊（南方医科大学）	屈晓威（延安大学医学院）
胡炎伟（首都医科大学）	姚立琼（兰州大学第一临床医学院）
徐　宁（广州中医药大学）	崔　巍（北京协和医学院）
梁小亮（厦门医学院）	董海新（济宁医学院）

中国健康传媒集团

中国医药科技出版社

内 容 提 要

本教材是"全国高等医药院校医学检验技术专业第五轮规划教材"之一。本教材共十四章，教学内容包括临床实验室概论、临床实验室的设计与布局、临床实验室质量管理体系、临床实验室资源管理、检验前质量管理、检验过程质量管理、检验后质量管理、临床实验室安全与风险管理、临床实验室信息管理、临床实验室沟通与咨询服务、临床实验室认可、临床实验室即时检验质量管理、外部提供的产品和服务以及人工智能在临床实验室的应用现状及展望等。本教材为书网融合教材，实现纸质教材与数字教材融合，数字化教学资源包括PPT、题库、多媒体素材等。

本教材可供高等院校医学检验技术（医学检验）专业师生使用，也可作为相关专业学生、临床检验工作者、继续教育和职称考试的参考用书。

图书在版编目（CIP）数据

临床实验室管理／郑磊，闵迅主编. -- 5 版.
北京：中国医药科技出版社，2025.1. --（全国高等医药院校医学检验技术专业第五轮规划教材）. -- ISBN 978-7-5214-4849-8

Ⅰ. R446

中国国家版本馆 CIP 数据核字第 20242T0U84 号

美术编辑　陈君杞
版式设计　友全图文

出版　**中国健康传媒集团** | 中国医药科技出版社
地址　北京市海淀区文慧园北路甲 22 号
邮编　100082
电话　发行：010 - 62227427　邮购：010 - 62236938
网址　www.cmstp.com
规格　889mm×1194mm $^1/_{16}$
印张　18 $^3/_4$
字数　547 千字
初版　2004 年 9 月第 1 版
版次　2025 年 1 月第 5 版
印次　2025 年 1 月第 1 次印刷
印刷　天津市银博印刷集团有限公司
经销　全国各地新华书店
书号　ISBN 978 - 7 - 5214 - 4849 - 8
定价　**69.00 元**

获取新书信息、投稿、为图书纠错，请扫码联系我们。

出版说明

全国高等医药院校医学检验技术专业本科规划教材自2004年出版至今已有20多年的历史。国内众多知名的有丰富临床和教学经验、有高度责任感和敬业精神的专家、学者参与了本套教材的创建和历轮教材的修订工作，使教材不断丰富、完善与创新，形成了课程门类齐全、学科系统优化、内容衔接合理、结构体系科学的格局。因课程引领性强、教学适用性好、应用范围广泛、读者认可度高，本套教材深受各高校师生、同行及业界专家的高度好评。

为深入贯彻落实党的二十大精神和全国教育大会精神，中国医药科技出版社通过走访院校，在对前几轮教材特别是第四轮教材进行广泛调研和充分论证基础上，组织全国20多所高等医药院校及部分医疗单位领导和专家成立了全国高等医药院校医学检验技术专业第五轮规划教材编审委员会，共同规划，正式启动了第五轮教材修订。

第五轮教材共18个品种，主要供全国高等医药院校医学检验技术专业用。本轮规划教材具有以下特点。

1.立德树人，融入课程思政 深度挖掘提炼医学检验技术专业知识体系中所蕴含的思想价值和精神内涵，把立德树人贯穿、落实到教材建设全过程的各方面、各环节。

2.适应发展，培养应用人才 教材内容构建以医疗卫生事业需求为导向，以岗位胜任力为核心，注重吸收行业发展的新知识、新技术、新方法，以培养基础医学、临床医学、医学检验交叉融合的高素质、强能力、精专业、重实践的应用型医学检验人才。

3.遵循规律，坚持"三基""五性" 进一步优化、精炼和充实教材内容，坚持"三基""五性"，教材内容成熟、术语规范、文字精炼、逻辑清晰、图文并茂、易教易学、适用性强，可满足多数院校的教学需要。

4.创新模式，便于学生学习 在不影响教材主体内容的基础上设置"学习目标""知识拓展""重点小结""思考题"模块，培养学生理论联系实践的实际操作能力、创新思维能力和综合分析能力，同时增强教材的可读性及学生学习的主动性，提升学习效率。

5.丰富资源，优化增值服务 建设与教材配套的中国医药科技出版社在线学习平台"医药大学堂"教学资源（数字教材、教学课件、图片、微课/视频及练习题等），邀请多家医学检验相关机构丰富优化教学视频，使教学资源更加多样化、立体化，满足信息化教学需求，丰富学生学习体验。

本轮教材的修订工作得到了全国高等医药院校、部分医院科研机构以及部分医药企业的领导、专家与教师们的积极参与和支持，谨此表示衷心的感谢！希望本教材对创新型、应用型、技能型医学人才培养和教育教学改革产生积极的推动作用。同时，精品教材的建设工作漫长而艰巨，希望广大读者在使用过程中，及时提出宝贵意见，以便不断修订完善。

中国医药科技出版社

2025 年 1 月

全国高等医药院校医学检验技术专业第五轮规划教材

◆ 编审委员会 ◆

数字化教材编委会

前言 PREFACE

临床实验室管理具有学科内容的交叉性、技术方法的多样性、人员管理的复杂性以及管理策略的综合性等特点，其重要性日益凸显。本临床实验室管理课程旨在为学生构建一套系统的、理论与实践并重的知识体系，使学生掌握质量控制、安全与风险管理、资源管理及信息管理等临床实验室的核心要素，为后续在临床实验室的工作奠定前期基础。

为了符合行业发展要求，本教材在上一版的基础上进行了全面修订，力求体现"思想性、科学性、先进性、启发性、适用性"的五大特点。此外，本教材还注重跨学科知识的融合，旨在拓宽学生的视野，培养多学科融合的高素质、强能力的医学检验人才。

为适应临床实验室管理领域发展，本版教材在内容结构上进行了优化调整，更加符合学生的认知规律和学习需求。相较于上版教材，本版教材增加了对新兴技术如即时检验（POCT）质量管理、人工智能在临床实验室管理中的应用等内容；同时，接轨新版 ISO 15189：2022 实验室体系内容及要求；另一方面，增设了思维导图形式的章节小结，并强化了数字资源的比重，优化本教材增值服务内容，使学生能够全面提升学习能力并紧跟时代步伐。

本教材由在临床实验室管理领域具有丰富教学和实践经验的专家学者共同编写，编委组编者分别来自高校、医院及检验中心等不同单位，保障了教材内容的专业性和实用性。本教材可满足不同层次读者的学习需求，主要适用于高等医药院校医学检验技术专业教学使用，也可作为临床检验医务工作者和相关研究人员的参考用书。

本版教材经过多次讨论与修订，力求使教材既符合教学大纲要求，又能体现出临床实验室管理领域的建设现状。在此，我们衷心感谢所有为本教材编写提供支持和帮助的专家、学者及同仁，是你们的宝贵意见和建议，让这本教材更加完善。同时，我们也深知医学知识的浩瀚无垠，临床实验室管理领域的日新月异，因此，本教材难免存在不足之处。我们期待广大师生及同行在使用过程中提出宝贵意见，以便不断修订完善。

编　者
2024 年 9 月

CONTENTS 目录

第一章 临床实验室概论

PPT

✎ 学习目标

1. 通过本章学习，掌握临床实验室的定义、作用和分类；熟悉临床实验室的组建要素和工作范围；了解临床实验室管理的法律法规和规章制度。

2. 能够全面理解临床实验室的基本概念、功能及其在医疗服务体系中的作用，为后续深入学习临床实验室管理奠定坚实的理论基础。

3. 通过延伸学习，能够掌握并理解临床实验室管理相关的关键法律法规，培养自律意识，具备科学严谨的工作态度。

第一节 临床实验室概述

临床实验室（clinical laboratory）是随着现代医学的发展而建立起来的，为疾病诊疗全过程提供检验信息的实验场所。现代医学发展的主要标志之一是从经验医学向实验医学转化，实验医学依赖于疾病各阶段人体标本的检测结果，从而为临床提供诊断和治疗的依据，临床实验室也就应运而生。

一、临床实验室的定义及分类

临床实验室，又称医学实验室（medical laboratory），是指对取自人体的各种标本进行生物学、微生物学、免疫学、化学、血液免疫学、血液学、生物物理学、细胞学等检验，并为临床提供医学检验服务的实验室。

根据其是否具有独立法人资格，临床实验室可分为非独立实验室和独立实验室。大多数临床实验室都属于非独立实验室，这些临床实验室设立于医院、基层医疗卫生机构、专业公共卫生机构等医疗卫生机构中，并不具有独立的法人资格。

独立医学实验室（independent clinical laboratory，ICL），又称第三方医学实验室，是指获得卫生健康行政部门许可、具有独立法人资格、专业从事医学检验或病理诊断的医疗机构，不包括医疗机构内设的医学检验科。独立实验室在人力、物力和信息资源等方面均具有较大优势，其通过集约化管理可实现降本增效，提高检测效率和质量。相较欧美西方发达国家，我国 ICL 行业起步较晚，最早可追溯至 20 世纪 80 年代，扬州医学检验中心在国内率先开始对外开展医学检验服务。直至 1994 年国内第一家独立医学实验室在广州市成立，从而开启了国内 ICL 规模化、连锁化的发展。目前我国 ICL 行业呈现出快速发展的良好势头，独立医学实验室已超过 2000 家。

近年来，随着国家医疗卫生改革的深化，医疗机构的非独立临床实验室和独立临床实验室开始了转型升级，从国家级、省市级再到县域级，设置不同级别的区域医学检验中心。区域检验中心是指依托区域内核心医院的临床实验室建立或采取独立建立的方式，联合区域内其他医疗机构，对区域内检验资源进行优化、整合、共享，建设覆盖整个区域的中心实验室。相较于传统临床实验室，区域检验中心具有的优势有：①资源共享，减少重复投入；②降低成本，提高经济效益；③互利共赢，提升服务水平等。为巩固分级诊疗制度建设成效，推进网格化布局建设，国家连续出台多项举措加速紧密型城市医疗集团和县域医疗卫生共同体的建设，为区域检验中心带来新的机遇和挑战。

> **知识拓展**
>
> ### 国家检验医学中心
>
> 为进一步引领医学科学发展和整体医疗服务能力提升，国家卫生健康委员会于2022年组织制定了《国家检验医学中心设置标准》（国卫办医函〔2022〕370号）。该设置标准明确了国家检验医学中心的基本要求，并分别从医疗服务能力、教学能力、科研能力、承担公益性任务及应对重大公共卫生事件的能力以及落实医药卫生体制改革相关任务及医院管理情况等几个方面提出了具体要求。国家检验医学中心的辐射范围通常覆盖全国或跨多个省份，通过将辐射范围内的所有实验室作为一个整体，实行统一的检验质量标准和操作规范，以实现引领全国医学检验领域发展的目的。

二、临床实验室的工作范围

临床实验室按照安全、准确、及时、有效、经济、便民和保护患者隐私的原则开展临床检验工作，为临床疾病的诊断、治疗、筛查和预后判断提供实验室依据。此外，随着检验医学的发展和服务范畴的扩展，临床实验室在教学、科研、健康普查和健康咨询方面也发挥越来越重要的作用。

（一）临床检验医疗工作

临床实验室的功能是为临床医师提供准确可靠的检验报告，并提供适当的咨询服务。其学科地位从属于临床医学，为临床医师及患者提供服务。临床实验室在医疗中的作用主要表现在：①疾病诊断。早诊早治是提高疾病治疗效果的关键，发现越早，治疗效果越好。例如，肌钙蛋白检测对急性心肌梗死的诊断、凝血因子测定对血友病的诊断等。需要注意的是，由于受到检测方法的工作原理、敏感性、特异性以及标本采集方法的限制和影响，检验结果作为辅助医生临床决策的必需内容，需要结合病史、临床症状和体征以及其他辅助检查结果，综合分析判断。②治疗及预后。许多检验项目对指导临床治疗及监测疗效方面也有重大作用，如肿瘤标志物可用于病情监测及疗效评价，对致病菌株进行药物敏感试验可指导临床合理用药。③健康评估。临床实验室在人体健康状况的评估中至关重要。通过各种检验项目的筛查，早期发现和预警各类疾病，如血糖升高预警糖尿病风险，血脂异常预警心血管风险。即使没有临床症状，检验指标也可以让我们早期识别疾病，从而实现早期干预、早期治疗。此外，检验结果也可以为我们提供科学依据来调整个人生活方式，如血脂异常可促进个人进行饮食方式的调整，从而改善生活质量，延长生存时间。④新发突发传染病病原体鉴定与检测。依托临床微生物实验室、感染性疾病实验室等平台，对高致病性病原体微生物分离培养、鉴定和药敏，保证临床各项感染性病原体的精准鉴定和检测，在重大和突发传染病应急检测中发挥重要作用。⑤提供咨询服务。为满足患者和用户需求提供适当的实验室建议和解释等咨询服务。

（二）医学检验教育培训

在我国，临床实验室肩负着多方面的教育培训职责，不仅包括高等教育医学检验技术专业的理论教学、实习带教、毕业论文指导，还涵盖其他医学相关专业的实验诊断学理论和实验教学。此外，临床实验室还承担着博士和硕士研究生的研究指导、论文答辩等培养任务，检验医师的住院医师规范化培训和考核工作以及其他医院同行的进修培训。

为了确保在职人员的专业水平与行业发展同步，临床实验室需对在职人员进行持续的专业理论和技术教育，尤其注重新理论、新方法、新技术的培训。在对内部职工的教学管理上，临床实验室应制定详尽的教学计划，定期开展培训和考核，并鼓励员工积极参加专业学术交流活动。此外，临床实验室应加强与医护人员的日常沟通和交流，特别是在推广新技术、新项目、质量管理等方面。通过加强对临床医护人员和标本运送人员的培训，不仅可确保检验结果准确性，也能促进实验室资源的高效利用，从而进一步提升医疗服务质量。

（三）医学检验科研工作

科技创新是推动医疗健康新质生产力发展的核心动力。临床实验室的新技术研发及新项目实施依赖于科学研究，同时实验室先进的技术、设备和人才队伍则构成了科研创新的坚实基础。临床实验室应以实际工作中的关键问题为导向，例如检验方法学的精准评估、技术改进升级、检验结果的干扰因素分析及质量管理的强化等。通过积极开展有针对性的科学研究，深化检验医学与临床医学的融合，不断提升检验医学的学术水平与临床应用能力，最终推动实验室整体医疗质量的持续提升。

（四）健康普查和健康咨询

为满足民众健康普查需求，临床实验室可为健康管理中心、妇幼保健中心等医疗机构提供适宜的检验项目，并针对不同群体提供个性化检验项目的建议。通过对人民群众进行定期体检、健康普查和健康宣传教育，可及早发现疾病并采取积极有效的防治措施，还可了解群众的卫生和健康状况，提高疾病的防治意识和水平。同时，临床实验室可为群众提供健康科普，通过报刊杂志、科普读物等传统途径以及科普短视频、公众号等新媒体传播方式积极向群众宣传检验常识，以提高生活质量和健康水平，特别对推动新的生育政策、积极应对人口老龄化、提高人口素质等方面都有重要作用。

三、临床实验室的智能化建设

为满足人民群众日益增长的医疗卫生健康需求，检验医学从手工操作时代到半自动化、自动化、信息化时代不断发展。为贯彻落实医学检验新服务模式，推进实施健康中国战略，现在较多临床实验室已大步跨进数字化、智慧化新时代，从而实现医疗卫生现代化管理水平的提升，并优化资源配置降本增效。

依托生物传感器、生物芯片、微流控等新兴技术日趋成熟，可在患者附近或其所在地进行的即时检验（point-of-care-testing，POCT），由于其具有快速、小型、便携等优点，在医疗卫生领域得到了广泛应用。鉴于POCT结果可能导致患者的处置发生改变，应重点关注POCT质量管理，我国于2020年发布国家标准GB/T 29790—2020《即时检验 质量和能力的要求》和2023年11月发布国家标准GB/Z 43281—2023《即时检验（POCT）设备监督员和操作员指南》以强化关键环节和行为管理。

随着人工智能（artificial intelligence，AI）、大数据、云计算、物联网等创新技术成为引领医疗卫生领域变革的核心驱动力，人工智能等新技术已逐步应用于医学检验全流程，在血细胞识别分类、全自动化流水线管理、危急值报告流程管理、辅助诊疗系统等方面均显示了独特的作用和潜力。医疗健康大数据带来便利的同时，也带来了技术稳定性、数据安全和隐私性、医学伦理道德等一系列风险与挑战。

为进一步改善人民群众就医体验，提高医疗资源的利用率，降低医疗费用，提高诊疗效率，国家卫生健康委员会于2022年制定了《医疗机构检查检验结果互认管理办法》（国卫医发〔2022〕6号），以便推进全国医疗机构检查检验结果互认支持工作。然而，如数据隔离和信息孤岛、数据安全和隐私问题、质量控制和标准化、技术和设备差异等问题制约了医疗机构检验结果互认的顺利实施。通过引入互联网、大数据等新技术，不但可以应对检验结果互认实施过程中的这些挑战和困难，也进一步加速了临床实验室向信息化、智能化方向迈进。

第二节　临床实验室的组建

临床实验室的组建是一个持续改进、不断完善的系统工程。组建团队不仅需要现代检验医学知识，还必须具备现代企业管理知识、经济管理知识、信息管理知识、人力资源管理知识和人文知识底蕴。首先，要制定临床实验室组建计划，根据服务范围和服务对象，结合当前的人员、资金和场地等条件，确定临床实验室组建的近期目标和远景目标。其次，要确立科室文化，营造和谐的氛围，逐步培养团队精神。从技术层面来讲，临床实验室的组建工作包括两个方面：硬件方面主要有人员、设施和环境、设备、试剂和耗材等；软件方面主要有实验室信息管理系统、建立全面质量管理体系、制定规章制度、确定检验项目和工作流程等。

一、临床实验室的功能分区

临床实验室的用房面积应能满足临床检验工作功能分区的需要，空间设计规范合理，符合标本采集、处理和检验流程需要，有利于进行实验室安全管理。临床实验室的功能分区一般包括三部分：门诊检验室、急诊检验室和中心检验区。如果门诊和急诊相邻，可在急诊与门诊的接合部统筹实验室建设，同时服务于门诊和急诊检测，有利于节省人力、物力和财力。为确保急危重患者优先救治，以满足急诊项目的检验报告时限为前提。

中心检验区是临床实验室的主要功能区，除上述各专业实验室之外，还要设置标本接收室、常温库房、试剂冷库、试剂配制室、消毒室、洗涤室、不间断电源（uninterruptible power supply，UPS）机房等。此外，临床实验室还需配备值班室、更衣室、办公室、学习室（或会议室）、资料室等。大型综合性医院或专科医院的临床实验室还要设置特殊实验的场地，如结核病实验室、基因扩增实验室、艾滋病检查实验室等。实验室的分区设计应有利于控制无关人员进入影响检验质量的区域，同时应符合生物安全的要求，以保证人员、标本、环境和资源的安全。

二、临床实验室的专业分类

根据临床实验室专业设置进一步划分，一般来讲可分为血液实验室、体液实验室、生化实验室、免疫实验室、细胞遗传实验室、微生物实验室、分子诊断实验室、输血实验室等。近年来，由于自动化的标本识别、分配、输送和检测仪器的发展，随着自动化、智能化技术不断发展，一些不同专业、不同性质的检测项目可以被整合在一条流水线上进行，通过整合多个自动化模块以及连接模块的自动轨道，专业的概念在实验室的分区上被逐步打破。在智能化信息流的主导控制下，通过将各独立的自动化仪器以物流传送设备进行串联，自动化流水线可形成覆盖检验全流程的全自动化实验室检验流水线。

三、临床实验室的环境要求

临床实验室的环境要求包含外部环境和内部环境两个方面，临床实验室选址、设计和建造伊始，应符合国家和地方的规划、建设、生态环境和卫生健康等主管部门的规定和要求。临床实验室的运行不能对周围的环境造成不良影响，特别是实验室活动可能产生的生物因子、医疗废弃物等，应进行必要的控制和无害化处理。实验室的环境应适合其所开展的工作，标本、设备、操作者和检测结果不受环境影响，特别是采集和检验原始标本的环境不能影响检验结果或对任何测量的质量产生影响。临床实验室的设置应具备能源、光照、通风、供水、废弃物处置等方面的条件，并制定相应办法和程序，检查环境对标本采集、设备运行有无不利影响。在经过评估的可接受程度内，防止对关联的办公区和外部环境造成危害。当环境因素可能影响检验结果的质量时，实验室应监测、记录并控制环境条件，实时监控生物、化学、物理和辐射等危险源对环境因素的影响，并采取适当的改进措施排除环境干扰，同时也应考虑这些干扰因素对操作者的健康是否产生不利影响。

四、临床实验室的人员组成

临床实验室的主体是医技人员，即除医师、护士、药学技术人员之外从事临床检验与技术服务的卫生专业技术人员，主要包括主任技师/副主任技师、主管技师、技师和技士等。此外，临床实验室还要有一定量的检验医师、设备工程师、信息分析师、护理人员以及工勤人员，少量的教学人员和临床科研人员。临床实验室应根据科室的规模和承担的任务，制定各类人员的编制比例。临床实验室以临床检验工作为主，卫生技术人员应占较大比例。检验医师的主要职责是与临床医护人员进行有效沟通，参与制定检验项目及其组合，对检验结果进行专业判断和解释等，必要时参与临床会诊。护士的主要职责有标本采集前患者身份识别、静脉血和动脉血的标本采集以及皮肤穿刺采血等工作。工勤人员主要参与标本运送和前处理、实验室清洁与洗涤工作等。除此以外，临床实验室还应设置管理岗位，主要包括实验室主任、技术主管、质量主管、生物安全主管和专业组长等；承担教学和科研任务的临床实验室还需设立教学主管和科研主管；而对于独立实验室来说，还可设立财务主管和部门经理等。

五、临床实验室的设备试剂

仪器设备是临床实验室的重要组成部分，涉及与标本采集、制备、处理、检验和存放有关的一系列装备，包括相对永久性的仪器和非永久性的用品（如注射器、采样管、试管等）。仪器设备选购前要经过充分的调研和论证，符合检验质量的要求，并与临床实验室的发展相符合。在满足上述条件的情况下，还要考虑性能价格比，性价比高者可优先选择。试剂和非永久性用品的选择原则与仪器设备选购相似。另外，仪器、设备和试剂的选购等还应考虑环境保护方面的要求。

六、临床实验室的检验项目

临床实验室开展的检验项目要根据实验室的性质和服务范围来确定。其检验项目的开展要满足临床需求，并根据循证医学的原则，对项目的临床价值进行再评价，应选用确实有较高临床价值的项目，助推检验医学不断发展。

根据《医疗机构检查检验结果互认管理办法》相关内容，检验结果是指对来自人体的材料进行生物学、微生物学、免疫学、化学、血液免疫学、血液学、生物物理学、细胞学等检验，所得到的数据信息。检查检验结果不包括各临床科室主诊医师出具的诊断结论。拟开展互认工作的检验项目应当具备较好的稳定性，具有统一的技术标准，便于开展质量评价。

第三节　法律法规和规章制度

随着医疗卫生体制改革的不断深入及人们法制意识的增强，依法行医已经逐步成为我国医疗机构和医务工作者的自觉行为。为了规范医疗行为，国家与卫生行政部门不断出台相应的法律法规，这些法律法规对于依法从事医疗活动、有效维护医患双方合法权益起着重要保证作用，更是临床实验室工作逐步走向法制化管理的必然途径。

一、临床实验室管理办法

为加强医疗机构临床实验室管理，提高临床检验水平，保证医疗质量和医疗安全，原卫生部于2006年发布《医疗机构临床实验室管理办法》（卫医发〔2006〕73号）。此管理办法是临床检验质量保证的基础，是实验室必须达到的要求，包括总则、医疗机构临床实验室管理的一般规定、质量管理、安全管理、监督管理、附则等内容。凡开展临床检验活动的医疗卫生机构实验室均应根据本办法要求开展临床检验质量管理和质量控制工作，这里所指的卫生机构也包括疾病预防与控制中心、采供血机构等所属的开展临床检验服务的实验室。对某些在设施、环境、人员等方面有特殊要求的检验技术如临床基因扩增检验技术的应用由国家卫生和计划生育委员会另行制定相应管理办法。《医疗机构临床实验室管理办法》对临床实验室提供的临床检验服务、专业技术人员、场所、设施、设备、检验报告等方面作了相关规定，同时明确要求医疗机构应当加强临床实验室质量控制和管理、临床实验室生物安全管理及临床实验室的日常监督管理。

二、临床实验室医学伦理

依据《中华人民共和国民法典》相关规定"医疗机构及其医务人员应当对患者的隐私和个人信息保密。泄露患者的隐私和个人信息，或者未经患者同意公开其病历资料的，应当承担侵权责任"。为了进一步保护个人信息权益，促进个人信息合理利用，2021年起施行的《中华人民共和国个人信息保护法》，对个人信息的内涵及处理规则做出了明确界定。临床实验室人员应确保患者的福利和利益，公平、毫无歧视地对待所有患者。为正确识别患者，使所申请的检验项目和其他实验室程序得以实施，需收集适宜的患者信息，并对患者的隐私和个人信息保密，同时应告知患者被收集的信息及其用途。对患者采取的任何标本采集操作均应告知并得到患者的同意。所有检验均应依据适当的标准及在预期的专业技术和能力水平下进行，不得伪造检验结果，针对每一特定患者的检验结果应保密，未经授权不得公开。应确保患者信息资料安全存放和使用。

为保障临床实验室相关科学研究健康有序发展，国家卫生健康委、教育部、科技部、国家中医药局四部委联合印发《涉及人的生命科学和医学研究伦理审查办法》（国卫科教发〔2023〕4号）（以下简称《审查办法》），以规范实验室医学伦理审查流程。医疗机构应设置专门的医学伦理委员会，临床实验室的医疗、教学、科研活动应遵循医学伦理的要求，临床实验室的专业人员要受到与其各自岗位相关的伦理规范的约束。根据《审查办法》要求，涉及人的生命科学和医学研究应当尊重研究参与者，遵循有益、不伤害、公正的原则，保护隐私权及个人信息。

三、医疗机构从业人员

为进一步规范医疗机构从业人员行为，由原卫生部、国家食品药品监管局、国家中医药管理局于

2012 年联合印发了《医疗机构从业人员行为规范》，该文件规定了医疗机构从业人员基本行为规范，同时也规定了管理人员、医师、护士以及医技人员等各类临床实验室工作人员的行为规范。其中，医疗技术人员行为规范如下：①认真履行职责，积极配合临床诊疗，实施人文关怀，尊重患者，保护患者隐私；②爱护仪器设备，遵守各类操作规范，发现患者检查项目不符合医学常规的，应及时与医师沟通；③正确运用医学术语，及时、准确出具检查、检验报告，提高准确率，不谎报数据，不伪造报告，发现检查检验结果达到危急值时，应及时提示医师注意；④指导和帮助患者配合检查，耐心帮助患者查询结果，对接触传染性物质或放射性物质的相关人员，进行告知并给予必要的防护；⑤合理采集、使用、保护、处置标本，不违规买卖标本，谋取不正当利益。

医学检验技术人员、检验医师应当具有相关的专业学历，并取得相应专业技术职务任职资格和执业资格。为了强化执业安全保障，完善医师执业规范制度，《中华人民共和国医师法》于 2022 年 3 月起施行，同时《中华人民共和国执业医师法》废止。为全面推进医疗卫生行业综合监管制度，落实医疗机构依法执业自我管理主体责任，规范医疗机构执业行为，依据卫生健康相关法律法规规章，国家卫健委和中医药管理局于 2020 年组织制定了《医疗机构依法执业自查管理办法》（国卫监督发〔2020〕18 号）。医疗机构依法执业自查，是指医疗机构对本机构及其人员执业活动中遵守医疗卫生法律法规规章情况进行检查，并对发现的违法违规执业问题进行整改的自我管理活动。其中，依法执业自查的主要内容包括：医务人员资质及执业管理，药品和医疗器械、临床用血管理，医疗技术临床应用与临床研究，医疗质量管理以及传染病防治等 12 个方面。

四、临床实验室管理相关的标准

1. 相关的国家和行业标准 为保证临床实验室检验结果的正确性，提高和确保检验结果的质量，国家卫健委、国家药监局等单位已完成多项国家和行业标准的制定。依据 GB/T 42060—2022《医学实验室 样品采集、运送、接收和处理的要求》、GB/Z 43280—2023《医学实验室 测量不确定度评定指南》、GB/T 43278—2023《医学实验室 风险管理在医学实验室的应用》等国家标准，对临床实验室的质量管理和安全管理提出标准化要求，旨在从标本采集、标识、运输、处理、检验到结果报告和解释，全面规范临床实验室的检验过程。科学化的管理和规范化的操作，对提高我国临床实验室检验结果准确性和可比性起到极大的推动作用。随着临床检验标准化进程的深入，我国临床实验室工作将有标准可依。同时，为适宜临床实验室行业的发展，相关国家和行业标准也在不断修订完善，如 2024 年 5 月国家卫健委发布了 WS/T 225—2024《临床化学检验血液标本的采集与处理》、WS/T 348—2024《尿液标本的采集与处理》等 20 项推荐性卫生行业标准，此次发行标准自 2024 年 11 月起施行，而被代替标准同时废止。

以临床基因扩增检验实验室为例，为规范化此类别实验室管理，保障临床基因扩增检验质量和实验室生物安全，保证临床诊断和治疗科学性、合理性，根据《医疗机构管理条例》《医疗机构临床实验室管理办法》和《医疗技术临床应用管理办法》，原卫生部于 2010 年制定了《医疗机构临床基因扩增检验实验室管理办法》，以规范临床基因扩增检验实验室管理，保证临床诊断科学、合理，保障患者合法权益。

2. 相关的国际标准 由于临床实验室肩负着为疾病诊断、治疗效果监测和疾病的预后判断提供客观依据的任务，其服务质量直接涉及患者的身体健康乃至生命安全。为了加强临床实验室的管理，一些发达国家和国际组织制订的一些法规和标准可供我们借鉴，如美国国会 1967 年通过的临床实验室改进法案（Clinical Laboratory Improvement Act 1967，简称 CLIA 67）；以此为基础 1988 年颁布了临床实验室改进修正法案，即 CLIA 88；2003 年进行的第 5 次修订版称为最终法规，即 CLIA Final Ruler。此外，美国于 1967 年成立了美国国家临床实验室标准化委员会（NCCLS）并于 2005 年更名为临床实验室标准化协会（CLSI）。法国政府于 1999 年 11 月 26 日发布的关于正确实施医学生物分析实验的决议（NOR：MESP9923609A）。

2022 年国际标准化组织重新修订的《医学实验室质量和能力的要求》，即 ISO 15189：2022。需要强调的是 ISO 15189 主要强调实验室内部质量体系的建立，在此基础上建立的实验室认可制度是一种自愿行为，是实验室质量保证的较高标准；而 CLIA 88 则着眼于政府对临床实验室质量的外部监控，是政府对实验室强制执行的资格要求，两者存在互补性。

五、临床实验室的规章制度

规章制度是规范实验室建设、管理、工作流程中工作人员行为的准则，是临床实验室管理工作的重要抓手。临床检验实验室应当制定完善的规章制度，以保证检验结果真实、准确、客观、公正，不受不当因素影响，不出具虚假或不符合规定的检验报告。

临床实验室应当制定并落实管理规章制度，明确工作人员岗位职责，落实实验室内感染预防、控制和改进的措施，保障医学检验工作安全、有效地开展。因此，常用的临床实验室的规章制度应包括但不限于以下几个方面。①人员管理制度：包括明确工作人员岗位职责、制定并落实工作人员的岗前培训和轮岗培训计划、技术人员的专业知识更新、专业技能维持与持续培养等管理的相关制度和记录。②质量管理制度：遵守相关技术规范和标准，落实检验前中后全过程的质量管理制度，包括医学检验项目的标准操作规程、检验仪器的标准操作与维护规程、性能验证或确认规程等，持续改进检验质量。③安全管理制度：建立并严格遵守生物安全管理制度与安全操作规程，包括加强安全管理，强化感染预防与控制措施、系统数据安全、应急措施等。不同实验室应根据自身的具体情况制订相应的规章制度。

（郑　磊　宋怿江）

书网融合……

重点小结

题库

第二章 临床实验室的设计与布局

1. 通过本章学习，掌握临床基因扩增实验室的分区原则；熟悉临床各专业实验室的布局原则；了解临床实验室设计之初的环境与位置选取、内部空间分布要求、不同专业临床实验室的基本建设要求、临床实验室环境影响评价内容，包括建设过程污染防治与生态保护评价以及营运期各项污染的具体情况和处理要求。

2. 具有良好的临床实验室合理分区、洁污分离、流线清晰的临床实验室建设意识，具有因地制宜、灵活机动的临床实验室建设理念及良好的生物安全意识。

3. 树立以人为本的临床实验室建设理念和环境保护意识；树立共享、开放的临床实验室建设思想。

随着检验医学的发展，特别是生物化学、免疫学、分子生物学、材料科学、信息科学等新技术、新成果在检验医学中的应用，极大地推动了检验医学的现代化进程，特别是大量高精尖设备在临床实验室的应用使医学检验基本告别了手工操作的时代，检验医学进入了突飞猛进的发展阶段。临床实验室的分区和布局直接影响到实验室的检测流程、服务质量、人员安全和环境保护等关键控制环节，是临床实验室质量与安全管理的硬件保障之一。在临床实验室设计之初要整体考虑临床实验室分区，要设有安全流程和通道以及污染物处理流程和通道，符合生物安全的要求，人流物流要分开，有利于人员、标本、环境和资源的安全。随着临床实验室专业化设计产业的诞生，结合目前现代化检验装备的使用，现代临床实验室的设计建造应把宽敞的环境、有效的使用面积、人性化的设计作为建设临床实验室的基本要求。

PPT

第一节 临床实验室的设计

临床实验室是由临床实验室人员根据工作任务和要求，在配备专用实验设备和符合生物安全环境的条件下，进行临床标本检测、结果报告、教学、科学研究等的工作场所。临床实验室的条件直接影响着临床检验质量及安全，所以在对临床实验室的设计和建设中，应充分考虑临床实验室各专业工作的特殊性。

现代临床实验室的设计指导思想是为临床诊断工作的需要提供准确快速检测、避免交叉污染、环境舒适的现代医学检验的工作场所。除了考虑现阶段的使用需求，还应考虑未来发展空间，比如设备的更新换代及未来发展对空间的要求。另外，遵循法律法规，合理分区，满足临床实验室生物安全要求，人性化设计更是现代临床实验室设计的重要组成部分。

一、设计原则

临床实验室设计应以功能性、实用性为基础，同时体现出人文关怀和环境的和谐。实验室的设计不仅要满足功能需求，还应具备安全、高效、舒适的特点。具体设计应符合国家和地方建设标准，确保分区合理，工作流程顺畅，并达到生物安全要求。临床实验室的人员要积极参与临床实验室的设计，设计要体现"以人为本"的人文关怀和人与环境的和谐相处。设计的主题思想是：无论是医患外部沟通，还是工作人员的内部沟通交流都无障碍。设计预期达到的目的：安全、高效、舒适、美观。首先，临床实验室选址、设计和建造应符合国家和地方建设规划、生物安全、环境保护和建筑技术规范等相关文件规定和要求。其次，在此基础上，临床实验室的设计应力求分区明确，原则上可以分为三大区域，即生活区（办公室、会议室、休息室、学习室等）、检测区以及污物储存和处理区（洗涤区、标本储存区等）。满足流程合理、工作方便、人员舒适等需求。在满足工作要求、安全要求的同时，还应充分考虑节能和空间冗余，符合职业卫生要求和人体工效学要求。总而言之，一个先进的临床实验室的设计在严格遵循法规的基础上，应符合合理性、顺序性、灵活性、可扩展性的原则，在充分考虑生物安全的基础上进行规划。

二、临床实验室环境的选择

环境（environment），是指在人周围的非生物环境（空气、土壤、液体）和生物环境（植物、动物、微生物）的总和。它是由物理、化学和生物的因素组成。

（一）环境的基本要求

实验室外部环境：临床实验室根据微生物及其毒素的危害程度采取不同的防护措施，将临床实验室生物安全防护水平分为一至四级，一级防护水平最低，四级防护水平最高。不同等级临床实验室对建设环境提出了不同要求，临床实验室一般开展以二级及以下生物安全风险实验为主，一般要求其自成一区，方便与其他各科室工作协同，设置在靠近门诊与病房之间的位置，外部水电物资供应方便，废水、废物（液）处理符合相关规范要求。

实验室内部环境：创造一个良好的环境，通常要求其无害、肃静、整洁、美观，从而使临床实验室工作人员能在这种环境下正常进行工作。

1. 无害 主要是指不发生医源性感染，使患者和工作人员避免遭受病原性微生物感染的危害。

2. 肃静 实验室应保持相对安静的环境，以减少噪音对实验人员和设备的干扰。对于产生较大噪音的设备，应采取隔音措施或将其置于专门的隔音室内。医学生物安全二级实验室对噪声的要求一般为不大于60dB（未开启通风设施）或不大于68dB（开启通风设备）。

3. 整洁 要求整个临床实验室设备、物品摆放整齐、清洁，下水道畅通，厕所清洁等。

4. 美观 室内的各种物品摆设合理，给人优美舒适的印象，临床实验室内严禁种植绿植。

（二）位置的选择

临床实验室是医院诊疗工作的重要支撑科室之一，无论门诊还是病房，对临床实验室的需求都非常严格。根据医院整体功能布局，临床实验室应位于门诊与病房的中间区域。这一位置有助于缩短样本传输距离，减少患者和样本的流动时间，提高医院整体的工作效率。同时，为了减少交叉感染，临床实验室应独立设置，并保持与其他医疗区域适当的隔离，确保标本传输和操作过程中的生物安全。临床实验室应根据工作量、设备安装需求及大小等测算需要的使用面积并进行平面结构规划和设计。应在保证临床实验室生物安全的前提下，既要考虑工作流程，同时还要考虑各专业临床实验室的发展需要。

三、室内布置的设计要求

临床实验室的室内布置，对于各专业临床实验室来讲各有不同的要求，但原则上要求放置仪器的位置须防震、防潮、防腐蚀，能避光，使用方便。同时应考虑各种设备摆放的美观，特别要注意精密仪器的摆放应符合设备说明书的要求。

（一）窗口设计

窗口作为临床实验室与外界沟通的主要界面，其设计应遵循沟通无障碍的原则。建议采用开放式设计，使得医患之间的交流更加顺畅，减少物理隔断带来的不便。通过窗口，患者可以了解临床实验室工作流程、状态，充分尊重患者的知情权，透过窗口也使工作人员自觉接受患者监督，规范操作行为，更加亲民。要充分体现以人为本，保证医患双方在视觉上、语言上沟通畅通，力争医患双方信息平等。在设计上要充分考虑到：采样、送检、人流、物流、等候、报告、咨询、投诉的方便。患者标本采集设施应有隔开的接待、等候和采集区。这些设施应考虑患者的隐私、舒适度及特殊需求（如残疾人通道，盥洗设施），以及在采集期间的适当陪伴人员（如监护人或翻译）。窗口设计不合理往往是引起患者投诉最多的原因。

窗口的数量也要根据实际工作需要合理设置，提高采血效率，缩短等待时间，通过设置特殊采血室，分流人群、应对突发情况等。

除了窗口用于与外部的联通，还可以采用智能化的物流输送系统与临床科室间连接，提高工作效率。

（二）内部空间设计 微课/视频1

内部空间设计是否合理将直接影响工作流程、工作效率，影响内部沟通。它的设计原则上是：能合并的合并、能相通的相通，尽可能减少不合理的人为障碍，把环境设计成大方、美观、舒适、安全、高效的场所，充分体现科室的团队精神，提高凝聚力。

功能分区：临床实验室按照使用功能可分为通用临床实验室、专用临床实验室、辅助功能用房三类。通用临床实验室一般包括临床血液学实验室、临床体液学实验室、临床生物化学实验室、临床免疫学实验室等；专用临床实验室包括细胞与分子遗传学实验室、临床微生物实验室等；辅助功能用房一般包括标本储存库、试剂库、洗消间、制水间、配电室、不间断电源机房、生活区等。

（三）工作台设计

临床实验室的工作台应保证从事不同工作的人员舒适、方便、安全地工作。临床实验室工作人员应参与工作台的设计。工作台有两种类型，分为固定式和组合式。固定式工作台适用于工作相对固定的临床实验室，组合式工作台便于组装和搬运。为了临床实验室的工作和安全，在选择工作台和附属设施时，应根据临床实验室的工作类型选择材料；承受力及对热、酸碱、染液、有机溶剂和冲击的抵抗力是选用工作台材料的重要因素；另外，应考虑到一些特殊材料的台面容易滋生微生物，不能选用此类工作台面；应注意工作台面拐角处，避免对人或物造成伤害。

固定式工作台的材料可选用钢材、木材或塑料薄板；可从类型、面料和构造等方面选择。其他要求可参见表2-1和图2-1所示。

表2-1 临床实验室工作台及设施标准

项目	最低标准	推荐标准
椅子上下调节范围	12.7cm	15.2cm
人坐下膝周空间高度	68.6cm	71.1cm

续表

项目	最低标准	推荐标准
抽屉负重	20kg	20kg
两工作台间通道宽度	1.5m	1.5~1.8m
工作台与墙的距离	1.2m	1.5m

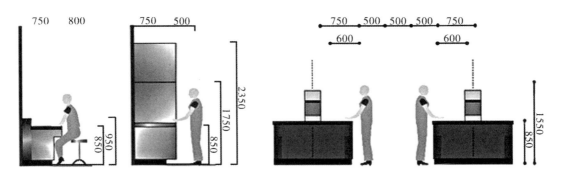

图 2-1　工作台与工作台通道划分示意图

(四) 无菌室设计

无菌室设计的基本要求是结构合理、简单实用、光线充足，并且便于消毒灭菌。无菌室一般设立两个缓冲区，第一缓冲区用于更换工作衣、帽、鞋等；第二缓冲区可放置无菌器材。两个缓冲区的门，不宜对门开设。尽可能减少与外界空气的直接交换和接触。无菌室内可分为一至二个工作室，紫外线灯与地面保持一定的距离，以 1.8~2.2m 为宜，照射时间≥30 分钟，使紫外线起到有效的消毒灭菌的作用。一般工作室内经消毒灭菌，用血平板做空气的细菌培养 24 小时后，菌落少于 5 个为有效。无菌室的空调或其他保温设备应装置在缓冲区，而不能直接通入无菌的工作室内（具体内容详见本书第八章"临床实验室安全与风险管理"）。临床实验室分区设计如图 2-2 所示。

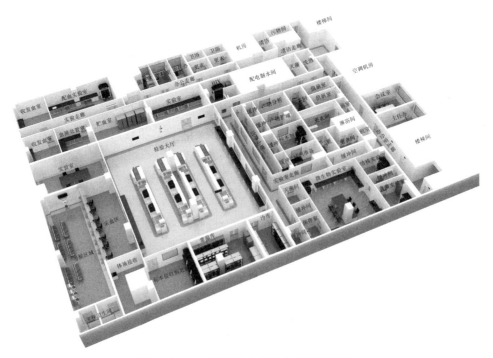

图 2-2　××医院临床实验室分区设计图

PPT

第二节 临床实验室的布局

在临床实验室建设、使用中必须把安全放在首位，让临床实验室的所有工作人员、实习学生等允许进入临床实验室的所有人员深刻认识到实验室安全的重要性，自觉遵守实验室安全流程及规定，防范临床实验室事故的发生。相关的法律法规及要求详见本书第八章"临床实验室安全与风险管理"。

临床实验室规划布局是反映设计的基本理念和价值观的表现，既要充分考虑目前要求又要考虑将来发展需要，各个临床实验室虽然规模不同，但其功能是相同的，临床实验室的布局具有相似之处。

一、建筑要求

在临床实验室建设过程中，虽然临床实验室的工作人员不是临床实验室的直接设计者，但有责任向设计人员提出一些根据临床实验室的特点而必须具备的特殊建筑要求和措施。

（一）临床实验室空间基本要求 Ⓔ 微课/视频2

1. 整体空间 空间规划是临床实验室设计最重要的部分，适当的临床实验室空间是保证临床实验室检测质量和工作人员安全的基础。空间不足是临床实验室的安全隐患，并影响临床实验室的工作质量。

参考《医学检验实验室基本标准和管理规范》（国卫医发〔2016〕37号）用房面积中规定设置1个临床检验专业的，建筑面积不少于$500m^2$；设置2个以上专业的，每增设1个专业建筑面积应增加$300m^2$。同时也要考虑到配备设备的具体需求。

在制定空间分配计划前，应对仪器设备、工作人员数量、工作量、实验方法等因素做全面分析，在仔细分析各种因素后，对空间需求进行评估，并计算区域的净面积和毛面积。特殊功能的区域，根据其功能和活动情况的不同决定其分配空间的不同。同时，应从发展眼光确定临床实验室空间大小，以便在较长时间内能容纳新添置的仪器和设备，不仅可以高效、安全地完成临床检验工作，还为未来科室发展预留空间。空间分配总原则是让工作人员感到舒适，又不产生浪费，满足日常业务操作，兼顾大型设备搬运、安装和检修等空间。

工作空间的大小应满足最大数量的工作人员在同一时间工作，从生物安全管理要求出发，可划分为清洁区、半污染区、污染区。污染区一般包括通用临床实验室、专用临床实验室和已检标本储存冷库、试剂库、医疗废物处理室等。半污染区一般包括辅助功能用房中的冷库、洗消间、制水间、配电室、弱电室、不间断电源机房等，清洁区一般包括辅助功能用房中的办公区、生活区等。工作区应包括工作人员所占面积和来回走动的空间。

通道的规划也是空间规划的重要部分，应设置一些预备区，如接收标本，准许进入临床实验室人员和参观者的通道。临床实验室部分空间推荐标准可见表2-2。

表2-2 临床实验室部分空间推荐标准

类别	推荐空间（m）
工作台间通道宽度	1.5~1.8
工作台距墙壁空间宽度	1.2~1.5
工作台宽度	0.76

2. 空间布局 临床实验室的布局首先应考虑工作人员、患者流动和物品的转运（包含送检标本、

洁净物品、废弃物品），还应对临床实验室的每一具体区域的门、工作台和仪器作周密布局。仪器、设备和实验台数量、供给和流向应充分考虑，这些因素均可能影响实际的空间需要。

临床实验室的主要工作是检测患者标本中各种成分含量的变化，工作场所的合理性是临床实验室反映患者最真实数据所必须具备的条件之一。

目前国内临床实验室平面布局基本格式有分散式和集中式两种。分散式临床实验室，即根据医院规划，设有门诊检验临床实验室、急诊检验临床实验室、中心检验临床实验室，有些还设有专用的产科检验临床实验室。集中式临床实验室则将以上功能临床实验室合并，优化资源利用，减少重复投入。

临床实验室内部布局分为三大类：一类是开放式，即将同专业的所有检测项目均放在一个大空间进行，虽然可以优化工作流程、合理使用配置、人员集中调配，但是人员、噪音、温湿度等因素容易产生干扰，交叉污染的风险也比较高，故现在新建医院已基本不采取该布局方式。另一类是分隔式，即将同专业的相同性质的检测项目分类列室，相互干扰比较小，也不容易产生交叉污染，但是不利于工作沟通协调，公共资源比较浪费。这两类布局各有利弊，可视实际情况进行选择。第三类是组合式，对于安装流水线设备的临床实验室十分适用，既能提供大空间方便自动化设备布置，又对于一些有特殊要求的临床实验室也能保证其有独立空间，已成为当下主流设计方式。

临床实验室位置选择时应既方便门诊患者又能同时兼顾住院患者。为了减少标本或在操作过程中因阳光直接照射而发生化学变化，临床实验室操作室的朝向在北面为宜。同时考虑门窗设置以使空气畅通及满足采光的需要，窗最好是双层玻璃，目的是保温和减少交叉感染；门宜选择折叠式，方便仪器设备以及其他物品的搬运。

（二）废弃物处理通道畅通

1. 污水处理　临床实验室每天将排出大量的污水，其中包括生活污水、有机污水、无机污水等。污水中常含有大量的致病微生物及寄生虫卵等，所以必须对污水进行化学消毒处理后才能排放到公共下水道。

2. 废物处理　临床实验室每天会产生大量的医疗废物，如废弃培养基、废血、废便（大、小便）等，在这些废物、污物中也同样存在大量的致病微生物，应及时进行压力蒸汽灭菌或化学消毒，并按照感染性废物加以处理。

3. 废气处理　在临床实验室内经常因配制试剂，或在进行化学分析时产生一定量的不利于身体健康的废气。临床实验室应及时将这类废气排出。所以在临床实验室内要建立通风排气管道，管道出口最好要高出屋顶，出口处危险废气的浓度和释放率要达到国家有关标准，以防止废气倒灌。

4. 放射性废物处理　临床实验室内如开设了放射免疫检测技术和方法，因放射性核素能放出带正电的甲种射线、带负电的乙种射线和不带电的丙种射线，这些射线被机体吸收后，可使机体发生物理的、化学的反应，从而引起机体的损伤。所以不论对在检测中的射线还是对废弃的放射性物质，均应加以适当的处理，以减少对机体的损伤。

（三）合适的工作条件

1. 临床实验室的温、湿度　临床实验室对各种标本进行有效的检测，对温、湿度有一定的要求，这是因为室内温、湿度和气流速度等，均会影响检测工作和实验仪器的正常运行。理想的临床实验室温、湿度是：温度为 18～26℃，湿度为 30%～70%。而对室内温、湿度有特殊要求的，其室内温、湿度参数应符合设备设施及试剂储存的要求。

2. 临床实验室的电磁屏蔽　在临床实验室内拥有许多电子检测仪器，它们对于外来的电磁干扰特别敏感。电磁辐射会影响临床实验室内仪器的正常工作，所以为了保证电子检测仪器的正常工作，在实验室设计之初应考虑避免电磁辐射，使其不受电磁污染。

3. 临床实验室的洁净度　在临床实验室中悬浮颗粒、微生物指标不能过高，如果悬浮颗粒多，这些微粒落在仪器设备内的元器件表面上，就有可能构成障碍，甚至造成短路和其他潜在危险，同样这些微粒也会影响元器件的散热，从而增加元器件表面的热阻抗。

部分实验对环境中微生物含量有严格要求，比如微生物临床实验室标本接种要注意无菌操作，避免培养基受到环境微生物污染，这就对临床实验室空气内微生物含量指标提出要求，即对室内空气洁净度有一定要求。

因此，配置不同的空气净化系统对保持临床实验室空气的洁净度是非常重要的，临床实验室室内的墙面应光滑易清洁，顶棚应采取特殊的要求以达到不同临床实验室对环境的要求。

4. 临床实验室的噪声控制　随着社会的进步，人们对环境的噪声污染提出了越来越高的要求与限制。创造一个舒适、安静的临床实验室环境既是临床实验室设计的人文关怀的体现，同时也是保证检验工作正常运行的重要环节。必要时，临床实验室应提供安静和不受干扰的工作环境（例如，细胞病理学筛选、血细胞和微生物的显微镜分类、测序试验的数据分析等场所）。

目前，对于如何减少临床实验室内部噪声的污染，尚无明确规定。但通过国际认可的临床实验室已有一些具体的经验可供我们借鉴学习，如建筑中尽可能使用吸声隔音材料；设计通风橱时，可将风机放在室外，通风管采用部分软连接；在冰箱、离心机与地面接触的部位安装垫片，减轻工作时的机器震动等。

二、临床实验室布局要点

随着医学检验事业的发展，临床实验室中各专业的分支越分越细，检测项目越来越多。在临床实验室的各专业的实际工作中，不同实验室各自具有不同的特点。

（一）临床常规实验室

一般包括：临床血液学实验室、临床体液学实验室、临床生物化学实验室、临床免疫学实验室等。

特点：临床常规实验室工作量大，测定项目多，仪器设备多，自动化程度高，化学药品多。

考虑到血液分析工作站的应用，临床实验室应采用大开间，根据检验项目分区，如血液测定区、体液测定区等，工作台可采用中心双面操作台和边操作台，地面应采用耐酸、耐火塑胶地板。如有采血中心应与临床实验室便捷连接，方便标本运输，采血台应是敞开式或半封闭式。

目前生化测定仪与标本前处理、后处理系统连接已成为大型医院的趋势，这样就要求有足够的空间，应配备充足的电源插座、纯水通路和必要的通风设施。整个临床生物化学实验室可以是一个大开间，但有些特殊仪器则需要单独临床实验室，如微量元素测定室（原子吸收光谱仪等）。

临床免疫学实验室测定项目繁多，而且各类免疫测定仪种类较多，没有一种仪器可以完成全部的免疫测定项目，因此，临床免疫学实验室的设备在临床实验室中最常见，并且目前由于血清工作站（标本前处理）的应用，免疫测定仪与生化测定仪连接流水线在一些大型医院已投入使用，由于这个特点，大型医院应考虑临床免疫学与临床生物化学设置在同一个大开间临床实验室。但一些特殊要求的临床实验应在独立的临床实验室进行检测，如自身抗体测定室（免疫荧光）等。

（二）临床微生物学实验室

特点：临床微生物学实验室标本检测周期长，环节多，无菌要求高。

临床微生物学实验室主要开展病原学检测、耐药性监测以及医院感染监测。涵盖细菌、真菌、病毒和寄生虫等各种病原体的检测技术。为了避免感染，微生物实验室一般选址于临床实验室的一端或尽头，独立成区。

三级甲等综合医院临床实验室的微生物学组（科）一般要求每1000床位实验室面积至少300m²，每增加1000床位至少增加100m²。整体划分为清洁区、半污染区和污染区。污染区又根据实验流程和分类划分为标本前处理区、形态学检测区、普通病原体分离、培养、鉴定、药敏试验区和血清学检测区，需要独立设置的包括分枝杆菌室、真菌室、病毒室（培养鉴定）、培养基制备室（必要时）、试剂储存区、标本保存区、高压灭菌室、医院感染监测室、病原学诊断或会诊报告室等。

有关病原菌检测技术平台所需的标本处理、镜检、培养鉴定、药敏、血清学检测、分子生物学检测等相关设备，其常用设备清单见表2-3。

表2-3 中国三级甲等综合医院临床微生物学实验室常用设备清单

类别	参考设备
标本处理设备	离心涂片机、离心机、全自动微生物标本前处理系统、接种环灭菌器等
形态学检查设备	普通光学显微镜、荧光显微镜、多人共览显微镜、图像采集系统、全自动染色仪等
培养鉴定药敏设备	普通培养箱（28℃、35℃、40℃等）、二氧化碳培养箱、厌氧罐或厌氧工作站、全自动微生物培养系统、全自动微生物鉴定药敏分析系统、全自动血培养系统、基质辅助激光解析电离飞行时间质谱、药敏纸片分配器、旋涡振荡器、细菌比浊仪、自动化分液仪、药敏结果读取仪等
生物安全防护设备	生物安全柜、超净工作台、紫外线灭菌灯、高压蒸汽灭菌器、排气罩、紧急冲淋装置、洗眼器、门禁系统等
培养基制备设备	pH计、电子天平、定量蠕动泵、移液器等
储存设备	2~8℃冰箱、-20℃冰箱、超低温冰箱、温度监控系统等

设置于临床实验室区域内的临床微生物实验室与整个临床实验室可以共用清洁区和半污染区，实验区按照二级生物安全实验室区域设置标准，设置缓冲区与其他临床实验室之间做好物理分隔。

有无菌要求的临床微生物实验室应按需求设置无菌室，由于不同微生物的特点，临床实验室中临床微生物实验室一般不设计成大开间布局，要根据微生物分类要求分为各自的临床实验室，例如临床真菌实验室、临床分枝杆菌实验室等。另外临床微生物实验室需要安装紧急冲淋装置和洗眼器。其布局应符合WS/T 442-2024《临床实验室生物安全指南》和WS 233—2017《病原微生物实验室生物安全通用准则》的要求。

（三）临床基因扩增实验室 微课/视频3

特点：临床基因扩增实验室测定流程复杂，环境要求高。

临床基因扩增实验室应按照原卫生部《医疗机构临床基因扩增实验室管理办法》（卫办医政发〔2010〕194号）及《医疗机构临床基因扩增实验室工作导则》的规定布局建设。

1. 布局 原则上临床基因扩增实验室应当设置以下区域：试剂储存和准备区、标本制备区、扩增区、扩增产物分析区。这4个区域在物理空间上必须是完全相互独立的，各区域无论是在空间上还是在使用中，应当始终处于完全的分隔状态，不能有空气的直接相通（图2-3）。根据使用仪器的功能，区域可适当合并，例如使用实时荧光PCR仪，扩增区、扩增产物分析区可合并（图2-4）；采用标本处理、核酸提取及扩增检测为一体的自动化分析仪，则标本制备区、扩增区、扩增产物分析区可合并。

2. 临床基因扩增实验室的空气流向 临床基因扩增实验室的空气流向应按照试剂储存和准备区→标本制备区→扩增区→扩增产物分析区进行，防止扩增产物顺空气气流进入扩增前的区域。可按照从试剂储存和准备区→标本制备区→扩增区→扩增产物分析区方向空气压力递减的方式进行。可通过安装排风扇、负压排风装置或其他可行的方式实现。

3. 临床基因扩增实验室各区功能和仪器设备要求

（1）试剂储存和准备区 用于储存试剂的制备、试剂的分装和扩增反应体系的准备以及离心管、吸头等消耗品的储存和准备。储存试剂和用于标本制备的消耗品等材料应当直接运送至试剂储存和准备区，不能经过扩增检测区，试剂盒中的阳性对照品及质控物不应当保存在该区，应当保存在标本处理区（图2-5）。

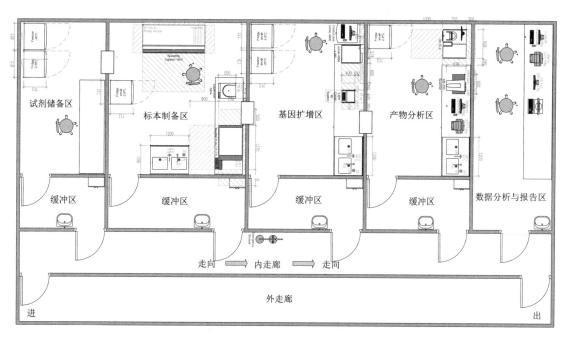

图2-3 通用临床基因扩增实验室布局图

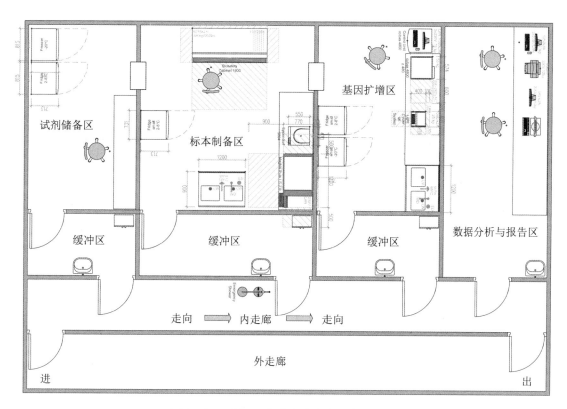

图2-4 三区+1临床实验室分区参考方案

此区应配置的基本仪器设备：2~8℃和-20℃以下冰箱、混匀器、微量加样器（覆盖0.2~1000μl）、可移动紫外灯（近工作台面）；消耗品：一次性手套、耐高压处理的离心管和加样器吸头、专用工作服和工作鞋（套）、专用办公用品等。

（2）标本制备区　用于核酸（RNA、DNA）提取、储存及其加入至扩增反应管。对于涉及临床标本的操作，应符合生物安全二级临床实验室防护设备、个人防护和操作规范的要求。对具有潜在传染危险性的材料，必须在生物安全柜内开盖，并有明确的标本处理和灭活程序。

此区应配置的基本仪器设备：$2 \sim 8℃$ 冰箱、$-20℃$ 或 $-80℃$ 冰箱、高速离心机、混匀器、水浴箱或加热模块、微量加样器（覆盖 $0.2 \sim 1000 \mu l$）、可移动紫外灯（近工作台面）、生物安全柜、一次性手套、耐高压处理的离心管和加样器吸头（带滤芯）、专用工作服和工作鞋（套）、专用办公用品，如需处理大分子 DNA，应当具有超声波水浴仪。

（3）扩增区　为避免气溶胶所致的污染，应当尽量减少在本区内的走动。必须注意的是，所有经过检测的反应管不得在此区域打开。此区应配置的基本仪器设备：核酸扩增仪、可移动紫外灯（近工作台面）、一次性手套、专用工作服和工作鞋、专用办公用品等。

（4）扩增产物分析区　用于扩增片段的进一步分析测定，如杂交、酶切电泳、变性高效液相分析、测序等。核酸扩增后产物的分析方法多种多样，如膜上或微孔板或芯片上探针杂交方法（放射性核素标记或非放射性核素标记）、直接或酶切后琼脂糖凝胶电泳、聚丙烯酰胺凝胶电泳、Southern 转移、核酸测序方法、质谱分析等。本区是最主要的扩增产物污染来源，因此必须注意避免通过本区的物品及工作服将扩增产物带出。在使用 PCR – ELISA 方法检测扩增产物时，必须使用洗板机洗板，废液必须收集至 $1 mol/L$ HCl 溶液中，并且不能在临床实验室内倾倒，而应当至远离临床基因扩增实验室的地方弃掉。用过的吸头也必须放至 $1 mol/L$ HCl 溶液中浸泡后再放到垃圾袋中按程序处理，如焚烧。由于本区有可能会用到某些可致基因突变和有毒物质如溴化乙锭、丙烯酰胺、甲醛或放射性核素等，故应当注意实验人员的安全防护。

（四）高通量测序实验室

特点：高通量测序实验室与传统的分子诊断技术相比，高通量测序更加复杂，易污染，影响因素比较多。

高通量测序在实验室检测过程中，通常涉及 PCR 扩增及核酸纯化富集等过程，任何标本源性污染、Barcode 源性污染、扩增产物污染或气溶胶污染均可能导致假阳性或假阴性结果的出现。因此，合理规划设计、严格执行物理分区以及实验室通风设计的充分性对保证高通量测序实验室日常检测质量至关重要。

高通量测序实验室分区需遵循"各区独立、注意风向、因地制宜、方便工作"原则。实验室应依据检测平台、流程、项目和工作量制定分区方案，区域数目和空间大小需个体化，满足"工作有序、互不干扰、防止污染、报告及时"的要求。

在遵循十六字一般原则的前提下，各临床实验室需根据各自所运用的检测平台、流程设计、检测项目及具体工作负荷量，科学合理地"个性化"规划分区数量及各区域面积大小（图 2 – 5）。

部分临床实验室在对提取后的 DNA 或经超声打断处理后的 DNA 进行片段分析时，仍沿用琼脂糖凝胶电泳方法，该方法需在专门的电泳区域内独立进行，以确保实验结果的准确性和可靠性。

一个符合高通量测序实验要求的临床实验室，在区域划分上至少应满足以下几项标准：①各区域在物理空间上必须保持绝对独立，无论是在空闲状态还是工作状态下，均应维持完全隔离的状态，严禁存在空气的直接交流；②在标本制备区、文库扩增区、电泳区等可能产生"污染物"的区域，应安装高效的通风设备，并合理布局缓冲区域，确保可能受到污染的实验区域内的空气能够顺利排出临床实验室，同时防止外部可能污染源的气流进入实验区域；③所有可移动的仪器设备、工作服以及各类实验记录本、记号笔、清洁用品等必须专用，不得混用。此外，为确保检测结果的精确性，除了临床实验室区域划分的规范化，临床实验室日常工作的严格管理以及工作人员对操作规程的严格遵守同样至关重要。

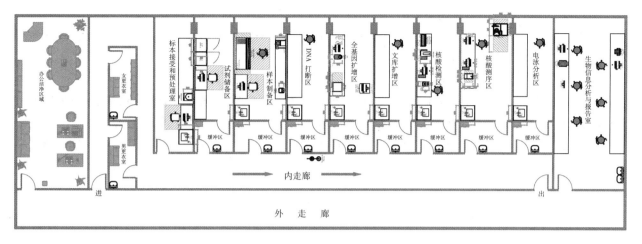

图 2-5　医疗机构高通量测序实验室布局参考方案

在完成高通量测序实验室的分区设计之后，务必重视各实验区域的通风、清洁、温湿度等要求。为确保实验的稳定性和准确性，高通量测序实验室宜建设为恒温恒湿实验室，实验室应监测环境温度，保证 2 小时温度波动小于 2℃；如果实验室设有通风系统，建议各区域的通风换气 >10 次/小时，如果实验室没有通风系统，则各区必须有外通的窗户，可在窗户上安装由室内向室外排气的排风扇；并定期进行环境质评，以确保临床实验室的运行状态符合标准要求。

（五）急诊检验实验室

急诊检验实验室的位置应有利于急诊患者标本的采集和运送。急诊检验实验室的温、湿度控制和通风情况，应能满足检验设备运行要求。急诊检验实验室的生物安全应符合国家相关部门的安全管理规定和要求，应保证对生物、化学、辐射和物理等危险源的防护水平控制在经过评估的可接受程度，以保障关联的办公区和邻近的公共空间安全及防止危害环境。

急诊检验实验室的空间应包含实验区和非实验区，同时应综合考虑工作人员的数量、仪器设备的体积、急诊检验项目实验方法要求和工作流程等，合理布局以最大限度地提升工作效率和质量，为工作人员提供舒适、便捷的工作环境。急诊检验实验室可以是独立单元，也可以根据医疗机构具体情况设置在临床实验室各亚专业组内或其他实验室内。

临床实验室应全面评估后选择适于急诊检验，满足临床要求的检验设备、试剂和方法。临床实验室应优先选择操作简便、检测快速、结果稳定、故障率低的检验设备。应建立急诊检验设备管理程序，按照要求对急诊检验设备进行维护、保养和校准，使设备始终处于良好的运行状态；选用性能满足要求的试剂、校准品和质控品，检测系统对溶血、脂血和黄疸等常见影响因素具备较强的抗干扰能力；按照要求定期进行操作人员比对、不同仪器间相同检测项目的比对，以保证急诊检验质量。急诊检验试剂的准备和更换宜由科室内相对固定的检验人员负责。急诊检验实验室应根据检验程序制定标本采集要求，采取快速、有效的方式处理急诊检验标本，以保障急诊检验的检测周转时间（turn-around time，TAT）。

（六）临床输血实验室

二级以上医院应设置独立的输血科（血库），负责临床用血的技术指导和技术实施，确保贮血、配血和其他科学、合理用血措施的执行。医院应加大输血科（血库）的建设力度，满足其任务和功能的需要，切实保障输血安全和输血质量。临床输血实验室是输血科的重要组成部分，具有特殊的地理位置，应远离污染源，选择采光明亮、空气流通，水电气供应充足的场所，并具有畅通的通讯设施。应有可靠的双路电力供应和应急照明。房间必须配备温度调节装置和紫外线消毒设施，并有监控记录。

临床输血实验室出口处须具备非接触式手卫生清洁设施。输血科（血库）设在方便于临床科室抢救取血、标本送检等医疗活动的区域，并考虑以下因素：靠近手术室、重症医学科、急诊科等主要服务对象。科室用房面积应能满足其任务和功能的需要，建议三级综合医院输血科房屋的使用面积≥300m²，其他医院输血科房屋使用面积≥150m²，血库房屋使用面积≥60m²。

输血科（血库）房屋的结构布局应适应技术操作规程和医学实验室生物安全通用要求（图2-6），环境净化效果要符合国家输血行业标准，业务区与办公区分开、污染区与非污染区分开、血标本接收窗口和发血窗口分开。输血科房屋功能分区：入库前血液处置室、血液标本处理区、储血室、发血室、配血室、临床输血实验室、治疗室、自身血液采集室、消毒洗刷室、仓库、档案室、值班室、学习室、办公室、更衣室、卫生间、洗浴室等。血库房屋功能分区：入库前血液处置室、血液标本处理区、储血室、发血室、配血室、临床实验室、自身血液采集室、消毒洗刷室、更衣室、仓库、档案室、值班室等。

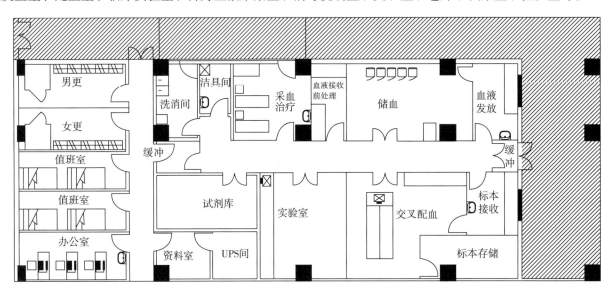

图2-6　××医院临床输血实验室布局平面图

按工作流程分室分区，应有清洁区、半清洁区和污染区，各室或各区域有明显的标识。血液储存、发放处和输血治疗室应设在清洁区，血液检验和处置室设在污染区，办公室设在半清洁区。

▶ 知识拓展 ◀

临床质谱实验室建设

质谱技术在医学领域的应用始于药物研发和治疗药物监测。医疗机构临床质谱实验室的建设应符合《医疗机构临床质谱实验室建设共识》的要求并结合医学实验室管理专家的实践经验，确保实验环境的安全。临床质谱实验室应分为不同区域，如标本制备区、仪器区、结果分析及报告区、气源区等，各区域之间应有明确的物理分隔，以满足相应的环境要求。

实验室布局时，应充分考虑空间的高度、外排系统等，以符合环境要求。实验室应配备空气净化器和通风设备以确保生物安全和挥发性气体的及时排出。此外，实验室还应控制环境温湿度，并配备不间断电源以防止突然断电导致的仪器损坏。在供气设施方面，所有气体管路应避免泄漏，并定期进行泄漏检测和性能评估。

临床质谱实验室还应设立危化品储存设施，如易燃试剂专用柜、易腐蚀化学品柜和易爆化学品柜等，以确保化学品的安全储存和使用。

PPT

第三节 重要系统的匹配

电力系统、通讯系统、安防系统、给排水系统、通风空调系统、消毒感控系统，这些系统的设施布局是否合理将直接影响实验室的功能和安全性。

一、电气、自控系统 微课/视频4

实验室电力系统分为照明用电和动力用电。电力系统设计具有独特性，对供电的安全性、可靠性及使用的方便灵活性，都具有较高的要求，在设计时需要科学计算负载及相匹配的电线、开关、插座。

实验室所需照明设备的数量由以下因素决定：工作性质、工作台面的颜色、工作室天花板和墙壁的颜色、固定照明与工作台面之间的距离、需要照明空间的大小。上述因素以及所需照明度标准一旦确定，即可选择一定数量的、符合照明度标准的照明设备。照明设备应安装成与工作台面呈垂直或对角线，既统一布局又可消除物体遮挡产生的阴影。净化区应采用密闭灯具，普通实验区可根据吊顶材料选用普通灯具。以照度为单位反映光照强度，实验室实验区平均照度不宜低于300lx，辅助区的平均照度不宜低于200lx。

实验室应保证用电的可靠性，设备电力网络要采用不间断电源（UPS）与市电双回路设计，确保仪器运行不受停电或不间断电源故障的影响。当设置UPS时，工作时间不宜小于30分钟。在设计电源时除考虑实验室主要设备的用电功率外，还应考虑今后实验室的发展，预留足够多的扩展量。实验室应设置独立专用配电箱，根据实验室的用电需求，确定载流量的大小，并能够提供完善的保护措施，以确保电器设备和工作人员的安全。除一级负荷及一级负荷中特别重要负荷外，其余负荷配电回路应具备消防联动切断电源功能。低温冰箱、高压消毒锅、纯水机等有特殊用电要求的设备，宜单独设置配电箱。实验室内应设置足够数量的固定电源插座。重要设备应采用单独回路配电，并设置漏电保护装置。总的安全原则：既要有合理的用电回路，又要设置切断电源的总闸刀和电源安全保护。

实验室自控系统的设置应根据区域需求确定。当有静压差要求时，应具有压力梯度、温湿度、连锁控制、报警等参数的历史数据储存显示功能，并预留接口。空调通风设备应能自动和手动控制，应急手动应有优先控制权，当实验室有静压差要求时，送排风系统应具备开关机连锁控制功能。

实验室中的各种分析仪器如果需要连续使用高纯载气和燃气，气体管道应有导除静电的接地装置，可燃气体及助燃气体的汇流排放应有泄漏报警和联动排风措施。气瓶间设置压力在线监测系统，远程监测钢瓶气压，气压不足时系统声光报警。

二、通信、安防系统

实验室通讯系统用于实验室内部各部门之间和实验室与医院各科室之间、院外各单位之间的通讯交流。实验室通讯系统的设置需考虑实验室的各项工作需求是否和通讯网络的布设相一致、是否能和医院网络对接、服务器的存放位置是否适宜、标本如何接收、报告如何发送等。实验室内的通讯系统与机构的规模、复杂性要相适应，以确保信息的及时有效传输。

实验室出入口应设置门禁系统，以限制非授权人员的进入，保证实验室的安全。实验室关键区域应设置监视器，条件允许的情况下，宜具备实时监控、录制功能。数字监控设备宜有足够的分辨率，影像储存介质宜有足够的数据储存容量。

三、标本传输系统

实验室的布局设计要充分考虑标本的采集、核收方式与工作流程的关系。要考虑标本接收处与实验室内、外各部门之间的位置关系、距离远近，还要考虑与楼梯、电梯之间的位置关系、距离远近等。

除了传统的人工运输标本外，气动管道传输系统也是标本转运的重要方式。气动管道传输系统是以专用传输管道将医院的各个部门紧密地连接起来，构成一个封闭的管道网络，在中央控制中心的控制和监控下，以空气为动力使传输瓶在任意站点间往返活动。该系统可以实现标本、药品和其他轻便物品的自动传送。临床实验室一般用空气运输筒将标本从收集区传送到实验室。该系统能提升医院内部物流运输的工作效率，同时有效避免标本运输所带来的交叉感染。机器人运输也是未来医院物流传输的方式之一，需考虑预留充电位置与充电装置以及信号发射方式等。

四、给排水系统

实验室给水系统应能满足实验室的工作需要，给水系统管材应防腐、防锈。实验室须设置手卫生装置、洗眼装置，位置宜设置在靠近实验室出口处。手工检验使用的实验水池应根据专业要求合理设置，宜至少设置两个水池分别用于清洁、污洗，水池深度不宜小于200mm，以防止外溅。

实验室废水中可能含有酸碱、有机溶剂、微生物等特殊污染物，污水系统应独立设置，不能同生活污水及其他排水系统直接混合排放。污水做无害化处理后方可排入市政排水系统，并满足现行GB 18466—2005《医疗机构水污染物排放标准》的有关规定。

实验室纯水系统主要用于生化分析仪、化学发光分析仪、酶免分析仪、洗板机、血球计数仪等设备用水，可考虑纯水主机集中供水。应根据所有设备满负荷运行所需纯水水量及等级来确定适宜的制水设备及合适的供水点，所选设备水处理能力也应预留足够容量。纯水管路应设计为循环回路，尽可能减少拐弯，防止微生物滋生繁殖降低水质。不同生物安全等级的实验室给排水设施要求见表2-4。

表2-4　不同等级实验室给排水设施要求

生物安全等级	给排水设施要求
BSL-1	应设洗手池，宜设置在靠近实验室的出口处
BSL-2	每个实验室都应在靠近出口处设置洗手池、洗眼设施、紧急喷淋装置等
BSL-3	在半污染区和污染区的出口处设置洗手装置，其供水应该安装防回流的装置，应为非手动开关供水管。清洁区应该设淋浴装置，必要时应在半污染区域设置紧急消毒喷淋装置等。主实验室内部不应设置地漏，半污染区和污染区的排水应同其他排水进行完全隔离，通过专门的管道收集，并进行消毒杀菌处理
BSL-4	除同BSL-3要求外，应在半污染区和污染区之间的缓冲区设置化学淋浴间（化学淋浴消毒灭菌装置应在无电力供应的情况下仍可以使用，消毒灭菌剂储存器的容量应满足所有情况下对消毒灭菌剂使用量的需求）

五、通风、空调系统

通风、空调系统的设计应考虑节能、环保的要求，应仔细全面地了解每间实验室的用途，以满足各种需要。空调冷热源的设置应确保全年正常运行。可采用集中或分散式空调冷热源，临床实验室通风空调系统宜独立于医院其他部门设置空调冷热源。当采用集中冷热源时宜设置备用冷热源。实验室应根据房间功能、操作需求等合理确定新风量和换气次数，实验室主要功能房间最小新风量不宜小于2次/小时，最小换气次数不宜小于6次/小时，适用时可以利用自然通风。实验室通风空调系统的选择取决于许多因素。对于仪器设备相对集中，设备散热量较大的房间，应根据仪器设备运行功率及散热情况合理配置通风空调设备，考虑全年供冷的可能性。高危实验室、微生物实验室、基因扩增实验室、有洁净度要求的实验室等应有独立的送排风系统。设置生物安全柜采用机械通风的实验室气流应符合定向气流原则，应有利于室内气流由被污染风险低的空间向被污染风险高的空间流动，最大限度减少室内回流与涡流。必要时，采用全新风直流式空调通风系统。在生物安全柜操作面或其他有气溶胶操作地点的上方附近不应设送风口，以免气流受到干扰，气溶胶扩散。

采用机械通风系统时应避免交叉污染，排风应通过独立于建筑物其他公共通风系统的管道排出。核酸检测实验室通风空调系统应保证各工作区的空气不产生交叉污染。实验室新风应直接取自室外，新风口应设有粗效、中效二级过滤器，并应设置压差报警装置，提示清洗或更换过滤器，末端宜设置高效过滤送风口。新风口应远离排风口。

凡涉及高危险性挥发物质或气体产生时，应在风险评估的基础上，配备适当的负压排风柜，排风机应设置在排风管路末端，室外排风应达到环保要求。核酸检测实验室的标本制备区宜设置Ⅱ级A2型生物安全柜，当使用高危险有毒化学物质时应采用通风橱。

有净压差要求的实验室，在核心工作间入口的显著位置，应安装显示房间负压状况的压力显示装置。需要时，可设置自动报警功能。

六、生物安全系统

临床实验室的建筑布局应当遵循环境卫生学和医疗机构感染防控的基本原则，做到布局合理、分区明确、标识清楚。医学检验功能区应达到生物安全Ⅱ级标准。临床实验室应当按照《医疗废物管理条例》和《医疗卫生机构医疗废物管理办法》相关规定设置医疗废物暂存区并妥善处理医疗废物。

实验室内设置必要的消毒感控设备是保证实验室生物安全的基础，要严格按照法律法规和行业标准执行。

宜配备用于空气消毒的紫外灭菌灯。可按 $10\sim15m^2$ 配备一支紫外线灯（30W），安装在天花板上的固定紫外灯，灯管吊装高度距离地面 $1.8\sim2.2m$。控制开关应设置在消毒区域之外，控制开关的面板形式或颜色宜区别于普通照明开关，防止误操作。也可根据实验室面积配备适宜数量的移动紫外灭菌灯。

实验室应根据操作的病原微生物种类、污染的对象和污染程度等选择适宜的消毒和灭菌方法，以确保消毒效果。实验室菌（毒）种、生物标本及其他感染性材料和污染物，可选用压力蒸汽灭菌方法或有效的化学消毒剂进行消毒灭菌处理。压力蒸汽灭菌器不宜与实验操作共处一室。

实验室须设置足够的手卫生装置、洗眼装置，位置宜设置在靠近实验室出口处。

七、储存系统（冷藏和非冷藏）

储存空间大小和类型可根据实验室所需物品的订货周期、储存时间和温度要求等因素进行估算。实验室暂时不需要的物品可存放在实验室工作区域以外的地方。

冷库是为需要控制储存温度的试剂提供的集中储存区域。除了用冷库外，也可选择冰箱和冷冻柜。冰箱的门最好用玻璃门，其优点在于能看见冰箱中的物品，可降低冰箱开关的次数。不需冷藏的试剂，也需要设置专用区域进行储存。

除试剂储存区域外，还需考虑足够的耗材、办公用品和各种文件的储存区域。实验室设计储存区域时应考虑满足物品的储存温湿度要求。大的集中储存区域，要有独立的温度控制和监控系统。

八、消防设施

实验室有许多仪器设备、标本、化学试剂，因此，防火防爆尤为重要。实验室的消防灭火设施建议采用气体（七氟丙烷）灭火系统，这样对用电设备没有损坏。应设计紧急撤离路线，紧急出口处应有明显的标识并明确逃生方向。疏散指示灯、应急灯、出口指示灯的数量和位置应按消防相关规范设计。设计图纸应经消防部门审核批准。

PPT

第四节　实验室环境影响评价

实验室环境影响评价主要包括建设过程污染防治和生态保护评价以及营运期各项污染评价。

一、建设过程环境影响评价

建设过程主要防止施工期间废水、扬尘、固体废物（以下简称固废）、噪声等污染环境以及破坏生态。建设过程应符合当地法律法规的要求。

二、营运期各项污染评价

营运期各项污染主要包括废气、废水、噪声及固体废物等。

（一）废气

在标本预处理过程中会产生生物气溶胶，实验室空气消毒措施旨在减少生物气溶胶的危害。实验室工作过程中产生的废气，经实验室排风口收集，进入实验室排风系统，实验室排风系统末端设置活性炭吸附，废气经活性炭吸附后外排。废气排放应满足相关规定对排放限值的要求，非甲烷总烃无组织排放可参考地方标准 DB12/ 524—2020《工业企业挥发性有机物排放控制标准》的限值标准；非甲烷总烃实验室外无组织排放应满足国家标准 GB 37822—2019《挥发性有机物无组织排放控制标准》中厂区内无组织特别排放限值要求。

（二）废水

纯水制备过程中的排水、办公区地面保洁废水、实验室废水经污水处理设施处理后排入市政化粪池，生活污水经化粪池处理后排入市政污水管网，最终进入污水处理厂。医疗用水排放入市政污水管网应符合国家标准 GB 18466—2005《医疗机构水污染物排放标准》。

（三）噪声

设备运行产生噪声，通过采取选用低噪声设备，合理布设设备，对噪声源进行隔声、减振等降噪措施后，噪声应满足国家标准 GB 12348—2008《工业企业厂界环境噪声排放标准》。

（四）固体废物

实验室工作过程中产生的固体废物，包括废弃标本、一次性耗材、废试剂盒、废试剂空瓶/袋、实验后产生的检验废液等。其中废弃组织及器官标本置于附有相关登记号和患者姓名等标志的适当容器中，按照取材日期有序妥善保存于专门的病理标本储存柜中，至少保存至病理诊断报告书发出后 2 周，由有资质单位处理；检验废液收集后储存于医疗废物暂存间，由有资质单位清运并进行无害化处理。其他医学检验固体废物高温灭菌后，暂存于医疗废物暂存间，由有资质单位清运并进行无害化处理。危险废物主要为生物安全柜及排风系统产生的废过滤滤芯、实验室消毒产生的废紫外灯管、实验室排风系统产生的废活性炭、消毒后的医疗废水处理系统产生的污泥等。应用带有标志的专用容器收集后，分类、分区暂存，委托有资质单位处理。医疗废物处理满足《医疗废物管理条例》《医疗机构废弃物综合治理工作方案》《医疗卫生机构医疗废物管理办法》《医疗废物集中处置技术规范（试行）》和 GB 19217—2021《医疗废物转运车技术要求》的有关规定。

答案解析

❓ 思考题

情景描述：某临床实验室布置于医技楼二层，从生物安全管理的要求出发，临床实验室区域划分为清洁区、半污染区、污染区，不同区域之间设置了缓冲区或传递窗。一般临床血液实验室、临床体液实验室、临床生物化学实验室、临床免疫学实验室设计为大空间开放式临床实验室；临床实验室靠近标本处理区；临床基因扩增实验室、临床微生物学实验室为封闭式临床实验室，一般设置于临床实验室的尽端。在重要净化临床实验室，如临床基因扩增实验室、临床微生物学实验室、干细胞临床实验室等自成一区的临床实验室，设置了独立的新风系统、排风系统和局部排风系统。气流流向由清洁区流向半污染区、半污染区流向污染区。

问题：

（1）该案例中，临床实验室的功能区域划分是否合理？

（2）通风系统的设计如何避免交叉污染？

（3）缓冲区和传递窗是否需要设置互锁？

（董海新　姚立琼）

书网融合……

重点小结

题库

微课/视频 1

微课/视频 2

微课/视频 3

微课/视频 4

第三章　临床实验室质量管理体系

第一节　临床实验室质量管理体系的概念和组成

PPT

质量管理体系指在质量方面指挥和控制组织的管理体系，是组织内部建立的、为实现质量目标所必需的、系统的质量管理模式，是组织的一项战略决策。它将资源与过程结合，以过程管理方法进行系统管理。由于我国不同临床实验室的质量管理水平还存在较大差距，为了保证实验室的有效运作和检验质量，不同实验室应尽快依据相应的国际标准、国家标准或国家和地方政府的法律法规，建立、完善适合实验室现状的质量管理体系。这对实验室规范自身行为，保证质量和健康有序的发展都将起到积极的促进作用。

一、质量管理体系的概念

ISO 15189：2022《医学实验室质量和能力的要求》3.17 中对质量管理体系的定义为："组织制定质量方针和质量目标，以及实现质量目标的过程中一系列相互关联或相互作用的要素"。尽管不同的组织标准对质量管理体系定义的表述和侧重点有所差别，对于医学实验室而言其含义基本是一致的，都是实验室依据相关的法规标准、医患需求，制定实验室的质量方针、质量目标，设置组织机构，分析确定需要进行的各项质量活动（过程），建立实验室的质量管理体系文件，充分利用各种资源（人、财、物），使各项活动（过程）能经济、有效、协调地进行，准确、及时地提供检验报告及相关的解释和咨询服务的过程。

▶ **知识拓展** ◀

医学实验室认可现状

2002 年中国国家认证认可监督管理委员会正式批准采用 ISO 15189 制订我国国家标准，2007 年中国合格评定国家认可委员会（CNAS）正式发布了 CNAS —CL02《医学实验室质量和能力认可准则》，该准则为医学实验室质量和能力认可的专用要求。

随着检验专业的迅速发展，加强医学实验室规范化、标准化建设越来越受到重视，医学实验室 ISO 15189 认可也从第三方医学实验室和大型综合性三甲医院检验科，发展到了专科医院实验室和基层医院检验科。截止 2024 年 7 月有 941 家医学实验室通过认可，而地区实验室数量排名排在前 5 位的是江苏、广东、上海、北京和浙江，其中，江苏省有超过 100 家医学实验室通过认可。

二、质量管理体系的构成

质量管理体系要素包括组织的结构、岗位和职责、策划、运行、方针、实践、规则、理念、目标等。这些要素彼此间是相对独立的，又是有互相依存内在联系的。

1. 组织结构 组织结构是指一个组织为行使其职能，按某种方式建立的职责权限及其相互关系。组织结构的本质是实验室员工的分工协作关系，目的是为实现质量方针和目标；是实验室员工在职、责、权方面的结构体系。

2. 岗位和职责 明确规定与某一程序文件对应的工作应由哪个部门去做，由谁去做，怎样做，使用何种设备，需要何种环境条件下去做等。凡是形成文件的程序，称之为"书面程序"或"文件化程序"。通常包括目的、范围、职责、工作流程、引用文件和所使用的记录、表格等。

3. 策划 策划是指主动积极地制定策略、规划或计划，是战略、构思、谋划，旨在协助组织机构实现特定的目标。在尊重客观事实的基础上，遵循特定方法或规则，对体系职能运行进行系统、周密、科学的预判，并制定出科学可行的方案。

4. 运行 根据策划的方案，结合管理体系文件实施具体的操作，以检验体系文件的有效性和协调性，对暴露出的问题，采取改进措施和纠正措施，以达到进一步完善质量体系文件的目的。

5. 方针 方针是由组织的最高管理者正式发布的质量宗旨和方向，对提高质量管理能力和管理体系的有效性起决定性作用。

6. 实践 实践是指依据相关体系文件开展工作，遵循检验相关程序文件要求，完成检验检测、性能验证、校准、质量控制和记录表格等过程。

7. 规则 规则是指为推动体系运行和实验室运行质量控制所确立的标准，需要共同遵守的制度或章程。

8. 理念 理念是指对目标、原则、方法等的认定和追求。

9. 目标 目标是指在管理体系的支持下，通过策划、运行和实践，提供满足其预期用途的检验，致力于良好的专业实践，满足患者及用户的需求和要求。

10. 过程 过程是指将输入转化为输出的一组彼此相关的资源和活动。从过程的定义可以理解为，任何一个过程都有输入和输出，输入是实施过程的依据或基础，输出是完成过程的结果，完成过程必须投入适当的资源和活动。过程是一个重要的概念，有关实验室认可的 ISO 标准或准则都是建立在"所有工作是通过过程来完成的"这样一种认识的基础之上。

三、组织结构的确定和资源配置

（一）组织结构的确定

实验室应明确各个组成部分（部门），并对各个部分（部门）的隶属、管理架构进行清晰描述。例如，某临床实验室由若干个专业实验室构成，各个专业实验室负责各自专业领域的检验工作；实验室还设有技术管理层和质量管理层，各个专业实验室也应接受其管理；技术管理层和质量管理层也存在协调统一的关系等。实验室上述组织结构可以用结构图并辅以文字说明来描述。在图中，可用方框表示各种管理职务或相应部门，用箭头表示权利的指向，通过箭头线将各方框连接，可标明各种管理职务或部门在组织结构中的地位以及它们之间的关系，下级（箭头指向）必须服从上级（箭头发出）领导。在这里要着重指出的是，实验室的组织结构应能满足服务的全过程需要，也就是说从样本采集前到检验结果报告发出后的全过程，以及相关的技术管理、质量管理、器材采购、培训再教育等过程，均应有相应的机构负责执行。

其次，还要明确实验室的隶属关系，例如，医院所属的实验室，要接受所在医院人事、财务、器材等部门的管理。这种关系也可以用结构图来进行描述。要求结构图能确定实验室在母体组织（如医院）中的地位，描述清楚实验室与母体组织中各个机构的关系。如果结构图不能完整描述，就应辅以文字说明。除此之外，临床实验室还可能与其他机构发生关系，例如，国家或地方规定的实验室质量控制部门、计量校准部门，如实验室与这些机构发生关系，就应对这种关系进行明确规定。

第三，实验室还应对内部所有成员关系进行规定。这就要求对所有实验室成员进行岗位描述，这种描述层次可从上至下进行，如先描述质量主管，然后再描述质量管理小组各成员；先描述专业实验室组长，再描述专业实验室成员。各岗位职责描述，要求简单明确地指出该岗位的工作内容、职责和权利、与组织中其他部门的关系。这里要着重指出的是，实验室设立的岗位，人员不能有空缺，当然，一个人可同时负责多个岗位。实验室应该规定各岗位的任职条件，如岗位要求的基本素质、技术知识、工作经验等条件，并对人员的资质进行评定，没有规定的资质就不能委任相应的职务。

另外，依据 ISO 15189：2022《医学实验室　质量和能力的要求》，实验室还应设置具备以下职能人员。

1. 应设立负责培训及其监督的管理者（或机构）　实验室人员的培训在此标准中占有十分重要的地位。按标准规定，负责培训和监督的人员应具备相应的资质，熟悉相关检验目的、程序和检验结果评价。

2. 设立技术管理层　技术管理层应该由多名在实验室某个专业领域内基本知识、基本技能、学术研究等方面领先的人员组成。他们的主要职责是对实验室的运作和发展进行技术指导，并提供相应的资源。

3. 实验室管理层应任命一名质量主管（或质量负责人）　质量主管应有明确的职责和权利，拥有一定的实验室资源，以保证能监督实验室整个质量管理体系的有效运行；质量主管直接对实验室管理层（者）负责，其工作不受实验室内其他机构和个人的干扰。

（二）资源配置

资源包括人员、设备、设施环境、试剂和耗材、外部提供的产品和服务。例如，临床实验室要建立血常规分析管理体系，管理者应该配备有能力进行血常规分析的人员和相应的仪器设备、试剂、耗材，提供有符合标准的技术和方法、必需的设施和环境以保证血常规分析能正常运行。资源的配置以满足要求为目的，不可造成浪费。

PPT

第二节　临床实验室质量管理体系的建立

临床实验室建立质量管理体系是在服务质量"自我认识、自我评价"的基础上引进先进管理经验，提高管理水平，改进临床实验室质量，不断进步的过程。

一、质量管理体系建立的依据及基本要求

（一）质量管理体系建立的依据

临床实验室质量管理体系建立宜依据相应的国际或国家标准。例如：国际标准 ISO 15189：2022《医学实验室　质量和能力的要求》对管理要求和技术要求均做出了详细的规定，临床实验室可遵照

执行。

（二）质量管理体系建立的要求

1. 注重质量策划 策划是一个组织对今后工作的构思和安排。有效的质量管理体系往往需要经过精心的策划和周密的计划安排。事实上，质量管理体系的任何一项活动，要取得成功，第一步就是要做好质量策划。

2. 注重整体优化 质量管理体系是一种体系，是相互关联或相互作用的一组要素组成的整体。研究体系的方法是系统工程，系统工程的核心是整体优化。实验室在建立、运行和改进质量管理体系的各个阶段，包括质量管理体系的策划、质量管理体系文件的编制、协调各部门和各要素之间的质量活动时，都必须树立总体优化的思想。

3. 注重预防为主 预防为主，就是将质量管理的重点从管理"结果"向管理"因素"转移，不是等出现不合格才去采取措施，而是恰当地使用来自各方面的信息，分析针对潜在的不合格因素，将不合格消灭在形成过程中，做到防患于未然。

4. 注重用户体验 一切以满足患者和临床医护部门的要求为中心，满足患者和临床医护部门的要求是临床实验室建立质量管理体系的核心，所建立的质量管理体系是否有效，最终应体现在能否满足患者和临床医护部门的要求上。

5. 注重过程管理 将活动和相关的资源按照过程进行管理，可以更高效地达到期望值。

6. 注重质量效益 一个有效的临床实验室质量管理体系，既要能满足患者和临床医护部门的要求，也要能充分实现实验室本身的利益，即质量和效益的统一。质量是临床实验室发展的重要保障，效益是实验室生存的基本条件。实验室应在保证质量的基础上考虑利益、成本和风险。

7. 注重质量改进 所有质量管理体系的国际或国家标准都特别重视质量的持续改进，持续改进也是实验室生存、发展的内在要求。不能得到持续改进的质量管理体系不能长期维持。

8. 注重全员参与 全体员工是临床实验室质量体系实施的重要参与者。实验室的质量管理不仅需要管理者的正确领导，最重要的是需要全体员工有较强的质量意识、具备专业素养、严格执行技术操作规范、团结协作。在质量管理体系中，要特别强调团队精神。

二、质量管理体系的策划与准备

质量管理体系的策划与准备是建立质量管理体系的前提，管理层到一般工作人员对质量管理体系的概念、依据、方法，甚至目的都有了一定的了解，但仍存在不足，因此医学实验室质量体系建立过程中的策划与准备就显得尤为重要。

首先要对实验室全员进行培训。让每个成员对质量管理体系的概念、目的、方法、所依据的原理和标准都有充分的认识，同时要让他们认识到实验室的质量管理现状与先进管理模式之间的差异，认识到建立先进质量管理体系的意义。对决策层，要在对有关质量管理体系国际标准的充分认识上，明确建立、完善质量体系的迫切性和重要性，明确决策层在质量体系建设中的关键地位和主导作用；对管理层，要让他们全面了解质量管理体系的内容；对于执行层，主要培训与本岗位质量活动有关的内容。

质量方针是实验室质量管理文件中必不可少的部分，是由实验室的最高管理者正式发布的该实验室总的质量宗旨和质量方向，它是指引实验室开展质量管理的大纲，是建立质量管理体系的出发点。

ISO 15189 标准规定，制定质量方针应考虑以下内容：实验室计划提供的服务范围，如检验、咨询等；实验室管理层制定的服务标准以及相应的向服务对象的承诺；质量管理体系的中长期目标，一般为 3~5 年（年度目标属短期目标，可不在质量手册中出现，而在年度计划中出现）；所有的实验室成员熟悉并遵守该实验室质量管理体系文件规定的承诺；实验室保证具有良好的职业规范、合格的检验质量以及所有活动符合质量管理体系规定的承诺等。如上所述，质量方针包括的内容较多，但应尽可能简明扼要，因为它是以"口号"的形式来表述的。当然，为了便于员工理解，可以在质量手册中加以适度的解释说明。所有实验室成员必须熟记质量方针，并落实到自己的本职岗位上。

质量目标是质量方针的具体化，在一定的时间范围内或限定的范围内，实验室所规定的与质量有关的预期应达到具体要求、标准或结果。质量目标是围绕质量方针制定的，与质量无关的实验室目标不应写进质量目标中；质量目标应尽量量化，具有可测量性。

各实验室具体情况不尽相同，应根据实验室的实际情况制定适合本实验室的质量管理体系的方针和目标，质量目标不可过高或过低，是实验室预期能达到的，且能反映实验室的能力。依据国际标准建立的质量管理体系最终受益的将是实验室本身、服务对象及实验室资源供应方。不同的临床实验室，应根据自身的具体情况，也就是根据与自身相关的以上三方面的具体情况，来制定质量管理体系。

质量管理体系方针和目标的制定应考虑以下四个方面的内容：①实验室的服务对象和任务。以检测为主，还是以校准为主；以服务临床患者为主，还是科研为主；综合性医院的实验室还是专科医院实验室；是否服务疑难危重患者；是否服务特殊患者等。一般而言，科研的临床实验室要求实验结果的准确性和精确性，临床实验室还应考虑患者的满意度；综合大医院要求实验项目齐全，社区小医院则具备一般实验项目即可。实验室的服务对象和任务不同，其质量方针和目标肯定也不同。②实验室的人力资源、物质资源及资源供应方情况。不同规模、不同实力的实验室所能达到的质量是不一样的，质量方针和质量目标既不可偏高，也不可偏低。③实验室制定的质量方针和目标要与上级组织保持一致，应是上级组织的质量方针和目标的细化和补充。④确保该方针和目标在实验室组织的各层级得到实施。

质量管理体系的策划和准备来源于对实验室现状的调查和分析，调查分析的目的是为了合理地选择质量体系的要素。调查和分析的具体内容包括：实验室已有的质量体系情况、检测结果要达到何种要求、实验室组织结构、检测设备、人力资源等。经过调查和分析后，确定要素和控制程序时要注意：是否符合有关质量体系的标准；是否适合本实验室检测或校准的特点；是否具备实施要素的能力；是否符合相关法规的规定。

三、过程分析与过程管理

系统地识别和管理实验室所有的过程，识别出过程中的各个环节及其相互作用，即为过程分析，它是质量管理考虑问题的一种基本思路，是过程管理的前提。

在检验科所进行的每一项样本的检查或分析过程就是一组相互关联的与实施检测有关的资源、活动和影响量。资源包括检测人员、仪器、试剂、程序（包括各项规章制度、操作手册）、检测方法等。影响量是指由环境引起的，对测量结果有影响的各种因素。检测过程的输入是被测样本，在一个测量过程中，通常由检测人员根据选定的方法、校准的仪器、经过溯源的标准进行分析，检测过程的输出为测量结果，即向临床发出的检验报告。

在检验科日常工作中，每一项检验报告都要经历：检查项目申请、样品采集与运送、样品编号、检测、记录、发出报告、实验数据准确地运用于临床等多个过程，这些过程的集合形成全过程。上一过程质量控制完成后即作为下一过程的输入，下一过程得到上一过程的输入结果，经过质量控制再将结果输入给它的下一过程。如此传递，并涉及过程相关的横向过程，从而形成检验报告的全过程。

在医学检验中，经常将这一过程分为3个阶段，即检验前质量控制、检验中质量控制和检验后质量控制。检验前质量控制主要包括两个过程，第一是医生能否根据患者的临床表现和体征，为了明确诊断和治疗，从循证医学的角度选择最直接、最合理、最有效、最经济的项目或项目组合申请检测。第二是样本在采集、保存与运送过程的质量控制措施。如果医护人员不能按照规定时间规范化采集样品、未按照规定的要求进行样本保存和运送，就可能会影响到检测结果的准确性。检验中的质量控制主要涉及人员素质、仪器校准、量值溯源、方法选择、试剂配套、室内质控等多方面因素。这些都以实验室有完整的质量体系和标准化、规范化管理为基础。检验后质量控制方面涉及实验结果的审核和报告及临床对于报告的解读，保证合格报告的发出，临床医生能合理地分析报告，正确的运用数据，用于诊断和治疗。这就需要检验科经常与临床科室进行信息交流和沟通。可以看出，在这个全过程中，只有每个过程的输出均能满足下一个过程的质量要求时，才能确保全过程输出的质量要求。因此，在检验报告形成的全过程中，任何一个小过程或相关过程的输出质量都会影响全过程的最终输出结果。所以要对所有质量活动过程进行全面控制，即全面质量管理体系。

过程分析一般采用先主干后分支的方法来进行，如实验室对试剂的管理可分析成如图3-1所示。

任何事物均有一个发展的过程，事物的发展过程即为"过程"，所以质量管理体系中各要素均可分析为一个过程。如人员管理可分析成如图3-2所示。

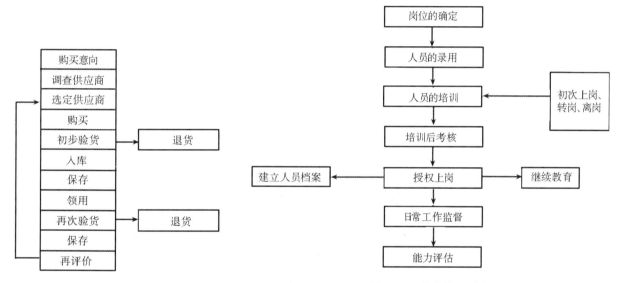

图3-1　试剂管理过程

图3-2　人员管理过程

然后对主干中各分支进行分析，还可能对分支的分支进行分析，如岗前培训可分为：初次上岗、长期离岗、转岗等情况；转岗又可分为专业内转岗和专业间转岗，专业内转岗在医学实验室比较常见，例如，某位员工原先在免疫实验室从事检测工作，但现在要从事检验结果的确认和检验报告的审核工作，这种情况下，也应经过培训。

对过程进行详细的分析后，得出主干、分支中的各环节、各要素，然后对各环节、各要素进行规定。环节、要素的规定要满足四个条件：什么人负责或做这件事，怎么做这件事，在什么时限内做这件事，做完这件事后要留下什么记录。如图3-3中，在对检验结果修改这一环节进行分析时，检验结果修改可发生在检测完毕后、数据传输或输入、确认结果后、检验报告发出后、回顾性分析的几个时段；在

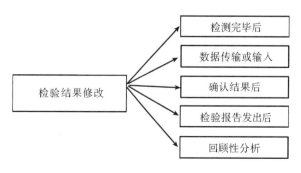

图3-3　检验结果修改各环节分析

各个时段修改检验结果要明确修改的权限、如何修改、修改完后要留下何种记录等。

四、质量指标 微课/视频 1

1. 定义 质量指标（quality indicator，QI）是一组内在特征满足要求程度的度量。质量指标是质量的测量"标尺"，其可度量影响实验室服务和检测质量的因素或过程，衡量实验室满足用户要求的程度，是传统质量控制方法的有益补充。质量指标大体可分为检验（分析）前、检验（分析）中和检验（分析）后过程的质量指标，其可用产出百分数（在规定要求内的百分数）、缺陷百分数（在规定要求外的百分数）、百万机会缺陷数（DPMO）或六西格玛级别表示。如要求实验室所有检测项目都必须开展室内质量控制，则开展室内质量控制的检验项目数占同期实验室内检验项目总数的百分比（率）就是对此要求或此过程质量的一个度量。

2. 重要的质量指标 实验室质量指标是监控检验过程的重要因素，除了国家卫生健康委员会临床检验中心重点关注的 15 项重要质量指标外，还应关注 WS/T 496—2017《临床实验室质量指标》中涉及的其他指标。在分析过程中，可分为检验前质量指标、检验中质量指标和检验后质量指标。检验前质量指标包括标本类型错误率、标本容器错误率、标本采集量错误率、抗凝标本凝集率、血培养污染率和检验前周转时间中位数等；检验中质量指标包括实验室内周转时间中位数、室内质控项目开展率、室内质控变异系数不合格率、室间质评项目参加率、室间质评项目不合格率和实验室间比对率等；检验后质量指标包括检验报告不正确率、危急值通报率和危急值通报及时率等。临床实验室可以此为基础，增加适用于本实验室的其他质量指标。

检验前质量指标指的是检验开始之前的检验项目的申请、患者准备、标本采集、运送和储存以及其他检验前的过程，见表 3 - 1。

表 3 - 1　检验前质量指标

质量指标	计算方法	单位
标本标签不合格率	标签不合格的标本数/标本总数×100%	%
标本类型错误率	类型错误或不适当的标本数/标本总数×100%	%
标本容器错误率	采集容器错误的标本数/标本总数×100%	%
样品采集量错误率	量不足或过多（抗凝标本）的标本数/标本总数×100%	%
血培养污染率	污染的血培养套数/同期血培养总套数×100%	%
标本运输丢失率	丢失的标本数/标本总数×100%	%
抗凝标本凝集率	凝集的标本数/需抗凝的标本总数×100%	%
标本溶血率	溶血的标本数/标本总数×100%	%
检验前周转时间中位数	$X_{(n+1)/2}$，n 为奇数 $(X_{n/2}+X_{n/(2+1)})/2$，n 为偶数 注：n 为检验标本数；X 为检验前周转时间	min

检验中质量指标指的是检验过程中的试剂、仪器、设备的稳定性，通过质量控制来获得可靠结果和报告的过程，见表 3 - 2。

表 3 - 2　检验中质量指标

质量指标	计算方法	单位
分析设备故障数	每年分析设备故障导致检验报告延迟的次数	
实验室信息系统（LIS）故障数	每年 LIS 故障导致检验延误的次数	
LIS 传输准确性验证符合率	LIS 传输准确性验证符合数/LIS 传输结果总数×100%	%

质量指标	计算方法	单位
室内质控项目开展率	开展室内质控项目/检验项目总数×100%	%
室内质控项目变异系数不符合率	室内质控项目变异系数高于要求的检验项目数/同期对室内质控项目变异系数有要求的检验项目总数×100%	%
室间质评项目参加率	参加国家或省级临床检验中心组织的室间质评的检验项目数/同期实验室已开展且同时国家或省级临床检验中心已组织的室间质评检验项目总数×100%	%
室间质评项目不合格率	参加国家或省级临床检验中心组织室间质评成绩不合格的检验项目数/同期参加国家或省级临床检验中心组织的室间质评检验项目总数×100%	%
实验室室间比对率（无室间质评计划项目）	实验室间比对的项目数/无室间质评计划项目数×100%	%
实验室内周转时间中位数	$X_{(n+1)/2}$，n 为奇数 $(X_{n/2} + X_{n/(2+1)})\ /2$，$n$ 为偶数 注：n 为检验标本数；X 为实验室内周转时间	min

检验后质量指标指的是结果报告的准确性、及时性和有效性以及实验室服务满意度，见表 3 - 3。

表 3 - 3　检验后质量指标

质量指标	计算方法	单位
检验报告不正确率	实验室发出的不正确报告数/报告总数×100%	%
报告召回率	召回的报告数/报告总数×100%	%
危急值通报率	已通报危急值数/需要通报的危急值总数×100%	%
危急值通报及时率	危急值通报时间（从结果确认到与临床医生交流的时间）满足规定时间的检验项目数/需要危急值通报的检验项目总数×100%	%
医护满意度	医生或护士对实验室服务满意的人数/调查的医生或护士总数×100%	%
患者满意度	患者对实验室服务满意的人数/调查的患者总数×100%	%
实验室投诉数	实验室收到的投诉数	

3. 质量指标的意义　临床实验室的服务和检验质量对医疗决策起着至关重要的作用，而影响其服务和检测质量的因素贯穿于检验前中后的全过程。医学实验室认可的核心是建立全面的质量管理体系，实施过程管理，其中过程控制的手段和方法之一即为建立质量指标。

实验室应识别出服务过程中影响质量的关键环节并制定质量指标以监控关键步骤的性能是否满足要求或满足要求的程度。同时还可监测实验室非检验过程，包括实验室安全和环境、设备性能、人员能力、文件控制系统的有效性。因此，临床实验室质量指标是保障质量和患者安全的基本措施。

4. 质量指标的用途　实验室通过质量指标的纵向数据比较，可帮助实验室发现检验全过程中存在的潜在危害因素，及时采取适当的应急措施和（或）纠正措施，建立预防机制。同时通过质量指标的外部评价，可评价和定位自身的实验室服务质量。

（1）帮助实验室达到制定的质量目标。

（2）帮助实验室监测检验性能、识别过程差错，决定采取行动的阈值。

（3）通过参加第三方组织的室间质量评价计划，发现自身难于发现的问题，参照基准调整制定自身的行动计划，实施并加以验证持续改进质量管理水平。

（4）为管理体系的内审或管理评审提供实验室质量管理过程的横向比较依据，制定具体的改进措施提供有价值的数据信息。

（5）为实验室参加第三方组织的认可或认证提供客观的评价依据。

五、质量管理体系文件的编制

编制管理体系文件，是建立标准化的管理体系过程中的一项重要工作。管理体系文件是质量体系存在的基础和依据，也是体系评价、改进、持续发展的依据。

管理体系文件通常包括：质量手册、程序文件、作业指导书、表格和记录。质量手册是指按规定的质量方针和目标以及适用的国际标准描述质量体系；程序文件是指为实施质量体系要素所涉及的各职能部门的活动；其他质量文件是指详细的作业文件。

管理体系文件通用要求：实验室管理层应建立、编制和保持实现本准则目的的目标和方针，并确保实验室组织的各层级人员理解和实施该目标和方针。质量手册可以纳入管理体系文件。

管理体系文件的编制过程中应注意以下问题：①文件应具有系统性。质量体系文件应反映一个实验室质量体系的系统特征，是全面的，各种文件之间的关系是协调的，任何片面的、相互矛盾的规定都不应在文件体系中存在。②文件应具有法规性。文件经最高管理者批准后，对实验室的每个成员而言，它是必须执行的法规文件。③文件应具有增值效用。文件的建立应达到改善和促进质量管理的目的。④文件应具有见证性。编制好的质量体系文件应可作为实验室质量体系有效运行的客观证据，这也是文件的重要作用之一。⑤文件应具有适应性。质量体系决定文件，而不是文件决定质量体系，质量体系发生变化，文件也应作相应变化。

体系文件编制的基本步骤：①根据准则确定适用的质量管理体系文件要求。②通过各种手段，如问卷调查和面谈，收集有关现有质量管理体系和过程的数据。③列出现有适用的质量管理体系文件，分析这些文件以确定其可用性。④对参与文件编制人员进行文件编制以及适用的质量管理体系标准或选择的其他准则的培训。⑤从相关部门寻求并获得的其他源文件或引用文件。⑥确定拟编制文件的结构和格式。⑦编制覆盖质量管理体系范围中所有过程的流程图。⑧对流程图进行分析以识别可能的改进并实施这些改进。⑨通过试运行，确认这些文件。⑩在实验室内使用其他适宜的方法完成质量管理体系文件。⑪在发布前对文件评审和批准。以下分别介绍各种质量体系文件的具体含义及编制要领。

（一）质量手册

质量手册的核心是质量方针目标、组织机构及质量体系要素描述。质量手册中"质量方针目标"章节，应规定实验室的质量方针，明确实验室对质量的承诺，概述质量目标。还应证明该质量方针如何为所有员工熟悉和理解，并加以贯彻和保持。"组织机构"章节应明确实验室内部的机构设置，可详细阐明影响到质量的各管理、执行和验证职能部门的职责、权限及其接口和联系方式。"质量体系要素"章节应明确规定质量体系由哪些要素组成，并分别描述这些要素。

质量手册通常包括如下内容：①标题、引言和范围，通常情况下，实验室的质量管理体系如未涉及某些专业，则应在适用范围内说明，如"本质量管理体系不适用分子生物学专业"；②目录；③评审、批准和修订，即质量手册的文件控制信息；④授权书，包括实验室母体组织法人对实验室负责人的授权书；⑤临床实验室简介、资源以及主要任务；⑥实验室公正性、保密性声明，包括实验室保证员工公正、诚实的声明以及遵守有关标准、准则的声明；⑦质量方针和质量目标；⑧组织、职责和权限；⑨质量管理体系的描述；⑩质量管理体系文件构架的描述；⑪附录，即支持性文件附录、程序文件汇总表、作业文件汇总表、检验项目一览表、记录汇总表等。

（二）质量体系程序文件 📱 微课/视频2

程序文件是质量手册的支持性程序，是相关要素的展开和明细表达，具备较强的操作性，也是管理层将质量手册的全部要素展开成具体可实施的质量活动。

其含义可从如下方面加以理解：①对影响质量的活动进行全面策划和管理，规定的对象是"影响质量的活动"。②包括质量体系的一个逻辑上独立的部分。③不涉及纯技术性的细节，这些细节应在作业指导书中加以规定。④不是工作程序文件，是质量管理的程序文件。程序文件是质量手册的核心内容，是质量手册的支持性文件，是质量手册中原则性要求的展开与落实。因此，编写程序文件时，必须以手册为依据，符合手册的规定和要求。程序文件应具有承上启下的功能，上接质量手册，下接作业指导书，控制作业文件，并把手册纲要性的规定具体落实到作业文件中，从而为实现对报告/证书的有效控制创造条件。

程序文件的结构和内容应遵循"5W＋1H"原则。

Why（目的）：即执行程序文件的目的、执行程序文件要达到什么目的。

What（做何事）：即程序的主要内容，执行程序文件要做什么事。

Who（何人做）：规定哪些人为程序的执行者。

When（何时做）：规定程序的执行时间或时间顺序。

Where（何地做）：规定程序的执行地点或空间顺序。

How（如何做）：规定程序的具体执行过程。

1. 程序文件的结构设计 每个程序文件在编写前应先进行结构的设计，设计的方法如下。

（1）列出每个程序中涉及的活动对应的要求；

（2）按活动的逻辑顺序展开；

（3）将实验室的具体活动方法进行分析，并写入相应的结构内容中；

（4）考虑运作程序时应保存的记录。

2. 程序文件编写的基本方法

（1）根据类似的程序文件结构的流程图进行展开；

（2）流程图中内容作为文件中主要考虑的大构架即大条款；

（3）根据构架增加具体的内容细则即结构内容，将结构内容作为大条款中的分条款；

（4）结构内容中应主要描述谁实施这些工作，如何实施的步骤及实施后应保存的记录等。

3. 程序文件的内容

（1）标题 标题应能明确识别程序文件。

（2）目的 程序文件应规定其目的，说明为什么开展该项活动，即为什么做（why）。

（3）范围 程序文件应描述其适用范围，活动涉及的产品、项目、过程、活动等，包括适用和不适用的情况。

（4）职责和权限 程序文件应明确人员和（或）实验室职能部门的职责和权限，即谁、做什么（who 和 what）。

（5）活动的描述 对活动描述的详略程度取决于活动的复杂程度、使用的方法以及从事活动的人员所必需的技能和培训的水平。不论其详略程度如何，适用时，对活动的描述应考虑以下方面：①明确实验室及其服务对象和供方的需要。②以与所要求的活动相关的文字描述和（或）流程图的方式描述过程。③明确做什么、由谁或哪个职能、为什么、何时、何地以及如何做。④描述过程控制以及对已识别活动的控制。即描述影响质量的因素控制：人、机器、材料、方法、测试、环境、信息、溯源、抽样、样本等。⑤明确完成活动所需的资源（人员、培训、设备和材料）。⑥明确与要求的活动有关的文件。⑦明确过程的输入和输出。⑧明确要进行的测量。实验室可以决定将上述部分内容在作业指导书中加以描述。

（6）记录 在程序文件中的该部分或其他相关部分应规定所涉及活动的记录，适用时应明确这些记录所使用的表格，应规定记录的填写、归档以及保存的方法。

（7）附录　在程序文件中可包括附录，其中包含一些支持性的信息，如图表、流程图和表格等。

（8）评审、批准和修订　应明确程序文件的评审和批准以及修订的状态和日期。

（三）作业指导书

详见本章第三节。

（四）表格和记录

制定和保存表格是为了记录有关的数据，以证实满足了质量管理体系的要求。表格包括标题、标识号、修订的状态和日期。表格应被引用或附在质量手册、程序文件和（或）作业指导书中。表格要一目了然，用填空、选择方式或有填写说明，即不用看程序、作业文件等也可操作填写；表格还要具有简便性，能画钩的就不写数字，能写数字的就不写字母，能写字母的就不写汉字，能写汉字的就不做简答题，能做简答题的就不做论述题，简洁为上，宜用电子记录。

记录是质量管理的一项重要基础工作，是质量体系中的一个关键要素。记录的定义是：阐明所取得的结果或提供所完成活动证据的文件。它为可追溯性提供文件，它是实验室活动结果的表达方式之一，是活动已经发生及其效果的证据性文件。如实验室对所有仪器进行了校准并形成记录，那么仪器校准这一活动的结果就可在记录上表达出来，仪器校准这一活动就可追溯，如果没有记录，所有活动的可追溯性就无从谈起。它是记载过程状态和过程结果的文件，是一种客观证据，可证实实验室的质量保证。它可为采取预防措施和纠正措施提供依据。实验室采取纠正措施、预防措施在此过程中达到何种效果，都可以通过相应的记录得到验证。记录还是信息管理的重要内容，离开及时、真实的质量记录，信息管理就没有实际意义。

实验室不但要建立足够和符合要求的记录，而且要对记录进行严格的管理。实验室应建立记录管理程序，对下述方面进行规范：记录应有唯一标识，便于识别；如何进行记录，记录的内涵包括记录的方式与形式（实验室有各种各样的活动，产生各种各样的结果，记录的方式和形式自然有所不同）；实验室应对记录有统一管理，建立记录目录或索引；规定记录查取的方式和权限；规定记录保存的方式、责任人及持续时间；记录的维护以及安全处理，如记录出现破损怎么办，如何防止记录的丢失、盗用等。

记录应清晰，不能字迹模糊；记录的内容和表达要明确，不得模棱两可，以便于检索者查阅和准确理解。记录的存放形式，特别是实验室中有重要意义的医疗记录，要符合国家、地区或当地法规的要求。记录的存放要注意安全，防止丢失或被人盗用；要有一个适宜的环境，以防损毁、破坏。

六、质量管理体系文件的管理

1. 建立文件控制程序　实验室应建立文件控制程序，对文件的制定、批准、唯一识别、发布、使用、保存、修订、废止等进行详细规定。实验室应对制定质量文件所依据的文件和信息（内源性和外源性信息）进行控制，以保证文件的正确性和有效性。例如，实验室在制定红细胞计数的作业指导书时，可能要参考某些标准和科研资料，那么，在引用时，就要对这些标准和科研资料进行详细的审核，以保证正确引用。所有文件均应有副本。

文件的原版在交付使用部门使用后，副本用于保存。实验室负责人应规定每一文件副本的保存时限。文件保存的时限、方式要遵循国家、地区的相关规定。

2. 文件管理应注意以下问题

（1）文件在发布前，必须由获授权人员进行审核并签字批准后方可投入使用，以保证现行文件的权威性和有效性。

（2）记录文件现行版本的有效性是指标明文件的审核人、批准人及批准时间；文件的发行情况是指文件的发布部门、发布时间、接收文件者的姓名等。编制文件控制记录，目的是便于查阅、管理，避免使用失效或作废的文件。

（3）在使用部门的文件应是现行的、经审核和签字批准的文件版本，禁止使用未经批准的、废止的或已超过文件使用时限的文件版本。

（4）实验室应根据各种文件的内容和具体情况，定期对文件进行评审、修订，修订后的文件须经被授权人签字批准后方可再投入使用。

（5）无效或废止的文件不能存放在所有使用部门，任何部门和个人不得使用无效或废止的文件。

（6）保留或存档的被废止文件必须有明显标志，如标有"作废"字样。

（7）文件的手写修改需注意以下问题：①实验室的文件控制程序允许对该文件进行手写修改，并经被授权人签字后可有效使用；②实验室的文件控制规定中有该文件手写修改的程序和授权；③手写修改之处必须有签字和日期，修改的内容必须书写清楚（不得字迹潦草，难以辨认）；④实验室应尽快对已手写修改的文件进行再版重新发布，不应长期使用手写修改的文件。

（8）LIS 系统中文件的更改和控制具有一定的特殊性，实验室应制定程序对之进行控制。如设置 LIS 系统中文件可供所有实验室成员浏览、仅可被授权者修改等。

3. 文件的唯一标识　其标识内容应包括标题、版本号（如已修订应加上修订号）、发布日期（如已修订应加上修订号）、总页数及每页的页码、文件发布部门、来源的标识。

第三节　临床检验操作规程

PPT

操作规程，一般是指为保证本部门的生产、工作能够安全、稳定、有效运转而制定的某项工作具体操作程序的文件。在临床实验室内部，标准操作规程（standard operating procedure，SOP）是按一定要求、内容、格式和标准制定的作业文件，用以指导操作人员完成各项质量控制和作业活动，其通常是质量管理体系中程序文件的细化，常称为操作程序、作业指导书，建议参考行业标准 WS/T 227—2024《临床检验项目标准操作程序编写要求》。

一、操作规程的作用和意义

操作规程将作业人员的工作予以说明与规范，为实际工作提供标准化操作，以达到作业的一致性与标准性，是保证质量过程的基础文件。

二、操作规程的分类

临床实验室的操作规程大致可以分为四类：方法类、设备类、样本类和数据类。就目前我国临床实验室普遍认同的，依据 ISO 15189《医学实验室质量和能力认可准则》标准编写的操作规程，其类型可分为管理类操作规程、项目类操作规程及仪器类操作规程三类，这三类操作规程基本涵盖了分析前、分析中和分析后的所有质量活动。

三、操作规程的编写和要求

1. 编写操作规程的原则

（1）确定编写模板。使用编写模板的意义：①格式标准化，不同人写同类一个文件，或同一人写同类多个文件，最终文件外观和格式可保持一致；②易于阅读浏览，便捷查找所需信息；③编写要素完整，可确保创建文件的内容不遗漏、不重复，可对文件内容和结构进行最佳控制；④有助于认可机构和监管部门的检查。编写模板是一种标准化文件格式，是创建同一类多个文件的基础。

（2）用经确认的检验程序。

2. 基本要求

（1）应由熟悉实际检验工作流程和具体操作的人员编写，应与实际操作一致，语言精练、语意明确、图文恰当，确保每位检验人员均能充分理解。

（2）操作程序的任何简要形式（如操作卡、流程图和类似文件）的内容应与操作程序的主文件一致。并从文件编号上体现二者间关系，便于实现同步更新。

（3）操作程序文件应纳入实验室文件控制管理系统，应有文件唯一编号，由专人动态管理，授权人员定期审核。

3. 编写步骤

（1）立项　确定实验室哪些活动需建立操作规程。

（2）成立编写小组　编制小组应由实验室负责人进行牵头，小组成员应包括专业技术管理人员、实际操作人员等，小组成员应掌握操作规程编写原则且具有编写相关内容的实践经验。

（3）收集资料　如现行的法律法规、政府规范性文件、安全技术标准和规范、设备、试剂的说明书等。

（4）确定操作规程内容，拟定初稿。

（5）讨论修订，报授权人审查。

（6）授权人审批发放。

4. 操作规程格式要求

（1）各类临床检验项目的操作程序格式应统一。

（2）各检验项目操作程序应是一个独立文件，均应从第1页起，有页码、总页数或文件结尾标识，便于检索和修订。

（3）操作程序的首页应至少注明：项目名称；编写单位及部门；文件编号；版本号；页码和总页数（如"第1页 共3页"）；文件发布、批准、实施以及审核日期；分发部门和（或）个人；编写者；审核者；批准者；修订号等信息。操作程序首页之后的每页页眉和页脚宜至少注明唯一识别号、当前版本日期和（或）版本号、页码和总页数等信息。

（4）宜使用操作卡、流程图或类似文件形式表示具体操作步骤，便于实际中使用。以上形式作为工作岗位中最常用文件，应做好保管者和放置地点登记，避免版本更新时遗漏更换而导致误用。

5. 操作规程的审批、使用及更新

（1）操作规程的批准　操作规程应按规定的程序批准后才可执行，一般由实验室负责人批准，未经批准的操作规程不能生效。

（2）操作规程的使用　①操作规程是受控文件，经批准后只能在规定的场合使用；②操作程序文件生效发布后，相关检验人员均应严格遵守实施，确保所有检验均采用现行有效的操作程序；③管理人员应依据操作程序具体要求，进行规范管理，严格监管操作程序执行情况；④实验室操作的区域内应至少有一份操作程序的受控副本或电子版操作程序，以便及时查阅；⑤可以将SOP的流程图、操作步骤要点、现场应急处置预案等内容放置、悬挂或张贴在实验室内合适的位置。

（3）操作规程的管理　标准操作规程应便于检索，方便调阅，推荐使用电子版。实验室应根据本室SOP台账，制作SOP汇编，方便管理使用。SOP汇编可有电子版/纸质版两种，纸质版与电子版内容应统一。SOP汇编一般可分为：仪器设备类、项目类、制度规范类等。

（4）操作规程的修改　①操作规程需要根据实际情况变化及时调整、修订、更新，这些变化情况包括：采用新技术、新设备时，标准技术规范有更新时，实验室环境、基础设施条件发生重大变化时等情况；②编写者完成修改后，经过审核和批准，修改稿以新版本的形式更换原规程，并及时通知各有关部门/个人；③应将操作规程的旧版本，以及实验资料，另行保管备查。保存至少两年以后，才能销毁。

四、操作规程编写的具体内容

（一）样本采集作业指导书

样本采集作业指导书是对原始样本采集进行规定的一类重要文件，ISO 15189对其内容进行了详细的规定，主要包括以下两部分内容。

1. 实验室对采集前活动的指导应包括的内容

（1）申请单或电子申请单的填写；

（2）患者准备（例如：为护理人员、采血者、样本采集者或患者提供的指导）；

（3）原始样本采集的类型和量，原始样本采集所用容器及必需添加物；

（4）特殊采集时机（需要时）；

（5）影响样本采集、检验、结果解释或与其相关的临床资料（如用药史）。

2. 实验室对采集活动的指导应包括的内容

（1）接受原始样本采集的患者身份的确认；

（2）确认患者符合检验前要求，例如：禁食、用药情况（最后服药时间、停药时间）、在预先规定的时间或时间间隔采集样本等；

（3）血液和非血液原始样本的采集说明、原始样本容器及必需添加物的说明；

（4）当临床护理人员执行样本采集时，遵照检验科发放的样本采集手册要求，正确采集和运输样本；

（5）可明确追溯到被采集患者的原始样本标记方式的说明；

（6）原始样本采集者身份及采集日期的记录以及采集时间的记录（必要时）；

（7）采集的样本运送到实验室之前的正确储存条件的说明；

（8）采样物品使用后的安全处置。

（二）项目作业指导书

每个检验项目都应有明确且完整的操作程序。同一类型操作程序的编写要素顺序和基本要求应保持一致，可参考包含足够信息的产品使用说明书，应包括但不限于以下内容：①检验目的；②原理和方法；③性能特征；④样本类型（如：血浆、血清、尿液等）；⑤患者准备；⑥容器和添加剂类型；⑦所需的仪器和试剂；⑧环境和安全控制；⑨校准程序（计量学溯源）；⑩程序性步骤；⑪质量控制程序；⑫干扰（如脂血、溶血、黄疸、药物）和交叉反应；⑬结果计算程序的原理，包括被测量值的测量不确定度（相关时）；⑭生物参考区间或临床决定值；⑮检验结果的可报告区间；⑯当结果超出测量区间时，对如何确定定量结果的说明；⑰警示或危急值（适当时）；⑱实验室临床解释；⑲变异的潜在来源；⑳参考文献。

当实验室拟改变现有的检验程序，而导致检验结果或其解释可能明显不同时，在对程序进行确认后，应向实验室服务的用户解释改变所产生的影响。

实验室负责人应负责保证检验程序内容的完整和现行有效，并定期进行全面评审。

第四节 质量管理体系的运行及影响因素

PPT

质量管理体系运行的准则为质量管理体系建立所依据的国际或国家标准。由于质量体系文件是组织根据相关国际或国家标准和组织本身的具体情况编制而成，所以质量体系文件应是质量管理体系运行的依据。当然，在质量管理体系的运行过程中，有时需要随时根据具体情况对文件进行修改，特别是在质量管理体系运行的初期。

一、质量管理体系的运行

质量管理体系的运行是体系建立的重要环节。在经历了策划准备、文件编制等过程后，最重要的是质量管理体系能否有效地运行。体系有效运行的标志是：各项质量活动均处于受控状态，质量问题逐渐减少，临床和患者的满意度不断提高，一旦出现问题应有迅速处置和纠正的能力。质量管理体系的有效运行还需做好以下方面的工作。

1. 体系文件的宣传 质量管理层要对实验室的所有工作人员进行体系文件的宣讲。因为体系文件是质量管理体系运行的依据，所以实验室成员必须熟悉并准确理解有关的所有体系文件，如质量手册、程序文件、操作规程等。

2. 体系文件的严格落实 实验室工作人员在深刻理解前述质量体系文件的基础上，应严格按照体系文件所规定的内容规范地开展质量活动，履行岗位职责，避免差错产生。

3. 有效的监督机制 对于质量责任的落实还需建立有效的内、外部监督机制。在发现质量问题时，及时予以纠正，不断提高临床医生和患者的满意度。

二、质量管理体系运行的影响因素

（一）外部因素

包括医疗环境和患者的心理需求、与医院领导及行政部门和外部机构的关系等。目前不同的医疗机构间存在激烈竞争，新闻媒体对医疗的关注加强，社会公众的维权意识增强，患者的需求及期望增高，实验室面临较大的压力与挑战，能否得到院领导及各职能部门和有关机构的支持往往成为体系能否有效运行的关键。实验室负责人应积极化解各种矛盾，沟通各方面的关系，创造良好的外部环境。

（二）内部因素

主要包括人员素质、组织结构、环境设施及设备等。应在实验室内部建设良好的管理团队，合理配置资源，对员工加强培训，充分调动员工的积极性及发挥各种资源的最大效益，从而有利于质量管理体系的运行。内部影响质量体系运行的因素中，要特别强调人员的因素，健全的管理体系和完善的管理制度最终还是需要由实验室的工作人员来操作、执行和完成。因此，时刻保持工作人员的质量意识，培养工作人员良好的职业道德风尚，是质量管理体系有效运行的坚实保障。此外，体系的有效运行还需有足够的资源支撑，配置资源时要以满足要求，适当留有发展空间为目的，不可造成浪费。

（三）有效的管理

实验室的管理层应有效发挥领导在体系中的作用。首先，管理者应明确自己在体系的某一过程所处的地位、质量管理职责，采取切实有效的方法去实现过程管理，并能以身作则；其次，要加强对员工的质量培训，尤其是在体系的初始运行阶段，对所有成员进行质量管理体系的宣传，要求实验室人员必须熟悉且准确理解有关的文件，这些文件必须是实验室现场能方便获取，并保证所获得的文件是现行有效的；再次，实验室管理者要建立质量管理责任制，将质量活动层层分解，落实到人，实行质量目标管理，严格执行考核和奖惩制度；最后，管理者还要做好组织协调工作，及时了解体系的运行情况，对各部门、各岗位已取得的业绩和存在的问题及时进行总结分析，并对发现的潜在引发质量问题的因素果断地采取纠正和预防措施。

PPT

第五节　质量管理体系的持续改进

依据国际或国家标准建立质量管理体系是实验室提高管理水平的一种有效途径，但仅仅建立是不够的，还要保证它有效运行，并使质量管理体系得到持续改进。所以持续改进在质量管理体系的运行中占着极为重要的地位。

实验室认可标准 ISO 15189：2022《医学实验室质量和能力的要求》8.6.1 条款中也对实验室的持续改进做出了以下明确要求：①实验室应按方针和目标声明，持续改进其管理体系的有效性，包括检验前、检验中和检验后过程；②实验室应识别和选择改进机遇，研究、制定并采取必要措施，改进活动应针对风险评估和识别出的机遇而确定的重点工作；③实验室应评审采取措施的有效性；④实验室管理层应确保实验室参加覆盖患者医疗相关范围和结果的持续改进活动；⑤实验室管理层应将改进计划和相关目标告知员工。以下内容将按照 ISO 15189：2022《医学实验室质量和能力的要求》及 GB/T 19001：2016《质量管理体系标准》的有关规定，重点介绍与临床实验室的质量改进有关的活动。

一、收集外部信息以识别需改进的领域

1. 建立与外部交流的程序　实验室可以建立与外部交流的程序，规范、加强实验室与患者、临床医护部门、供应商等进行的交流，收集关于实验室的意见与建议，提高服务质量。

（1）与临床医护人员的交流包括但不限于以下形式　①定期召开与临床医护部门的交流会；②参与临床查房；③病例讨论；④发放征求意见单。对于临床反馈的意见实验室应有相应的处理程序。对于临床反馈的问题要详细记录，组织讨论，适当时可与临床相关人员共同讨论，找出合适的解决办法。此外，应规定哪一类意见应由哪一层次的人员出面处理。

（2）患者的意见与建议可从以下方式获得　①患者的投诉；②问卷调查；③在医疗服务过程中征求患者的建议；④在提供解释咨询服务中征求患者的建议等。

（3）供应商的信息与技术支持　实验室从供应商那里获取新产品、新技术的信息，要求供应商提供更好的服务，从供应商那里获取仪器、试剂使用的经验和技术支持等。

2. 建立满意度监测程序　实验室可以建立满意度监测程序，及时掌握实验室的服务质量情况。由质量管理小组定期进行调查，调查内容可包括：工作人员的服务态度、工作人员医德医风表现、患者的就诊环境是否合适、实验室检测结果与患者的临床情况的符合度、医师和患者对实验室提供的医疗咨询是否满意、检验报告单的书写是否正确规范、检测报告单发放是否及时、检测报告单是否存在丢失现象、不满意的人和事、满意的人和事以及对科室的建议等。

这种针对实验室满意度的调查，范围要广，应覆盖所有的服务对象。质量管理小组应对调查结果进行集中统计，上报管理层。

3. 外部组织对实验室质量的评价 这种评价对实验室的质量改进是至关重要的。这种评价可包括多个方面，例如第三方对实验室质量体系的评审、实验室参加的权威实验室组织的室间质量评价活动等。这种外部组织的评价不但能直接指出实验室问题的所在，且往往带有指导意义。

值得指出的是，实验室收集的外部信息，也是通过实验室的自身评审并制定相应措施，来进行质量改进。

二、实验室的自身评审及相应的质量改进

从外部获取质量改进的信息往往是有限的，实验室持续改进的主要途径是通过定期对所有运行程序进行的系统评审。现简单介绍 ISO 15189：2022《医学实验室质量和能力的要求》及 GB/T 19001—2016《质量管理体系要求》等文件中强调的质量体系内部审核和管理评审。

（一）内部审核 🄴 微课/视频3

1. 内部审核的目的

（1）对实验室的活动进行内部审核，以验证质量管理体系的运行是否持续符合管理体系的要求。

（2）检查实验室的质量管理体系是否满足相关准则文件的要求，即符合性检查。

（3）检查组织的质量手册及相关文件中的各项要求是否在工作中得到全面的贯彻。

（4）发现不符合项，为质量管理体系的改进提供有价值的信息，并可作为管理评审的输入项。

2. 审核的组织

（1）内部审核的周期和覆盖范围应当基于风险分析，推荐每年至少实施一次。

（2）内部审核应当制定方案，以确保质量管理体系的每一个要素至少每 12 个月被检查一次。对于规模较大的实验室或检验机构，比较有利的方式是建立滚动式审核计划，以确保管理体系的不同要素或组织的不同部门在 12 个月内都能被审核。

（3）审核应由具备资格的人员来执行，审核员对其所审核的活动应具备充分的技术知识，且熟悉组织的质量管理体系和认可要求，并专门接受过审核技巧和审核过程方面的培训。

（4）对于在广泛的技术领域从事检测/校准/检验工作的规模较大的组织，审核可能需由质量负责人领导下的一组人员来实施。

（5）在规模较小的组织，审核可以由质量负责人自己来实施。不过，管理者宜指定另外的人员审核质量负责人的工作，以确保审核活动的质量符合要求。

（6）只要资源允许，审核员宜独立于被审核的活动。审核员不宜审核自己所从事的活动或自己直接负责的工作，除非别无选择，并且能证明所实施的审核是有效的。当审核员不能独立于被审核的活动时，实验室或检验机构宜注重检查内部审核的有效性。

（7）其他方，如客户或认可机构，进行的审核不宜替代内部审核。

3. 内部审核的策划

（1）质量负责人应当制定审核计划且确保审核依照预定的计划实施。审核计划包括：审核范围、审核准则、审核日程安排、参考文件（如组织的质量手册）和审核组成员的名单。

（2）应当向每一位审核员明确分配所审核的管理体系要素或职能部门，具体的分工安排应当由审核组长与相关审核员协商确定。委派的审核员应当具备与被审核部门相关的技术知识。

（3）为方便审核员调查、记录和报告结果所需使用的工作文件可能包括：规范文件，如 ISO 15189 及其应用要求；实验室的管理体系文件；用于评价质量管理体系要素的检查表（通常审核员根据自己负责的要素编制检查表）；报告审核观察的表格，如"不符合项记录表""纠正措施记录表"。这些表格中应记录不符合的性质、约定的纠正措施以及纠正措施有效实施的最终确认信息。

（4）审核开始前，审核员应当评审文件、手册及前次审核的报告和记录，以检查与管理体系要求的符合性，并根据需审核的关键问题制定检查表。

（5）为保证审核顺利和系统地进行，审核的时间安排应当由每一位审核员与受审核方一起协商确定。

4. 审核实施

（1）**审核的关键步骤**　包括：策划、调查、分析、报告、后续的纠正措施及关闭。

（2）**首次会议**　由审核组组长主持召开首次会议，会议内容包括：介绍审核组成员，确认审核准则，明确审核范围，说明审核程序，解释相关细节，确定时间安排，包括具体时间或日期，明确末次会议参会人员。

（3）**现场审核**　调查过程涉及提问、观察活动、检查设施和记录。审核员检查实际的活动与管理体系的符合性。审核员将质量管理体系文件（包括质量手册、程序文件、作业指导书等）作为参考，将实际的活动与这些质量管理体系文件的规定进行比较。整个审核过程中，审核员始终要搜集实际活动是否满足管理体系要求的客观证据。收集的证据应当尽可能客观有效，不存在偏见，不困扰受审核方。审核员对发现的不符合应进行深入的调查以发现潜在的问题。所有审核发现都应当予以记录。

（4）审核完所有的活动后，审核组应当认真评价和分析所有审核发现，确定哪些应报告为不符合项，哪些只作为改进建议。应当以审核所依据的质量手册和相关文件的特定要求来确定不符合项。并应依据客观的审核证据编写清晰简明的不符合项和改进建议的报告。

（5）审核组应当与组织的高层管理者和被审核部门的负责人召开末次会议。会议的主要目的是报告审核发现，报告方式需确保最高管理层清楚地了解审核结果。审核组长应当就质量管理体系与审核准则的符合性，以及实际运作与管理体系的符合性报告审核组的结论。末次会议应当记录审核中确定的不符合项、适宜的纠正措施及与受审核方商定的纠正措施完成时间，并保存末次会议的记录。

5. 后续纠正措施及关闭

（1）受审核方负责完成商定的纠正措施。内审中提出的不符合格项，由受审核部门调查分析原因，有针对性地提出纠正措施，以及完成纠正措施的期限。措施提出后应进行评价，目的是确保措施实施的有效性。措施应满足以下要求：针对性强，具体可操作，时间、分工合理明确，便于实施，能经济有效地解决问题，不会产生其他负面效应，解决问题有一定深度，能较好地消除和预防问题的发生。

（2）商定的纠正措施期限到期后，审核组应及时验证，验证内容包括各项纠正措施落实情况、完成时限及纠正效果。纠正、预防和改进措施的验证应形成记录并保存。

6. 审核报告的编写与发放

（1）审核结束后，应当编制最终报告。报告应当总结审核结果，并包括以下信息：①审核组成员的名单；②审核日期；③审核区域；④被检查的所有区域的详细情况；⑤机构运作中值得肯定的或好的方面；⑥确定的不符合项及其对应的相关条款；⑦改进建议；⑧商定的纠正措施及其完成时间，以及负责实施纠正措施的人员；⑨采取的纠正措施；⑩确认完成纠正措施的日期；⑪质量负责人确认完成纠正措施的签名。

（2）即使没有发现不符合项，也应当保留完整的审核记录。

（3）所有审核记录应按规定的时间保存。

（4）质量负责人应当确保将审核报告提交组织的最高管理层。

（5）质量负责人应当对内部审核的结果和采取的纠正措施的趋势进行分析，并形成报告，在下次管理评审会议时提交最高管理层。报告提交管理评审的目的是确保审核和纠正措施能在总体上有助于质量管理体系运行的持续有效。

（二）管理评审 🅴 微课/视频4

管理评审是一项重要的质量活动，是实验室最高层次的对质量体系的全面检查。与内部审核不同，它是针对实验室整个质量管理体系及实验室全部的医疗服务（包括检验及咨询工作）而言的，内部审核的结果是管理评审的内容之一。

1. 管理评审的目的 GB/T 19001—2016《质量管理体系要求》等文件中对管理评审的目的主要描述为"组织的最高管理者应按照策划的时间间隔对组织的质量管理体系和检测/校准/检验活动进行评审，并进行必要的变更或改进，以确保其持续的适宜性、充分性和有效性，并与组织的战略方向一致。

管理评审应当注意到实验室或检验机构的组织、设施、设备、程序和活动中已经发生的变化和需求发生的变化。

内部或外部的质量审核结果、室间比对或能力验证的结果、认可机构的监督访问或评审结果、客户的投诉都可能对体系提出改进的需求。

2. 管理评审的组织与策划

（1）实验室的管理层负责实施。

（2）质量负责人应当负责确保所有评审工作依据规定的程序系统地实施，并记录管理评审的结果。

（3）管理评审宜至少每年开展一次，每一次评审应当制定方案，实验室的分管领导、实验室管理层、质量负责人、技术负责人、各亚专业负责人以及负责质量手册发布的人员应当参加会议。

3. 管理评审的实施

（1）管理评审应当依据正式的日程安排系统地实施。

（2）管理评审以会议的形式进行，由实验室管理者负责制定管理评审计划，明确评审会议的时间、议程、参加人员和应准备的评审资料、计划。

（3）评审至少应当包括以下内容：①以往管理评审所采取措施的情况，管理体系内外部因素的变化（如实验室的组织、设施、设备、程序和活动中已经发生的变化和需求发生的变化），实验室活动的量和类型的变化及资源的充分性（如实验室的人员、设备、设施、资金、技术和方法配置是否充分）；②质量方针、质量目标及程序的适宜性；③近期评审、使用质量指标监控过程、内部审核、不符合分析、纠正措施、外部机构评审等的结果；④患者、用户和员工的反馈及投诉；⑤结果有效性的质量保证；⑥实施改进及应对风险和改进机遇措施的有效性；⑦外部供应者的表现；⑧参加室间比对计划或能力验证的结果；⑨POCT活动的评审；⑩其他相关因素，如监控活动和培训。

4. 管理评审的输出 管理评审的输出应至少是以下相关决定和措施的记录：①管理体系及其过程的有效性；②实现《质量管理体系要求》或《医学实验室质量和能力认可准则》等文件要求相关的实验室活动的改进；③所需资源的供应；④对患者和用户服务的改进；⑤变更或修订的需求。

管理评审得出的结论和措施应告知实验室员工。实验室管理层应确保管理评审提出的措施在规定时限内完成。

（三）常见的质量管理工具和方法

1. PDCA循环 PDCA循环是持续改进的基础方法，PDCA循环可以简要描述如下。

策划（plan）：根据临床医护人员、患者的要求和组织的方针，确定活动目标、活动计划、时间节点以及参与人员。

实施（do）：执行所做的策划。

检查（check）：根据活动目标、活动计划，监视活动进行的过程，检查、总结执行计划的结果并找出问题。

处置（act）：对检查的结果进行处理，成功的经验加以肯定并适当推广、标准化；失败的教训加以总结，以免重现，未解决的问题放到下一个 PDCA 循环（图 3-4）。

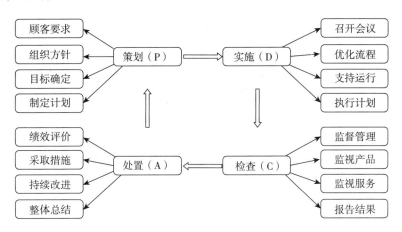

图 3-4　PDCA 循环

2. 流程图　流程图可以清晰地展示检验过程中各个环节的流程和漏洞，以便进行优化和改进。

3. 六西格玛（six sigma）　是一种旨在通过消除缺陷和减少变异来改进业务流程的管理策略和工具集。核心是 DMAIC 方法论，即定义（define）、测量（measure）、分析（analyze）、改进（improve）和控制（control）。

三、实验室质量风险管理

GB/T 43278—2023 / ISO 22367：2020《医学实验室 风险管理在医学实验室的应用》及 ISO 15189：2022《医学实验室 质量和能力的要求》中均要求实验室应识别与实验室活动相关的风险和改进机遇，以：①预防或减少实验室活动中的不利影响和潜在问题；②通过应对机遇实现改进；③确保管理体系达到预期结果；④减轻患者医疗风险；⑤帮助实现实验室目的和目标。医学实验室应建立一个标准化的风险管理程序，并将其文件化，并在实际工作中按照相应程序要求进行实施，用于识别与其检验和服务相关的危险，估计和评价相关风险，控制这些风险，并监控控制措施的有效性。该过程应包括以下要素：①风险管理计划；②风险分析；③风险评价；④风险控制；⑤风险管理评审；⑥风险监控，且应把风险管理纳入质量管理体系中。关于此部分的相关内容详见第八章第四节"临床实验室风险管理"。

? 思考题

答案解析

情景描述：2024 年 1 月，某县级医院检验科为了提升实验室质量管理水平，计划建立实验室质量管理体系，选择国际标准 ISO 15189：2012《医学实验室质量和能力的要求》作为建立质量管理体系的依据。该实验室选派管理层至当地知名三甲医院学习，之后直接使用该三甲医院的质量方针、质量目标和质量指标。同时该实验室各专业组自行对本组内的标准操作程序进行了编写，完成后由组长保存，其实验室原标准操作程序文件仍保留在本组内，以便供工作人员进行参考。

问题：

（1）该实验室质量管理体系建设的依据是否合理？

（2）实验室质量管理体系文件建立存在什么问题？文件体系建立后运行过程是否合理？

（纪爱芳　屈晓威）

书网融合……

重点小结　　　　题库　　　　微课/视频1　　　微课/视频2　　　微课/视频3　　　微课/视频4

第四章　临床实验室资源管理

    学习目标

    1. 通过本章学习，掌握临床实验室人员资质、岗位、培训、能力评估和授权以及设备使用、维护和管理；熟悉临床实验室化学试剂、生物试剂、自配试剂质量管理；实验室用水的等级；了解临床实验室服务协议、耗材的质量管理。

    2. 培养学生对临床实验室人员、设备、试剂等重要资源进行高效和科学管理的能力。

    3. 激发学生对临床实验室资源进行全面质量管理的综合思维，培养学生良好的职业素养、责任心、沟通能力和科学精神。

    临床实验室资源管理是确保临床实验室高效运行的核心要素。随着各种高新技术的大量应用，临床检验设备正朝着灵敏度高、所需样本量少、检测速度快、操作简便等方向发展。因此，如何规范设备等的购置、维护、保养、检定、校准等过程，保证临床实验室设备、试剂及耗材的正常使用，确保测量数据和检测结果具有良好的溯源性、准确性和可靠性，是检验人员必须面对的问题。

第一节　临床实验室人员管理

PPT

    人员管理是临床实验室根据自身的规模、功能、区域定位等因素，为保障实验室具有相应技术能力并能提供正确的检验结果，按人员数量、学历、职称结构以及领导职数等进行合理配置，以提高检验质量和人员能力为导向而进行的过程管理。

    临床实验室必须建立层次清晰，岗位职责、权限和任务明确的组织结构，发挥每一位员工的主动性、积极性，按照一定的要求、标准、规范、程序进行相互协作，以组织的形式有条不紊地开展能力和技术管理，并从人员资质、岗位管理、人员培训与考核以及能力评估与授权等方面进行管理。建立人员技术档案，最终形成全面的人员管理体系，确保实验室检测科学、公正、准确、有序、高效。

一、人员资质　微课/视频1

    临床实验室人员资质（competence），也称任职资格，是指为了保证组织工作目标的实现，任职者必须具备的知识、技能、能力和个性等方面的要求，实验室人员通过相关主管部门或实验室内部培训并考核合格后取得相应资质及上岗资格。它常以胜任职位所需的学历、专业、工作经历、工作技能、能力等加以体现，如：学历证书、学位证书、执业证书、专业技术职称证书、特殊岗位培训证书［如压力容器操作培训证、临床基因扩增检验实验室技术人员（PCR）培训合格证、HIV初筛实验室人员上岗培训证］等。

（一）临床实验室负责人资质要求

    临床实验室负责人或主任（laboratory director），是指对实验室负有责任并拥有权力的一人或多人。实验室主任、副主任一般由医疗机构法人（院长）或独立实验室法人任命。实验室质量负责人、技术负责人、专业组长、质量监督员、试剂管理员、安全管理员及其他关键岗位管理员，由实验室管理层集体讨论，科主任予以任命。

目前，我国尚无针对临床实验室人员任职资格要求的专门文件，但国家标准 GB/T 22576.1—2018《医学实验室　质量和能力的要求》（等同采用国际标准 ISO 15189：2022）、《医疗机构临床实验室管理办法》《医学检验实验室基本标准和管理规范（试行）》（国卫医发〔2016〕37 号）、《综合医院等级评审标准》等文件中，均提到临床实验室主任、专业岗位人员的资质要求，主要包括：①教育背景，包括学历、学位证书；②执业资格，如医师执业证书、特殊岗位上岗证书；③工作经历，从事本专业领域工作的年限；④专业技术职称，专业技术职称证书；⑤继续教育、进修、培训经历；⑥个人工作业绩，如研究课题、论文、论著、专利和社会兼职等。

如果实验室需要通过认可或（和）认证，以及二级及以上医院等级评审，其医学实验室主任或医学检验科主任通常需要符合以下任一要求：①执业医师（副主任医师以上），医学实验室工作或培训 2 年以上；②临床实验室相关专业高级技术职称；③医学检验或相关专业博士，医学实验室工作或培训 2 年以上；④医学检验或相关专业硕士，医学实验室工作或培训 4 年以上；⑤医学检验或相关专业学士，医学实验室工作或培训 8 年以上；⑥卫生行政主管部门岗前培训合格。

（二）质量负责人、技术负责人资质要求

1. 质量负责人资质要求　包括：①具有医学或医学检验专业背景，中级及以上职称；②具有较强的组织管理能力；③具有五年以上相关工作经验；④熟悉质量管理有关知识；⑤熟悉本实验室质量管理体系文件和相关法律、法规。

2. 技术负责人资质要求　包括：①应具备医学或医学检验专业背景并取得中级及以上专业技术职务资格，且临床工作经验不少于 3 年；②专业理论扎实，工作经验丰富；③了解本专业国内、外发展新动态，掌握新知识和新技术，能主动积极配合临床医疗工作；④带领本专业的学科发展，解决本专业组的复杂、疑难问题，且熟悉管理体系和相关法律法规。

（三）咨询服务小组成员资质要求

咨询服务小组成员包括各专业具有丰富临床知识和检验知识的技术骨干。要求对检验医学的相关理论知识和应用技术有较系统和全面了解，或者已经是检验医学某一亚专业或某一检测方面的技术专家。另外还需对临床医学知识有一定的了解和熟悉，同时具备较强的分析和解决问题的能力。

（四）专业组长资质要求

专业组长应由具备本科或以上学历，且临床工作经验不少于 3 年的主管技师或以上职称，专业理论较为扎实，工作经验较为丰富，且熟悉质量体系的专业技术人员担任。专业组长应能解决本专业组的复杂、疑难问题。

（五）内审员资质要求

内审员应参加过内审员培训或者质量体系相关知识培训，并经考试合格。

（六）样本检测及报告审核人员资质

标本检测、关键设备操作及报告审核人员需取得相应专业本科或以上学历，本专业 3 个月以上工作经验且经考核合格。报告审核人员需具备本专业 6 个月以上工作经历。

（七）标本前处理人员资质要求

标本前处理人员需要取得医学相关专业中专或以上学历，且为在本科室培训两周以上的合格人员。

检测系统性能评估、质量监督等负责人员需具备主管技师或以上资格，并熟悉检测系统性能评价。各专业组具体岗位职责、任务、目标及其他特殊资质要求，需在各专业组作业指导书中进行描述。

二、岗位管理 e 微课/视频2

岗位是一个组织为实现组织目标，给予员工职责、权限和任务的统一体。实验室负责人对每个岗位职责、权限和任务的设定都应该围绕着实验室的总体工作目标，以确保实验室的能力满足实验室服务对象的要求。

（一）临床实验室岗位分类

临床实验室岗位通常可以分为以下几类。①管理岗位：质量负责人、技术负责人、各专业组长以及各综合组组长及组员，如内审组、质量监督组、设备与试剂管理组、安全管理组、LIS组、咨询服务组、培训组等，一般可以兼职。②技术岗位：各专业领域从事检验工作的岗位，如血常规检验复检岗位、血红蛋白电泳检测岗位等。③辅助岗位：标本采集、运送、接收、转运岗等。④特种设备操作岗位：高压灭菌消毒岗等。⑤保障岗位：库房管理岗、器具清洁岗、保洁岗等。

（二）岗位描述要点

临床实验室应对所有人员的岗位进行描述，包括职责、权限和任务。描述要点有以下几项。

1. 岗位名称和标识　指岗位所从事的工作、所属部门、岗位编号等。

2. 岗位所需职位人数　某定岗所需要的人数，即定员。

3. 岗位活动的内容和程序　包括工作职责、工作任务、完成工作所需要的资源，如：工作资料文件（标准操作程序等）、设备与耗材、工作流程、工作中与其他人员的联系以及上下级关系等。

4. 岗位任职资格　岗位所需学历、专业技术职称、专业背景、工作经历及年限、培训证书以及任职者必备的知识、经验和技能。

5. 执业条件　执业条件说明了工作的各方面特点：工作时间安排、工作量、绩效考核、培训与考核要求等。

6. 岗位与相关部门联系　本岗位与本专业组以及其他专业组岗位的相关性（需要密切联系和配合的岗位和部门）。

7. 岗位安全风险　包括安全应急事件的处置、个人安全防护措施、人员免疫状态、受孕等。

8. 岗位授权要求　依据本岗位能力评估的内容、标准进行评估，能力评估结论为合格者。

（三）临床实验室岗位设置范例

临床实验室可根据实验室规模、开展项目、工作量、工作类别、环境条件等实际情况设置岗位。常见岗位设置可参照表4-1。

表4-1　临床实验室常见岗位设置表

序号	岗位类别	岗位编号	岗位名称
1	管理岗位	GL-LAB-01，02…	①主任；②副主任；③质量负责人；④技术负责人；⑤专业组长；⑥质量监督组长（多个）；⑦技术组长；⑧科室秘书（教学、科研）；⑨安全管理员；⑩库房管理员
2	技术岗位		
2.1	临床生物化学实验室	JS-SH-01，02…	①常规生化检验岗；②电泳项目检验岗；③肿瘤标记物检验岗；④甲状腺激素、性激素检验岗；⑤特殊蛋白检验岗；⑥报告审核岗
2.2	临床免疫学实验室	JS-MY-01，02…	①自身抗体检验岗；②乙肝病毒定量检验岗；③丙肝病毒、HIV初筛、梅毒检验岗
2.3	临床体液学实验室	JS-TY-01，02…	①门诊尿常规岗；②住院尿常规岗；③门诊大便、白带检验岗；④住院大便、白带检验岗；⑤手工镜检岗

序号	岗位类别	岗位编号	岗位名称
2.4	临床血液学实验室	JS – XY – 01，02…	①门诊血常规岗；②住院血常规岗；③骨髓细胞学岗；④血液流变学岗；⑤凝血检验岗
2.5	临床微生物学实验室	JS – WSW – 01，02…	①标本接种岗；②染色镜检验岗；③鉴定与药敏试验岗；④质谱岗
2.6	临床分子诊断学实验室	JS – FZ – 01，02…	①HBV DNA 检验岗；②HCV RNA 检验岗；③药物基因组学岗；④遗传性疾病检验岗
2.7	急诊实验室	JS – JZ – 01，02…	①急诊生化检验岗；②急诊三大常规检验岗；③急诊凝血检验岗
2.8	标本前处理组	JS – QCL – 01，02…	①标本接收岗；②标本预处理岗；③标本归档岗；④标本室内转运岗
3	辅助岗位	FZ – LAB – 01，02	①器皿清洁岗；②保洁岗

三、人员培训及考核

所有进入实验室工作的人员，包括实习生、进修生、规培生和轮转研究生，均需接受岗前培训及岗位培训、考核，科室应保存各类培训后的考核记录。各组组长负责具体实施或汇总本组员工的日常技术培训及考核，负责对本组新进员工进行岗位职责、基本操作规范和应知应会知识等的培训和考核，考核方式和评估培训效果根据实际需要安排，培训考核内容可包括笔试、操作、提问等。

（一）人员培训计划和要求

1. 实验室组织年度培训计划 由实验室管理层负责制订下一年度培训计划并经实验室主任批准。计划应包含法律、法规、行业标准、实验室安全、体系文件以及临床实验室所提供服务相关的质量保证和质量管理等方面的培训。①根据人员岗位描述要求制定年度的基础理论培训计划和指定教师，内容包括：生物安全、消防安全、质量管理体系、服务协议评审、临床基础知识、SOP 依从性、认知性审核、实验室保密条例等。②继续教育培训计划：临床实验室应积极创造条件让员工有机会提升学业以及赴国内外进修或短期学习、交流和培训。③根据临床实验室质量体系运行监督评审中存在的问题，提出培训需求、制定培训计划、检查培训效果（作为年度预防和纠正措施的一部分）。

2. 专业组组织专业技能培训计划 按科室培训计划总要求，由各专业组组长制定本专业组各岗位的培训计划。内容应包括：岗位职责、生物安全风险评估、专业基础知识、岗位技能培训、室内质量控制、室间质量评价、设备正确使用与维护、LIS 系统使用与维护等。

（二）人员培训的方式

1. 一般方式 包括：专题讲座、示范练习、模拟演练、影像宣传、图片阅读、组织讨论、自学等多种形式。

2. 针对岗位 按人员不同岗位、不同职称和经历，考核未通过或薄弱领域等，有针对性地进行培训。

3. 特殊岗位专项培训 部分特殊岗位，在岗位描述中说明需持证上岗的，如：压力容器操作证书、PCR 上岗证（含宏基因组二代测序、遗传相关基因检测）、HIV 初筛试验上岗证、产前筛查、产前诊断上岗证等专项培训。

（三）人员培训计划执行

1. 实验室人员内部培训计划执行 临床实验室人员培训应做到分工明确、责任到人。如：实验室主任负责临床实验室人员培训计划的批准；质量负责人主要就科室质量管理体系运行情况和改进需求，提出培训建议；技术负责人负责科室培训计划的制定及组织实施；专业组组长负责本专业培训计划的制定及组织实施。

2. 实验室人员外部培训计划执行　临床实验室在有条件的情况下，应尽可能组织参加由国家卫健委临床检验中心、中华医学会检验医学分会、中国医师协会检验医师分会等国家正规医疗机构或协会组织的各种全国性学术会议；以及由各省市临床检验中心、疾控中心、产前诊断中心等机构组织，针对特殊岗位组织的专门培训并颁发特殊上岗证，如，PCR、HIV 初筛、产前筛查、新生儿疾病筛查等培训活动。参加培训人员的选派应遵循公开、公平、公正原则。

（四）不同岗位级别分级培训

1. 岗前培训　每个实验室人员在上岗前必须接受相应的全院统一岗前培训，一般包括科室质量体系介绍和安全培训，目的是使其熟悉医院的相关情况、实验室管理体系的相关知识及科室各项规章制度。

（1）医院人事处、医务处负责职工的岗前医德医风、医院历史、医院文化、服务理念、规章制度、信息系统、技术体系、业务体系、服务体系、行为规范培训等，培训结束由医院人事处负责记录和考核。

（2）实验室主任及各组组长负责介绍科室及其将要工作的部门或区域的任务、职权、义务、责任及基本操作规范。

（3）安全管理员负责对实验室安全和生物安全等进行培训，并进行应急预案演练。生物安全培训包括职业暴露的预防和处理等，如涉及感染性材料的包装、运输和处理知识等；实验室安全包括对消防安全、化学危险品安全的掌握、员工防护设施的使用等。

（4）实习生、进修生、规培生和轮转研究生的岗前培训及相关承诺书的签署，由科室带教秘书负责实施。

2. 岗前基本能力培训　岗前基本能力培训包括基本理论、管理体系、所分派的工作过程和程序等方面。

（1）基本理论培训　岗位基本理论培训内容为：法律法规（如《生物安全管理条例》）、科室规章制度、各专业组标准操作规程、信息系统作业指导书等。

（2）管理体系培训　包括准则要求、应用说明、体系文件、表格记录的培训等；质量主管应有组织、有计划地将质量手册（含程序文件）、作业指导书等文件内容在全科室进行宣贯，确保全体工作人员都接受过质量保证和质量管理等方面的专门培训，并保存考核记录。

（3）所分派的工作过程和程序　由专业组长负责，包括各专业的标本处理、设备操作与维护、室内质控、室间质评、性能验证、结果审核与批准、危急值报告以及本岗位的职责等。

3. 岗位轮转人员再培训　从其他医院转入本院检验科的检验人员承担相应岗位时，需在转入科室接受为期 1～3 个月的岗位培训，考核通过后开始排班。当员工岗位变更且为第一次履行该岗位职责时，或离岗 6 个月以上，或程序、方法、技术等有变更时，该岗位对能力有新的要求时，应对员工进行再培训和再考核。

4. 咨询活动人员培训　咨询组组长应定期对医疗咨询小组成员进行科内培训或外派培训，以进一步提高实验室咨询服务质量。外派培训的形式可以是参加临床科室轮转、新技术新项目宣贯、临床查房和会诊等。

（五）考核

考核目的是验证培训效果的方式之一。实验室人员经过培训后，应定期评估培训效果，评估方式包括试卷考试、现场提问、操作考核、盲样标本比对、留样再测等。考核后应明确指出被考人员存在的不足或需要提高的内容，考核的有关原始资料及考核的成绩存入员工工作档案中。

四、人员能力评估和授权

（一）人员能力评估

人员能力评估是指通过对个人承担岗位所需的资质条件，例如岗位知识和技能水平、职业道德素养、行为特征等进行系统而客观的评价，以确定人员的履职能力。每个实验室人员在上岗前，应对其执行指定工作的能力（包括管理或技术）进行评估。

1. 人员能力评估内容和方法　采用以下全部或任意方法组合，在与日常工作环境相同的条件下，直接观察常规工作过程和程序对实验室员工的岗位能力进行评估。

（1）标本采集　包括患者识别和准备，标本采集、接收、处理以及不合格标本的处理等。

（2）检验结果的审核、批准　包括能否分析解释本岗位的各项检验项目，能否正确进行结果复核及发放检验报告等。

（3）标本检测能力评估　可通过检测之前分析过的标本、盲样或者室间质评样品评估其检测能力。

（4）设备操作　包括常见故障的处理以及设备的常规维护和保养。

（5）质量控制　如常规质控的运行、失控后的分析及处理、质控月度小结的撰写；室间质评完成情况等。

（6）日常记录　如室内质控记录、环境温湿度记录和控制、试剂出入库情况、设备使用及运行状态、维护保养和维修记录的完成情况等。

（7）疑难问题处理及咨询服务能力　如疑难结果的分析、咨询服务的有效性等。

2. 人员能力评估频率　实验室主任或其授权人员每年至少进行一次员工的能力评估，作为授权的依据。员工在履行该岗位职责的最初半年内，必须对其能力以及是否适应岗位进行 2 次评估。离岗 6 个月以上再上岗时，或政策、程序、技术有变更时，应再次对员工岗位能力进行评估，合格后方可继续上岗。

3. 人员能力评估标准　实验室管理层应针对岗位的每项评估内容需要达到的要求制定相应标准，依据评估内容的重要性给出权重系数或等级（如 A、B、C、D），可规定一票否决的项目等，给出最终的评估结论（表 4-2）。

表 4-2　××医院医学检验科岗位能力评估表

姓名		评估时间	
所在部门/专业组		岗位	
知识与技能要求			
项目	岗位要求	满足要求 （分 A、B、C、D 共 4 个等级）	有待提高内容
培训经历	知识渊博、经历丰富		
工作经验及技术职称要求	副高及以上职称，熟悉临床与检验的有效沟通		
专业技能情况	对本学科与检验学科间的结合具有指导作用		
质量管理和质量保证知识情况	熟悉影响检验结果的各种因素		

知识与技能要求			
管理能力	具有担任科主任、副主任工作经历		
咨询服务能力	能经常性提供咨询服务		
项目	岗位要求	满足要求	有待提高内容
工作态度	爱岗敬业、热情奉献		
教育背景	本科及以上学历		
担当精神	敢做事、想做事、能够做成事		
医德医风	院级层面考核		

综合评价：
通过综合评估，＊＊同志满足质量负责人岗位要求，能很好胜任本岗位，可继续授权本岗位。
评估人：
时间：

注：一级，很好胜任岗位（A 级占总评项目≥90%）；二级，胜任本岗位（A 级占总评项目80%～89%）；三级，基本胜任本岗位（A＋B 级占总评项目≥90%）；四级，不胜任本岗位（A＋B 级占总评项目＜90%）。违反医德医风视为一票否决项目。

4. 各级技术人员能力评估　各级技术人员能力评估的内容可包括：能否解决本专业比较复杂的疾病的实验室诊断及其咨询服务工作，能胜任本专业各种检验设备的维护、保养及其检测质量控制，能否指导和组织本专业临床检验各项技术工作。能否熟练掌握本专业常规检验及其质量管理；是否熟练掌握本专业常规设备操作、维护保养及质量管理；是否熟练掌握本专业特殊检验的分析技能。

除岗位工作技能外，专业组长对技术人员进行的能力评估，还包括工作量等责任目标完成情况、检验差错及投诉情况、取得的主要成绩等，同时可利用上级医师/技师和（或）检验人员之间的评议等方式，评估工作态度等方面的表现，如执行上级主管布置的任务情况、责任心、对待患者和医护的态度等。评估人员在评估后应就上述内容与其本人交流，记录交流情况，并得出评估结论，提出需要改进和培训的方面或领域。

5. 管理人员能力评估　由实验室主任或其授权人员每年至少一次对授权的承担各管理责任的人员和咨询小组成员等进行能力评估。除专业能力外，重点通过其职责的完成情况，评估其完成所承担职责的能力，以决定是否继续任用或进行授权调整。相关记录由质量主管进行归档。

6. 能力评估不符合处理　当人员能力评估不符合时，评估人员应有纠正计划对人员进行重新培训与能力评估，需针对不同岗位不同人员列出培训计划，并报科主任审批。再培训后应对该员工进行再评估。如果在重新接受培训之后，该人员还不能够通过评估，需采取更加有效的措施包括责任的重新分配、岗位的重新调整或者其他适当的措施。对授权管理责任人员，能力评估不满意时，可对授权情况进行调整。

对在实际工作中发现其不适应本岗位工作需要的，或在服务过程中出现严重不良事件的，或在质量体系运行过程中发现有严重影响检验质量等不良事件的人员，由临床实验室管理层讨论后提出建议，由人事处组织其脱产待岗培训 1～3 个月，考核合格后再上岗，并在人员技术档案作相应记录。

（二）授权

授权是组织管理运作中常用形式，即上级机构、组织、管理者将完成某项工作所必需的权力授权给其他机构/组织或人员，体现为权力和任务的转移。科主任负责识别和控制本实验室内的特定工作，确保需要特定知识、专门技能、相应经验、具备资格等要求的岗位由授权人员从事工作，技术管理层及质量管理层由科主任授权。

1. 授权形式　临床实验室授权管理一般采用分级授权，医院院长将实验室的管理授权给实验室主任，实验室主任是实验室质量与安全管理的第一责任人，其对技术负责人、质量负责人、专业组长、技术组长、质量监督员、秘书等进行授权，各技术岗位可以由技术负责人和质量负责人授权。

2. 授权范围和权限

（1）新员工授权　新员工上岗后原则上6个月内对其进行2次能力评估，合格后方可授权签发报告；6个月后可参与轮值夜班。

（2）特殊岗位授权　HIV初筛实验室检测人员、HIV结果告知人员、高压锅操作人员、危险化学品管理人员、染色体核型分析、新生儿筛查等需取得上级主管部门签发的上岗证书，并取得科主任授权后方能实施操作。

（3）其他岗位授权　医疗咨询小组人员及其他兼职管理岗位人员由科主任授权，经培训合格的内审员由质量负责人任命。

（4）员工使用信息系统授权　①标本处理权限：具有标本处理（或更多）资格的人员才具有权限。包括标本接收、回退、结果查询及报告打印等。②普通操作权限：具有审核、批准报告资格的人员才具有权限。普通操作权限包括标本处理、结果查询、危急值处理、标本回退、补收费、退费、结果审核与批准、试剂出入库，通过信息系统接触患者临床资料等。③检验报告更改权限：专业组长或经专业组长临时授权的人员具有检验报告更改权限。

3. 临床实验室人员授权动态管理　当实验室人员岗位发生变更时应及时给予相应的考核评估和授权；当员工在授权时间段内考核评估不合格，或发生重大差错，经能力评估不合格时或轮转其他亚专业岗位时应及时取消授权；当员工离岗≥6个月时，应重新考核后授权；LIS授权应与实际承担岗位保持一致。

五、人员技术档案建立

医院人力资源部门负责为全院医务人员建立人事档案，记录人员进入医院后的人事关系、晋升等人事事项。临床实验室管理层为规范人员的管理，应为每位员工建立技术档案，保留全体人员相关教育、专业资质、培训、工作经历和能力评估的记录，这些记录应随时可供相关人员查阅，包括（但不限于）以下内容：①教育和专业资质；②证书或执照复印件；③工作经历；④岗位描述；⑤新员工岗前基本能力培训记录；⑥当前岗位的培训记录；⑦能力评估；⑧继续教育和成果记录；⑨员工表现评估；⑩事故报告和职业危险暴露记录以及免疫状态（与指派的工作相关时）。

实验室应指定专人对技术档案进行管理，制定管理制度，定期整理档案，及时补充材料，保证技术档案的完整性和连续性。规范档案的借阅，保证技术档案的私密性，管理人员需签订保密协议，保证不泄漏个人技术档案。科室管理层在岗位授权、职称晋升、评优评先、专业人员配置等工作需要时，有权查阅科室人员的技术档案。个人技术档案不得私自带出档案保管室。因工作需要复印、使用个人技术档案中的内容时，需征得本人同意。

第二节　临床实验室服务协议

服务协议（service agreement）是指一方就向另一方提供活动、过程和结果方面，与对方经过协商后达成的一致意见。它以书面或口头的形式规定各方之间权利和义务，目的是明确权利和义务，避免纠纷，确保双方有能力和资源保障协议的执行，促进实验室提高服务质量。

一、服务协议分类

实验室服务协议分为常规服务协议和非常规服务协议两类。常规服务协议是指实验室现在已经作为常规开展的检验项目的服务协议，此类服务协议通常以检验申请、检验报告、检验周期等形式表现。除此之外的其他服务协议属于非常规服务协议，可以委托单形式表现，必要时也可以专项服务协议的形式表现。

二、服务协议草案

实验室与用户通过沟通、讨论，达成一致内容，形成服务协议草案。对于实验室相关的重大服务协议或业务管理医院外部的服务协议，实验室参与医院职能部门主持的服务协议工作。

实验室在制订服务协议草案前，应充分评估以下内容。

1. 实验室与用户应充分考虑协议的相关环节，并进行详细、明确规定，包括过程管理、各自的权利和义务。

2. 实验室应对目前提供的、与协议相关的全部服务，如：检验方法、检验申请单、检验报告单的格式、样品采集说明、检验周期、临床危急值报告、检验后样品的保存期限等以及人力、财力、物力等资源是否满足要求，进行分析评价，确保有能力和资源保障协议的执行，实验室用户也应有执行协议的能力和资源。

3. 专业组长收集和整理资料后，专业技术负责人拟定本专业服务协议草案，质量负责人汇总服务协议草案，送实验室主任审定，必要时组织实验室管理层讨论。

三、服务协议评审和签订

1. 质量负责人负责协调实验室代表、用户代表、医院职能部门代表，对服务协议草案进行评审，对细节进行讨论。

2. 服务协议评审应由医院医务部门组织，确认的服务协议应合理、合法和具有可操作性，明确双方的权利和义务。医院职能部门代表、实验室代表、用户代表或业务关联方需进行现场签字，报经医院医务部门盖章或主管签字后生效。

3. 协议各方保存服务协议，并按照协议执行。

4. 对非常规服务协议，如开展新药临床试验涉及相关检验项目，实验室除要以常规服务协议的方式评审外，可能需要涉及更多部门，均需要得到确认。

四、服务协议偏离

当实验室、用户或关联方在执行服务协议的过程中出现偏离时，偏离方应告知协议相关方，实验室应评估和告知用户或关联方偏离对检验结果的影响和建议采取的纠正措施。实验室、用户或关联方应积极应对服务协议的偏离，尽可能将影响降到最低。

五、服务协议变更

对已生效服务协议的任何变更，实验室应对变更的内容组织重新评审。应保留服务协议评审的记录，包括任何重大变更。

六、与 POCT 操作者的协议

由实验室支持的医院其他部门 POCT 项目，也应建立服务协议，明确规定各自的职责和权限并告知相关人员。可由 POCT 委员会管理此服务协议。

七、服务协议的定期评审

服务协议评审周期为 12 个月，由医学检验科质量负责人组织服务协议的定期评审。评审内容包括协议各方执行情况、各方意见，并给出结论和提出是否修改的建议。

第三节 临床实验室设备管理

PPT

实验室设备指各类检测设备及配套的各种设施，包括设备的硬件和软件，测量系统和实验室信息系统，或任何影响实验室活动结果的设备，包括样品运输系统。实验室应制定设备选择、采购、安装、验收测试（包括可接受标准）、操作、运输、存放、使用、维护以及停用的程序，以确保其正常运行并防止污染或损坏。

一、设备论证

临床实验室的检测能力在一定程度上代表医院的整体水平。临床实验室设备在购置前均需进行论证，主要涵盖：医院建设规模、购置用途、临床价值、设备性能（包括计量溯源性、正确度、检测速度、检测范围、精密度等）、操作与维护便利性、创新性功能、用户数量和用户反馈，供应商服务能力和技术支持能力、成本效益以及从室间质量评价获得参与者数量、分组精密度情况，必要时可现场考察和进行结果比对，结合专业发展、临床需求等方面进行收集资料，充分了解与评价，充分满足实验室的需求等。尽可能选用价格合理、用途广泛、效益明显、实用性强的设备。由实验室管理层讨论后，报经院级医疗设备委员会进行论证和确认，经主管领导批准后，纳入年度采购计划。

二、设备维护和管理

为了保证实验室仪器设备能够正常运转，实验室人员要对设备和仪器定期进行维护和管理，以保证检验结果的准确性，延长设备的使用寿命，充分发挥其效能。

（一）管理责任分工

1. 实验室主任 负责设备申购、报废等的批准签署。

2. 技术负责人 即临床实验室设备管理负责人，负责指导和监督设备管理员的工作，负责指定重要设备负责人和重要设备操作人员的合格准入。

3. 设备管理员 负责设备使用、维护和校准状态的监督；负责全科设备档案的建立，与文档管理员共同进行设备档案管理。

4. 专业组组长 负责本组设备的选择、验收、使用、维护、维修、校准等的全面管理以及制定与实施本组设备的维护、保养、维修和使用人员培训的程序。

5. 设备使用人 负责设备的日常维护和使用情况记录，当设备故障时上报专业组组长。

（二）管理制度和档案资料

1. 实验室设备管理制度

（1）各种检测设备按医疗器械进行登记，实行专人专管，定期维护保养。

（2）小型精密设备应设专柜存放，实行专人使用、保养、保管责任制。

（3）各种精密设备，需经校准合格后方可使用，计量设备应按所在市/地区技术监督局规定每年实行强制检定。

（4）新购设备，检验人员需经系统培训、授权、考核后才能上岗。

（5）按规定办理设备报销、报废手续。

2. 设备档案资料　设备档案是确保各种设备正常使用、维护以及进行技术性能开发的重要材料。临床实验室应建立设备资料库存放各种专业设备的资料，建全档案，统一保管，实行岗位责任制；或建立设备管理数据库，实现计算机网络信息化管理。设备档案的管理应做到系统、完整和及时。

（三）设备使用

1. 设备验收　对新购进设备、维修后设备、大型维护后的设备、搬迁后的设备或长时间未使用的设备，在投入使用前或重新投入使用前，设备负责人应验证设备功能和（或）分析性能是否符合实验室规定的可接受标准。主要包括：安装、调试与验收，以保证设备的准确性、精密性、稳定性和安全性符合要求。

2. 设备标识

（1）实验室每件设备应建立唯一性标识，并张贴在设备的醒目处。标识的内容包括：设备名称、型号、序列号、实验室编号、设备负责人等。实验室编号可采用"所属医院—专业—序号"（如，XXYY—SH—001）首字母大写等形式进行编号。各专业组应保存一份当前设备清单。

（2）实验室每件设备均应有状态标识，并张贴在设备的醒目处，表明该设备是否可供使用，以防止误用。状态标识内容包括设备名称、实验室编号、状态名称（如合格、可用、正常）、检定/校准/核查的单位或个人、检定/校准/核查的日期和有效期。

3. 设备校准　校准是指在规定条件下，为确定测量设备或系统所指示量值，或实物量具或参考物质所代表量值，与对应由量值标准所复现量值间关系的一组操作。主要涵盖以下内容。

（1）设备在投入使用前应进行校准或核查，以确保其能够满足科室的规范性要求和相应的标准（溯源性和其他技术性能的要求）。

（2）实验室应制定年度校准计划，并校准涵盖对结果有重要影响设备的关键参数或量值。

（3）大型分析设备（如生化分析仪、化学发光仪等）由各室组长配合设备管理员联系工程师，在进行校正和（或）校准前，对设备进行全面的、系统的保养。

（4）设备校准完成出具的校准报告由各专业组组长签字确认后，提交实验室主任或其委托人签字认可。

（5）使用校准品对检测设备进行的校准，可由医学实验室人员与设备工程师共同进行，或由一方单独执行。在校准后，应当出具校准报告或说明。

（6）设备按要求开展校准工作（可根据国家行业规定、厂家要求和实验室需要策划校准时间和要求），校准后得到的修正因子应有记录和备份，并保证校准因子得到正确的更新。

（7）设备校准后的验证可采用的验证方法一般有：室内质控在控；室间质评获得良好的结果或室间比对合格；检测项目的 CV% 达到设备要求的允许范围。

（8）在进行年度校正和（或）校准时，需出具一份完整的报告以表明设备处于良好的性能状态。报告的内容包括：设备名称、设备型号、设备编号或序列号、工作环境状态（温度、湿度、电源是否符合要求）、系统保养、光路校正及机械检查的内容、校准品名称、厂家、批号、校准的项目、对校准曲线的评价、室内质控、精密度测定、附页（原始数据或其他材料）。

（9）校准合格的设备和检测设备应当标明该设备实施校准的日期、下次校准的日期及校准人。

（10）停用后经过修复的设备再次使用前，应进行重新校准以确保其能正常工作。

▶ 知识拓展 ◀ ···

设备校准的内容

1. 查阅设备光路、加样、检测等系统的使用条件和制造商提供的使用说明。

2. 记录校准标准的计量学溯源性和设备的可溯源性校准。

3. 定期验证要求的测量准确度和测量系统功能。

4. 记录校准状态和再校准日期。

5. 当校准给出一组校准因子时，应确保之前的校准因子得到正确更新。

··

4. 设备运行

（1）对通用或简单设备可由医院相关维护部门或设备负责人培训后使用。对检测结果有重要影响的分析设备，由供应商技术人员培训设备的使用、维护保养、结果解析和注意事项等内容，由设备负责人考核设备使用人员，合格后，经实验室主任授权，设备使用人员方可使用，禁止非授权人员使用。

（2）设备负责人应对设备硬件和软件采取必要的防护措施，如设置不同权限的登录账户和密码。

（3）由设备负责人依据制造商说明书，按照文件控制和管理程序的要求，制定设备操作程序，包括设备基本结构与原理、性能特征、试剂耗材、环境要求、安全控制、检测操作、校准操作、维护操作等，以及为了防止设备污染或损坏的设备安全操作、运输、储存程序。

（4）制造商提供的使用说明书、使用指南、实验室制定的操作程序，按照实验室文件控制要求进行发布，并应方便岗位工作人员获取。

（5）实验室应按照制造商的规定使用设备，包括使用的环境、操作流程、维护保养要求、性能标准以及配套的试剂、校准品、耗材，以确保检测结果的准确性和溯源性。

（6）设备使用人员应按照设备操作程序作业，核查设备状态和环境条件，项目校准，确保设备处于良好的工作状态，并完成设备的相关记录。

（7）设备负责人应每年对设备的使用情况和分析性能进行一次综合评估，以确保设备能满足实验室的需求。该评估信息来源可来自日常使用反馈、设备故障、检测患者样品能力、室内质控、室间质量评价、实验室间与实验室内比对等数据以及必要时的性能验证试验。

（8）设备使用人员应保持设备处于安全工作状态，包括检查电气安全与紧急停止装置、由授权人员安全操作、化学安全性、辐射安全性、生物安全性。在设备使用、修理、搬运或报废过程中，能提供适当的作业空间，防止损坏设备，佩戴必要防护用品以防止人身伤害（包括职业暴露），应进行消毒，减少污染环境。在涉及关键设备的去污染问题时，可向制造商工程师咨询消毒的方法或由专业人员进行消毒，以确保设备能正确去污染，不损坏设备，正常使用。

（9）任何人不得随意搬移或拆卸设备。

5. 设备检定 检定是查明和确认计量器具是否符合法定要求程序，包括检查、加标记和（或）出具检定证书。检定具有法制性，其对象是法制管理范围内计量器具。主要涵盖以下内容。

（1）医院设备管理部门负责联系法定计量检定所的来检或送检。

（2）医学实验室设备管理员收集需要检定的计量设备（如分析天平、温度计、加样器、移液管、分光光度计等），分类整理，报质量负责人审核，实验室主任审批。

（3）对小型计量设备（如温度计、加样器、移液管等），送当地计量检测机构进行检定；对较大设备（如分析天平、冰箱等），一般由检测机构人员就地进行检定。

（4）医学实验室应制定程序，用计量所检定合格的计量设备（如温度计）来校准其他相应的计量设备。

（5）用来校准其他计量设备的校准设备的精确度不能低于被校准的计量设备。检定和校准的异同见表4-3。

表4-3　检定和校准有何异同

	检定	校准
相同点	均为计量器具的评定形式，是确保仪器示值正确的两种重要方式；均属于计量范畴	
目的不同	检定的目的是对测量装置进行强制性全面评定。这种全面评定属于量值统一的范畴，是自上而下的量值传递过程	校准的目的是对照计量标准，评定测量装置的示值误差，确保量值准确，属于自下而上值溯源的一组操作
对象不同	检定的对象是我国《计量法》明确规定强制检定的测量装置	校准的对象属于强制性检定之外的测量装置
性质不同	检定属于强制性的执法行为，属法制计量管理的范畴。其中的检定规程协定周期等全部按法定要求进行	校准不具有强制性，属于组织自愿的溯源行为。组织可以根据实际需要规定校准规范或校准方法。自行规定校准周期、校准标识和记录等
依据不同	检定的主要依据是《计量检定规程》，这是计量设备检定必须遵守的法定技术文件	校准的主要依据是组织根据实际需要自行制定的《校准规范》，或参照《检定规程》的要求
方式不同	检定必须到有资格的计量部门或法定授权的单位进行。根据我国现状，检定属于法定授权	校准的方式可以采用组织自校、外校，或自校加外校相结合的方式进行。组织在具备条件的情况下，可以采用自校方式对计量器具进行校准

6. 设备维护　设备负责人依据制造商规定制订设备预防性维护程序，包括设备实验室维护记录，必要时的设备外部维护记录。维护内容包括每日维护、每周维护、每月维护、每季度维护和必要时维护等，以确保设备处于完好状态。

（1）每日维护　指每天设备外部的清洁、开机前的检测与管道冲洗、工作结束后的清洗、断开电源、清理废液等。

（2）每周维护　包括对设备管路的清洗、接触血样部件的擦洗、设备机械部件运行情况的检查等。

（3）每月维护　对机械部件的润滑、试剂残留物及灰尘清洗、通风滤网清洗等。

（4）每季度维护　主要是对检测结果起关键作用部件的特殊维护，如血气分析仪电极膜更换等。

（5）必要时维护　指设备在任何时候出现检验结果不准确或不能运行时，由工程师完成必要时或定期的维护。

7. 设备故障处理

（1）当发现设备故障时，岗位人员应停止使用并清晰、醒目标识，表明该设备已经停用，以防止其他不清楚情况的人员误用。

（2）与检测结果相关的设备故障，应立即评估故障对之前检验的影响，最大限度减少对临床诊疗的影响。

（3）及时启动维修流程。

（4）设备故障修复后，设备使用人员应验证设备功能已经恢复或（和）分析性能达到规定的可接受标准后方可使用，并恢复设备状态标识。

（5）设备负责人审核设备故障处理过程，确保记录完整。

8. 设备转移和报废

（1）设备转移　临床实验室的设备原则上不外借，也尽量减少移动。若设备需要在实验室内部进行位置转移或外借给其他单位时，一定要征得临床实验室负责人同意，方可转移或外借使用。

（2）设备报废　对故障率高、维护费用昂贵且技术落后的设备可申请报废处理。报废处理由临床实验室申报到有关部门，由有关部门组织专家鉴定符合报废标准后方可报废。报废的设备应经过消毒处理才能移出临床实验室，并做好报废及转移记录，包括设备报废的审批文件、报废设备的去向，报废后的处理方式、经手人姓名等记录。

9. 设备记录　应保存影响实验室活动结果的每台设备的记录，设备记录应至少在设备永久停用后保存 2 年，并易于获取。这些记录应包括以下内容。

（1）制造商和供应商的详细信息，以及唯一识别每台设备的足够信息，包括软件和硬件。

（2）接收、验收试验和投入使用的日期。

（3）设备符合规定接受标准的证据（如配置清单、合同要求、功能要求、分析性能要求）。

（4）当前放置地点。

（5）接收时的状态（如新设备、旧设备或翻新设备）。

（6）制造商说明书。

（7）预防性维护记录。

（8）实验室或经批准的外部服务提供商进行的任何维护活动。

（9）设备的损坏、故障、改动或修理。

（10）设备性能记录，如校准或（和）验证证书或报告，包括日期、时间和结果。

（11）设备的状态，如准用或运行、停用、暂停使用、退役或报废。

PPT

第四节　临床实验室试剂和耗材管理

当前，临床实验室所使用的大部分试剂均为商品化试剂盒，少数为自配试剂。实验室应建立试剂和耗材的选择、采购、接收、储存、验收试验和库存管理过程，确保所购买或配置的试剂符合国家相关法律法规，适应实验室对检测方法的要求，以保证临床检验工作有序开展、检测结果准确可靠。

一、试剂和耗材管理要求　📱 微课/视频 3

规范实验室试剂管理是保证实验室开展日常工作、提高检验质量的基本要求。加强试剂管理是控制实验室运行成本的有效途径。

（一）建立健全管理制度

建立《试剂供应控制程序》《试剂管理程序》《供应商评价程序》等程序文件，从文件层面规范试剂的管理；根据程序文件制定《试剂管理制度》和《试剂管理流程》。实验室试剂的日常管理严格遵照上述文件和制度进行，使用各个环节均如实记录在案。临床实验室试剂应有专门的仓库和冷库，由专人负责。试剂和耗材应分开放置，由不同的管理人员负责保管，其购买、签收、入库、出库等应有严格的管理制度。

（二）试剂和耗材预算和购买

由临床实验室根据库存量、有效期、日消耗量等统一预算购买。实验室应选用由相关部门批准或者备案的临床试剂和耗材，并保留制造商提供的试剂性能参数。采购任务由职能科室专人负责，实验室通常不能擅自与生产厂家或经销商联系购买。

（三）建立健全明细账目

分门别类造册统一管理。明细账目包括试剂或耗材的名称、种类、库存量、生产厂家、有效期、放置位置、保存方式、入库量、入库时间、出库量和时间、经手人等。

（四）入库登记

实验室应建立试剂和耗材的库存管理系统，库存管理系统应将已验收入库的试剂和耗材与未检查或未入库的区分开。试剂购买或领取后，由保管员签收、保存、登记。

（五）试剂和耗材领用

领用试剂和耗材时，需经实验室主任或委托专人签字同意后，由保管人员核定发出，并做好登记。登记的内容包括领用物品名称、数量、领用人和领用日期等。

（六）月报表

每月月底保管人员应对试剂和耗材的库存量、本月消耗情况、即将过期的试剂、急需购入或补充的试剂和耗材作一次彻底清查并呈报给临床实验室主管领导。

（七）计算机软件管理

当前，临床实验室广泛使用信息系统（LIS）的试剂耗材管理模块或其他检验试剂耗材管理系统软件进行试剂和耗材管理。所需信息检索查询快捷，包括：入库时间、入库单号、品名、数量、规格型号、产品序列号、单价、发票号、生产厂家、供货方、生产批号、失效日期等的查询管理，且具有库存自动预警功能，包括试剂效期警告和库存量极限警告，并且记录库存盘点时间，动态了解试剂使用情况，避免订购过量或不足，方便管理人员直观准确地掌握试剂和耗材的使用情况。

二、化学试剂管理

溶液配制需要使用各种化学试剂，化学试剂的分类、性质、规格及使用是临床实验室工作人员应当掌握的基本知识。

（一）化学试剂分类与品级

化学试剂品种繁多，目前没有统一的分类方法，一般按用途或品级分类。

1. 按用途 分为一般试剂、基准试剂、无机离子、分析用试剂、色谱试剂、生物试剂、指示剂及试纸条等。

2. 按品级 主要是根据化学试剂的纯净程度而定（表4-4）。

表4-4 化学试剂等级

名称（符号）	等级	标签颜色	试剂纯度	主要用途
优级纯（GR）	一级品	绿色	保证试剂，纯度高，杂质含量低	精密科研和配制标准液
分析纯（AR）	二级品	红色	纯度略低于优级纯，杂质含量略高	科研和临床定量与定性分析
化学纯（CP）	三级品	蓝色	质量略低于二级试剂，高于实验试剂	教学和一般化学分析定性分析
实验试剂（LR）	四级品	黄色	杂质含量较高，比工业品纯度高	一般定性试验

此外还有生物试剂和专用试剂（如光谱纯、闪烁纯、色谱纯等）。化学试剂中，指示剂标签不明确，只写"化学试剂""企业标准"或"生物染料"等。一些常用的有机试剂、掩蔽剂等级别不明确，可作为"化学纯"试剂使用，必要时可进行提纯。

（二）化学试剂管理

化学试剂大多数具有一定的毒性及危险性，加强实验室化学试剂的管理，不仅是质量控制的需要，也是确保人员及实验室安全的一项重要工作。

1. 环境 化学试剂的保存环境应保持空气流通、湿度40%～70%、避免阳光直射、温度控制28℃以下，照明应为防爆型。

2. 容器 见光分解的试剂应装入棕色瓶内，碱类及盐类试剂不能装在磨口试剂瓶内，应使用胶塞或木塞。

3. 存放 按固体、液体和气体分开存放，归类存放。特别是化学危险品应按其特性单独存放，实行双人双锁管理。

4. 安全 性质不同或灭火方法相抵触的化学试剂不能同室存放，化学试剂储存室内应有消防器材。

5. 保管 专人保管，建立严格的账目和管理制度。

（三）易制毒化学试剂及危险化学品管理

易制毒化学试剂是指可用于非法生产、制造或合成毒品的原料、试剂等化学物品，包括用以制造毒品的原料前体、试剂、溶剂及稀释剂、添加剂等。易制毒化学品分为三类：①可以用于制毒的主要原料，如胡椒醛、邻氨基苯甲酸、黄樟素等；②醋酸酐、乙醚、苯乙酸、哌啶、三氯甲烷；③盐酸、高锰酸钾、硫酸、甲苯、甲基乙基酮、丙酮等。

根据《易制毒化学品管理条例》《危险化学品安全管理条例》和实验室质量体系的要求，建立易制毒化学试剂及危险化学品管理制度，明确职责，对所涉试剂的购买、存放、使用等环节，采取多项措施，防患未然，保障试剂的安全使用。

1. 实验室应指派专人管理易制毒试剂及危险化学品，并填写申购单，由实验室负责人复核确认、审核后方可购买。

2. 易制毒试剂及危险化学品购回后，管理员应注意核对实物与购买计划的一致性。

3. 管理员验收后，登记易制毒化学试剂及危险化学品领用记录，内容包括：名称、批号、规格、毛重、购回日期、保管人等。

4. 易制毒试剂及危险化学品存放于双人双锁的专用库房或专柜内，实行双人双锁管理。

5. 易制毒试剂及危险化学品实行专账管理，每次开启和存放时，均至少有两人在场，称取、领用并完成登记，记录内容应包括：品名、批号、取用日期、重量、使用量、剩余量、用途、取用人和复核人签字。

6. 过期报废的易制毒试剂或检验剩余的少量毒性试剂应按要求处理。如强酸试剂先用碱中和，再用大量水稀释后方可冲入下水道中；易溶于水且无毒的试剂用大量水稀释后再冲入下水道中；三氯甲烷应与稀的氢氧化钠或氢氧化钾反应生成甲酸钠或甲酸钾后方可处理。

7. 易制毒试剂及危险化学品的报废销毁处理过程由实验室负责人批准后，由管理员按批准方法销毁，并详细记录，记录至少保存10年。

（四）自配试剂管理

1. 配制好的试剂瓶标签应写明：名称、浓度（效价、滴度）、配制日期和失效日期、储存条件、配制人姓名等。有毒试剂按使用量进行配制，如剩余少量试剂应由专人、专柜保管。

2. 自配试剂使用前需进行性能验证，符合要求方能使用。性能验证报告应保存以备查阅。

3. 应及时检查自配试剂的剩余量，以免影响临床工作。

4. 废弃的试剂不能直接倒入下水道，特别是易挥发、有毒的化学试剂，应倒入专用的废液瓶内妥善处理。

5. 带有放射性的试剂应存放于专用安全场所，远离生活区。

三、生物试剂管理

（一）生物试剂特点

生物试剂（biochemical reagent）是指与生命科学研究有关的生物材料或有机化合物，以及临床诊断、医学研究用的试剂。临床实验室常用的生物试剂主要有电泳试剂、生化试剂、免疫试剂、组织化学试剂、核酸提取及检测试剂等。

（二）试剂盒

商品化试剂盒在临床实验室中使用，为实验室工作带来了极大的方便。选择符合实验室分析要求的试剂盒是保障检测结果质量的关键，应符合原卫生部颁布的《临床化学体外诊断试剂盒质量检验总则》的要求。

1. 主要性能指标

（1）准确度　通常以回收率、定值血清的靶值范围、对照试验及干扰试验的结果来分析判断。回收率越接近100%，准确率越高，一般以100%±5%为合格。对于某些无法准确加入标准物的试剂盒，可用低、中、高浓度的定值血清替代，测得值符合定值血清的靶值范围（$X±2S$）视为合格。

（2）精密度　试剂的瓶间差异、批内和批间差异三组测定值，通过求平均值、标准差、变异系数等计算精密度。

（3）线性范围　指该试剂盒按其说明使用时可准确测量的范围。试剂盒的测定线性范围是衡量试剂盒质量的重要指标。原则上应覆盖临床的参考区间和常见疾病的医学决定水平。

（4）灵敏度　在定量分析中，灵敏度一般指测定方法和检测设备能检测出物质的最低量或最低浓度。试剂盒的质量与灵敏度密切相关，灵敏度达不到要求的试剂盒不宜使用。

（5）稳定性　是指试剂盒在规定条件下储存仍保持其性能指标的期限，该期限应符合规定的储存期。评价时必须保证储存条件并要求严防污染。

（6）均一性　试剂的均一性问题主要表现在三个方面：试剂盒在原料干粉生产过程中每一组分的均一性、分装过程中由于加样误差引起的均一性以及使用过程中复溶水的加入误差造成瓶与瓶间同一组分浓度不一致引起的均一性问题。

2. 选购要求和注意事项

（1）选购试剂盒要求　①所采用的试剂盒特异性、灵敏度、准确度、精密度均符合国家相关法律法规。②尽量选用储存期较长的试剂盒。③水溶性好、低浓度、无腐蚀、无毒害、不爆炸、不易燃、不污染环境。

（2）选购试剂盒注意事项　①仔细阅读试剂盒的说明书，对试剂盒采用的检验原理和检验方法以及样本要求有所了解。此外，对试剂盒的组成、方法性能指标加以分析，其实验参数是否与本单位分析仪器的实验参数相符。②对试剂盒的包装、理学性能、方法学性能指标进行考察和检测，符合说明书规定及本室实验要求者方可选购。③根据本单位的日工作量、分析设备试剂用量、试剂复溶后4℃稳定期等因素综合分析，选购具有合适包装、近期出厂的产品。④注意季节对试剂质量的影响。

（三）生物试剂的保存

生物试剂的保存和使用要严格按照试剂说明书的要求进行，以保证其稳定性和有效性。

1. 保存温度 大多数生物试剂需要在 2~8℃ 条件下冷藏保存，以确保其生物活性和稳定性。特定试剂，如血液分析仪的试剂和尿液分析仪的试纸条一般均在室温（15~30℃）保存，切勿冷冻或冷藏，以免影响其性能。

2. 存放管理 试剂应根据用途分类存放，以便于管理和使用。避免长时间存放，以减少因存放时间过长导致试剂活性降低的风险。不同试剂的有效期不同。未开封的试剂通常具有较长的有效期，而开封后的试剂有效期会相应缩短，应尽快使用。

3. 质量监控 对虽在有效期内但已发生变质的试剂盒，如颜色变化、沉淀或异味等，应及时按实验室相关管理流程申请停用，以保证实验结果的准确性。

四、参考物和质控物的管理

1. 参考物 是指一种或多种物质具有足够的均匀性，而且已充分确定可用于一种设备的校准、一种测定方法的评估或对另一些物质进行定值。应选用附有证书的参考物，并注明它的溯源性。参考物直接关系到测试结果的准确性、实验方法的有效性及实验室之间的可比性。正确选用和管理参考物是保证检验结果正确的关键之一。

2. 质控物 是用于揭示测定条件改变引起的测定结果的波动。当测定结果超过可接受范围，应立即对实验条件、方法或设备进行检查。质控物是测定结果正确与否的监视者，每一项测试都应随带质控物。

五、实验室耗材的管理

临床实验室常用的材料品种繁多，主要有玻璃器材和一次性塑料制品。材料的管理影响检验质量、成本消耗，还直接关系到生物安全防范，是临床实验室管理的重要内容之一。

（一）实验室耗材种类与用途

1. 玻璃器材

（1）分类 常用玻璃设备分为容器类和量器类。容器类玻璃设备为常温或加热条件下物质的反应容器和储存容器，包括试管、烧杯、锥形瓶、滴瓶、漏斗等。量器类玻璃设备用于计量溶液体积，包括量筒、移液管、吸量管、容量瓶、滴定管等。

（2）清洗 玻璃器材的清洗分一般清洗和特殊清洗。

（3）存储 应有专门的仓储场所，玻璃试管按规格分类存放，同一规格的试管按一定的数量用包装材料（如纸张）包裹，以保护其免受损坏。吸管应每根用纸包好，特别要注意管尖的保护。量杯、量筒应设置专门的放置架，烧杯、试剂瓶、平皿、容量瓶等玻璃器具放置时，箱内要有柔软物质把玻璃器具彼此隔开，如牛皮纸、海绵等，或把上述玻璃器具放入专用橱柜。

2. 一次性塑料制品 临床实验室使用的一次性塑料制品主要有真空采血管、注射器、吸管、样本杯、培养皿、吸样头等。

（1）一次性注射器 一般由聚丙烯（PT）塑料制成，经环氧乙烷或 γ 射线消毒灭菌，无毒、无菌、无热原。临床实验室主要用来抽取血液样本，常用规格有 2ml、5ml 和 10ml 等。

（2）真空采血管 真空采血系统在我国临床实验室广泛应用，有关质量管理见本书第五章。

（3）一次性塑料试管 大多由聚丙乙烯（PS）塑料制成，临床实验室常用来盛装血液样本，也可以用作某些试验（放射免疫等）的反应管。由于使用方便、规格多、价格低，在临床实验室广泛应用。

（4）吸样头　指与加样器配套使用的一次性吸头。吸样头虽小，但对检验结果的影响很大，主要是与加样器之间的匹配程度。如果是定性试验，一般与吸样器匹配的吸头能满足试验的质量要求；如果是定量试验，除了加样器本身需要计量准确以外，对吸头要求较高，不但要严密匹配，加样后的残留量还要小。

（5）离心管　广泛应用于临床实验室的样本采集、离心分离、样本保存和运送。

（6）样本杯　是指临床实验室的许多自动化设备需用一次性塑料样本杯，如自动生化分析仪、发光免疫分析仪等。

（7）培养皿　用于细菌培养的塑料平皿，常用规格有直径7cm、9cm和12cm。它具有轻便、一次性使用、易灭菌、免清洗等优点，部分取代了玻璃培养皿。

（二）实验室耗材质量保证

一次性实验耗材涉及的种类越来越多，在临床实验室的用途也越来越广，应制订相应的文件对其进行管理。

1. 耗材验收　向持有三证（注册证、生产许可证、卫生许可证）的商家购买，严格认定生产批文文号、合格证、使用有效期等。每购置一批一次性实验耗材，需由相关人员进行质量验收和登记，并定期对购置的一次性无菌物品进行抽查监测。

2. 耗材保存　一次性实验耗材应有严格的保管制度，物品应存放于阴凉干燥、通风良好的物架上，无菌器材如发现包装破损，禁止使用。

3. 耗材无害化处理　加强一次性实验耗材使用后无害化处理。实验室将使用后的吸管、试管、采血针、注射器针头等分类后进行消毒、毁形处理，医院统一回收，集中处理。

▶ **知识拓展** ◀ ···

试剂和耗材的记录

应保存影响检验性能的每一试剂和耗材的记录，包括但不限于：①试剂或耗材的标识。②制造商信息，包括说明书、名称和批次编码或批号。③接收日期和接收时的状态、失效日期、首次使用日期。适用时，试剂或耗材的停用日期。④试剂或耗材初始和持续准用记录。

当实验室使用自己配制、再悬浮或组合试剂时，除记录上述相关内容外，还应包括配制人、配制日期和有效期。

··

（三）无害化处理

临床实验室的一次性实验用品较多，用完后常带有传染性病原体，应严格按《医疗卫生机构废物管理方法》和WS/T 442—2024《临床实验室生物安全指南》要求，进行无害化处理，以免造成环境污染。根据《医疗废物分类目录》，医疗废物的分类收集应当根据其特性和处置方式进行合规处理。

1. 感染性废物的处理　感染性废物包括被患者血液、体液、排泄物等污染的废物，使用后废弃的一次性使用医疗器械，以及病原微生物实验室废弃的病原体培养基、标本等。感染性废物首先应在产生地点进行分类收集，然后通过高压灭菌或其他批准的技术进行消毒处理。

2. 损伤性废物的处理　损伤性废物主要包括废弃的医用锐器，如针头、缝合针等。损伤性废物应收集于符合《医疗废物专用包装袋、容器和警示标志标准》（HJ421）的利器盒中。当利器盒达到3/4满时，应封闭严密，并按照流程进行运送和贮存。

3. 化学性废物的处理　化学性废物包括列入《国家危险废物名录》中的废弃危险化学品，如甲醛、二甲苯等。这些废物应收集于容器中，粘贴标签并注明主要成分，然后交由具备相应资质的医疗废物处置单位进行处置。

第五节　临床实验室用水管理

PPT

水是实验室最常用的溶剂，设备和玻璃器皿的洗涤、冻干品的复溶、样本的稀释、试剂的配制等都需要用水处理，水影响实验的全过程，应将实验室分析用水作为一种特殊的试剂对待。加强临床实验室用水管理，应建立水质监测制度，以确保实验室用水的安全与质量。

一、实验室用水等级　微课/视频4

国家质量监督检验检疫总局和国家标准化管理委员会 2008 年联合发布的中华人民共和国家标准 GB/T 6682—2008《分析实验室用水规格和试验方法》，该标准对我国分析实验室用水进行了规范，并将分析实验室用水分为三个等级（表 4-5）。

1. 一级水　用于有严格要求的分析试验，包括对颗粒有要求的试验，如高效液相色谱分析用水。一级水可由二级水经过石英设备蒸馏或离子交换混合床处理后，再经 $0.2\mu m$ 微孔膜过滤制备。

2. 二级水　用于无机痕量分析等试验，如临床实验室大部分生化、免疫项目的检测。二级水可用多次蒸馏或离子交换等方法制备。

3. 三级水　用于一般化学分析试验、配制微生物培养基和高压灭菌。三级水可用蒸馏或离子交换等方法制备。

表 4-5　分析实验室用水规格（GB/T 6682—2008）

名称	一级水	二级水	三级水
外观	无色透明	无色透明	无色透明
pH 范围（25℃）	—	—	5.0~8.0
电导率（25℃）/（mS/m）	≤0.01	≤0.10	≤0.50
可氧化物（以 O 计）/（mg/L）	—	≤0.08	≤0.40
吸光度（254nm，1cm 光程）	≤0.001	≤0.010	—
蒸发残渣（105℃±2℃）含量/（mg/L）	—	≤1.0	≤2.0
可溶性硅（以 SiO_2 计）含量（mg/L）	≤0.01	≤0.02	—

分析实验室用水标准对微生物等的污染并没有明确规定，而临床实验室经常出现有机物、微生物的污染，严重干扰临床样本的测试。因此分析实验室的用水标准不能完全适用临床实验室。美国国家临床实验室标准委员会（Clinical laboratory Standard Institute，CLSI）把临床实验室用水分为三级（表 4-6）。在此基础上，NCCLS 还为一些特殊的或高灵敏度的分析提出了特殊实验用水的要求，如高效液相色谱（HPLC）和染色体分析、细胞培养以及微生物直接荧光检测等。

表 4-6　CLSI 实验用水的规格（C3-A3）

级别	一级	二级	三级
微生物含量（菌落/ml）≤	10	10^3	—
pH	—	—	5.0~8.0
电阻率（MΩ/cm，25℃）≥	10	2.0	0.1

续表

级别	一级	二级	三级
硅［以（SiO₂）计，mg/L］≤	0.05	0.1	1
微粒	0.2μm 微孔膜过滤	—	—
有机物质	活性炭过滤	—	—

二、实验室用水制备方法

天然水中含有许多杂质，包括悬浮物（泥沙、藻类、动植物组织等）、胶体物质（黏土、溶胶等）、可溶性物质（Na^+、K^+、Ca^{2+}、Mg^{2+}、CO_3^{2-}、HCO_3^-、Cl^-、SO_4^{2-}、CO_2 等）及水中的各种微生物。天然水经简单的物理、化学方法处理，除去悬浮物质和部分无机盐得到自来水。天然水和自来水经蒸馏、反渗透等处理，除去杂质，即成实验用水。实验用水也含杂质，其质量高低直接影响到所配试剂的质量，影响实验结果的准确度和精密度。

1. 蒸馏法 将自来水（或天然水）在蒸馏器中剧烈煮沸成水蒸气，经冷凝水蒸气即得蒸馏水。从理论上讲，蒸馏法制备的水不含有杂质，但冷凝时还会有杂质混入，如挥发性物质（NH_3）。蒸馏法制水耗能大，冷却水消耗亦多，同时需注意管道的清洁。蒸馏水是实验室中常用的较为纯净的洗涤剂和溶剂。蒸馏水在25℃时其电阻率为 $1 \times 10^5 \Omega \cdot cm$ 左右。

2. 活性炭吸附法 活性炭的吸附过程是利用活性炭的孔隙大小及有机物通过孔隙时的渗透率来达到去除有机物的目的。活性炭的吸附率与有机物的相对分子量及分子大小有关。活性炭孔洞的大小和分布，决定了去除污染物能力的强弱。最小的微孔洞直径约在 1nm 以下，具有最强的吸附效能；而直径 1~25nm 的中孔洞和直径大于 25nm 的大孔洞则吸收能力低，其主要功能是将水中的污染源输送到微孔洞使之发挥吸附去污效能。对于使用活性炭吸附方式来去除有机物的水纯化系统，活性炭必须定期更换，以避免有机物污染。活性炭吸附法通常配合其他处理方法使用，如活性炭过滤器安装在离子交换树脂之前以除去有机物。

3. 离子交换法 离子交换法是将水通过离子交换柱（内装阴、阳离子交换树脂）除去水中杂质离子的方法。因树脂可交换活性基团的不同，离子交换树脂分为阳离子交换树脂和阴离子交换树脂两大类。当水通过阳离子交换树脂时，水中 Na^+、Ca^{2+} 等阳离子与树脂中的活性基团 $-H^+$ 发生交换；当水通过阴离子交换树脂时，水中 Cl^-、SO_4^{2-} 等阴离子与树脂中的活性基团 $-OH^-$ 发生交换。因此离子交换法制备纯水的过程是水中的杂质离子通过扩散进入树脂颗粒内部，再与树脂的活性基团中的 H^+ 和 OH^- 发生交换的过程。离子交换法能有效地去除杂质离子，但无法去除大部分的有机物和微生物。本法得到的去离子水纯度较高，25℃时电阻率达 $5 \times 10^6 \Omega \cdot cm$ 以上。

4. 反渗透法 反渗透法是纯水系统中较为常用的一种前处理方法。其使用一个高压泵对高浓度溶液提供比渗透压差大的压力，水分子将被迫通过半透膜到低浓度的一边，这一过程称为反渗透。反渗透膜由乙酸纤维酯或聚硫铵与聚砜基质混合制成，其滤孔结构较超滤膜还要致密，可去除所有颗粒、细菌以及相对分子质量大于 300 的有机物，但一些更微小的离子如硝酸根以及溶解氯仍不能被有效地去除。电渗析水的电阻率一般在 $10^4 \sim 10^5 \Omega \cdot cm$，比蒸馏水纯度略低。

5. 微孔过滤法 包括深层过滤、筛网过滤及表面过滤。

（1）深层滤膜 是以编织纤维或压缩材料制成的滤膜，利用随机性吸附或是捕捉方式来滞留颗粒，可去除98%以上的悬浮固体。深层过滤可保护下游的纯化装置免遭堵塞，常用于预过滤处理。

（2）筛网滤膜 具有筛子样结构，将大于孔隙的颗粒，滞留在表面上。筛网滤膜一般被用于水纯化系统中的最终使用点，去除残留的微量树脂碎片、炭屑、胶质颗粒和微生物。筛网滤膜通常用于静脉注射用液体、血清及抗生素等的除菌。

（3）表面过滤 有多层结构，当溶液通过滤膜时，较滤膜内部孔径大的颗粒将被滞留并堆积在滤膜表面上，可去除99.99%以上的悬浮固体。表面过滤应用于预过滤处理或澄清液体。

6. 紫外线照射法 紫外线照射法已广泛地应用于水处理系统。254nm 的紫外线能够破坏细菌的 DNA 及蛋白质吸收而导致细菌死亡。现已有同时产生 185nm 和 254nm 波长的紫外灯管，氧化有机化合物，在纯水系统将总有机炭浓度降低至 5ppb 以下。

7. 混合纯水器系统 把净化水技术工作原理集中在一台纯水机上，包括活性炭过滤、超滤、反渗透、离子交换树脂去离子等，以生产出高质量的超纯水。为了延长滤芯、反渗膜、交换柱的使用寿命，一般用初级反渗水作为水源。所制备的超纯水用于要求较高的试验，如精密设备分析，标准品、基准试剂配制，分子生物学及生命科学研究，组织细胞培养，氨基酸分析等。超纯水一般指经离子交换树脂、活性炭、滤膜法去除水中的主要不纯物质，而其电阻率值达到 $18.2 \times 10^6 \Omega \cdot cm$（25℃）的水。

三、实验室用水纯度检查

临床实验室需建立实验用水检查制度，明确规定水质检测的标准及频度。水质检测应有完整的记录，检测记录应能体现水质能满足每个使用目的的规格；当水质不符合要求时，实验室应有纠正措施。

1. 电导率 水的导电能力的强弱程度称为电导率，电导率的单位为西门子/米（S/m）。电阻率（ρ）是电导率的倒数（1/ρ），单位为 MΩ·cm。即 $1S = 1\Omega^{-1}$，每厘米长的电导为电导率（S/cm）。用电导仪测定，可与电阻率进行换算。电导仪需按照设备说明进行校准；电导率值受温度影响而改变，故须进行温度补偿，一般将温度补偿到25℃作衡量标准；如电导仪不具有温度补偿功能，可使用精确到0.1℃的已校准温度计。一级水、二级水的电导率需用新制备的水"在线"测定，要求每天测定并记录。

2. pH 纯水呈中性，不含任何离子。如暴露在空气中，CO_2 会与水反应生成碳酸致 pH 下降。纯水 pH 检测采用电位法，按照 GB/T 9724—2007 进行测定。由于纯水是一种优良的绝缘体，在一、二级水的 pH 纯度下，难于测定其真实的 pH，所以各水质标准对一级水、二级水的 pH 范围均不做要求。

3. 细菌菌落计数 被细菌污染的水可通过酶的作用使试剂失活、基质或代谢物改变，使水中总有机物含量增加，改变水的光学特性，引起背景吸光度增加，并可产生热源或内毒素。常见水中的细菌污染为革兰阴性杆菌，通过总菌落计数进行测定。细菌菌落计数推荐采用平皿法、过滤法和细菌采样法。

4. 可溶性硅酸盐 硅能影响酶和微量元素的测定及电解质分析。在某些地区，水中可溶性硅酸盐是影响分析准确性的主要问题。如硅浓度大于 0.05mg/L（以 SiO_2 计）可能会干扰某些分析。要选择合适的水纯化系统，以免需要对水进行硅酸盐的日常检测。

5. 有机物 水中有机物污染的评估有多种方法，可以使用紫外分光光度计或 HPLC，但不适用于临床实验室日常使用。因此，实验室纯水系统应能有效除去或降低可溶性有机物。

6. 内毒素 内毒素是由革兰阴性菌细胞壁产生的热稳定代谢物。实验用水中内毒素的存在对实验结果有影响。可用鲎试剂（limulus amebocyte lysate，LAL）测定水中内毒素的含量。

四、实验室用水管理

1. 盛水容器 实验室用水在贮存期间，污染的主要来源是容器内金属和有机物、空气中 CO_2 和其他杂质。因此，一级水不可贮存，需在使用前制备。二级水、三级水可事先制备，贮存于预先经同级水清洗过的相应容器中。选择容器应注意：①容器不能引起新的污染，玻璃在贮存水样时可溶出钠、钙、镁、硅、硼等元素；②容器器壁不应吸收或吸附某些待测组分，一般的玻璃容器吸附金属，聚乙烯等塑料吸附有机物质、磷酸盐和油类；③容器不应与某些待测组分发生反应，如测氟时玻璃可与氟化物发生反应；④深色玻璃能降低光敏作用。容器和运输管道应选用不锈钢、低溶出的聚乙烯、聚偏氟乙烯等材料。

2. 使用时间　实验室用水应该标明启用时间。对用水量较大的自动化设备冲洗用水，可把20L左右的塑料桶直接接入设备管道，但桶盖不能敞开，只能从塑料桶盖钻一正好通过设备管道的小孔，以防灰尘进入储水桶内。

3. 纯水系统维护　纯水系统容易污染的部分是活性炭过滤器、储水罐和输送管道。定期消毒RO膜、定期清洗水箱、更换耗材可避免菌膜的产生并保持纯水器的良好状态。紫外光氧化法在线灭菌后用0.2μm的微孔过滤器过滤，可进一步保证水质。应对设备的使用、维护及每日水质监控记录进行严格管理。

总而言之，临床实验室用水质量关系到检验结果的准确性，正确地选择和使用实验用水是保证检验质量的基础。

？**思考题**

答案解析

情景描述：近日，某市市场监督管理局在针对某大型三级医院医学检验科专项检查中，现场发现该科临床化学实验室试剂冰箱中存放超过有效期的葡萄糖-6-磷酸脱氢酶测定试剂盒、α_1-酸性糖蛋白测定试剂各1盒，且在当天正在运行的全自动生化分析仪试剂盘中查见上述两种过期试剂。

初步判断与处理：根据上述事实，该科室被市场监督管理局以涉嫌使用超过有效期的体外诊断试剂立案调查。该实验室检验人员解释因上述2种检测试剂临床检测样本量少，且当日开展的室内质量控制在控，因此不会影响患者检测结果。

问题：

（1）该实验室人员的解释是否合理？你认为过期试剂经当日室内质量控制在控是否能够继续使用？

（2）该行为是否违反医疗器械监督管理条例？

（3）实验室负责人应如何从管理角度防范使用超过有效期的检测试剂？

（闵　迅　丁大朋）

书网融合……

重点小结　　　　题库　　　　微课/视频1　　　微课/视频2　　　微课/视频3　　　微课/视频4

第五章 检验前质量管理

检验前过程（pre – examination processes）包括检验申请、患者准备、标本采集、标本转运、接收及前处理等多个环节。调查显示，导致检验结果错误或偏差的影响因素绝大多数都集中在检验前过程。因此，检验前质量管理（pre – analysis quality management）是决定检验结果真实性和准确性的重要前提之一，其执行主体有别于检验中及检验后过程的质量管理，多部门相关是其特征，包括检验人员、临床医生、护士、护工以及受检者本人，任何一个环节的疏漏或不规范都可能导致检验结果出现误差。

第一节 检验前质量管理体系

PPT

一、检验前质量管理的定义

检验前质量管理，是指针对"检验前阶段"可能影响检验结果准确性的各个环节或因素所采取的相应措施。根据国家标准 GB/T 22576.1《医学实验室 质量和能力的要求》，"检验前阶段"（pre – analytical phase）又称检验前过程，被定义为"按时间顺序从用户的请求开始，包括检验申请、患者的准备与识别、原始标本的收集、实验室外与实验室内的运送，直到开始进行检验"。检验前变量因素（preanalytical variables）是指在标本分析之前，所有对患者及（或）标本产生影响并进而可能影响检验结果的因素。检验前变量因素又分为体内因素和体外因素，前者包括生理学变量如年龄、性别、月经周期、妊娠、运动、昼夜变化和季节变化等，也包括药物、食品、饮酒、抽烟、喝茶和咖啡等影响患者体内分析物水平的因素，后者则指标本采集、运输、处理与储存等过程中的干扰因素，如标本采集时患者体位、压脉带压脉时间、容器材料、容器污染、抗凝剂与添加剂、标本采集方法、标本量与标本状态、标本存放与运输条件、标本自离体到运送至实验室的时间等（图 5 – 1）。这些因素均需在检验前阶段得到有效控制，以确保检验结果的准确性和可靠性。

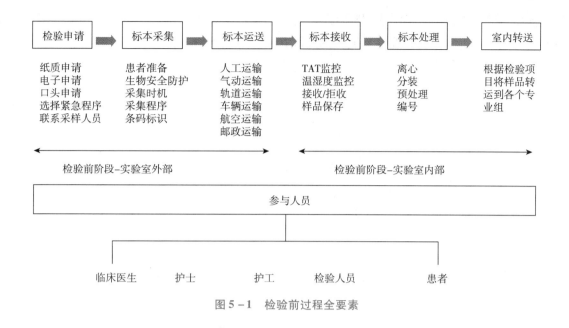

图 5 – 1　检验前过程全要素

二、检验前质量管理的特点

1. 临床实验室的非可控性　影响检验前质量的因素很多，且大都并非检验人员完全可控，需要医师、护士甚至患者的参与及配合，也需要医务、护理、门诊等职能部门的协调与配合。

2. 质量缺陷的隐蔽性　并非所有存在质量缺陷的标本在检验前均可被及时发现，部分缺陷是在检测完成或回顾性分析时才被发现，亦有部分标本质量缺陷难以被发现。

3. 责任难确定性　从患者准备、标本容器与抗凝剂/添加剂使用、标本采集与运输直至检验前标本处理，每一个环节发生问题都可能影响到标本质量，追查原因及责任往往存在困难。

三、检验前质量管理的结果取决于下列因素

1. 相关人员对这项工作的理解、重视和责任感。
2. 院领导及医院职能部门如医务部、护理部、门诊部等的重视、参与及协调。
3. 要制定每一个环节的质量保证措施，有相应的检查、评比、考核制度及办法。

四、检验人员在检验前质量管理过程中的作用

1. 检验人员在检验前质量管理过程中的作用
（1）宣传和指导；
（2）发现问题；
（3）问题反馈；
（4）提出建议。

2. 检验前质量管理过程中对检验人员的要求
（1）熟悉影响检验前质量的诸要素；
（2）主动走出实验室，深入临床科室了解样品采集情况，进行帮助和指导；
（3）坚持原则，坚持标准，严格把关；
（4）坚持定期统计分析，持续改进。

检验前质量管理工作不仅是临床实验室质量管理体系的重要组成部分，也是医院医疗质量管理体系的重要内容之一，因此需要医院各有关科室人员共同参与和配合。检验前质量管理工作不仅是一个技术问题，更多的还是管理问题，因此应将检验前质量管理工作纳入医院医疗质量管理体系。

PPT

第二节　检验申请

检验申请是检验流程的第一个环节，检验申请单是重要的医疗文书之一，其信息规范性与完整性对后续检验流程十分重要。检验申请单有纸质检验申请单和电子检验申请单两种，随着实验室信息系统（laboratory information system，LIS）的广泛应用，电子检验申请单的使用逐步增多。

一、申请单的格式

1. 检验申请单的基本信息　应包括但不限于：①受检者唯一性标识，如姓名、性别、年龄、科别、门诊号/住院号、床号等；②临床诊断或疑似诊断；③标本类型；④检验项目；⑤送检日期（年、月、日）及标本采集时间；⑥申请者唯一标识，如医生签名。

> **知识拓展**
>
> 特殊检验申请单的要求
>
> 1. 输血实验室的申请单包括检验申请单、输血申请单、无偿献血登记表等。
>
> 2. 微生物实验室的申请单包括临床诊断，必要时说明感染类型和（或）目标微生物，宜提供抗菌药物使用信息。

2. 检验申请单格式　医疗机构可使用一种格式的检验申请单，也可分别设置血液、体液、生化、免疫、微生物、分子生物学等多种检验申请单，但应遵循信息齐全、申请规范、容易识别、使用方便等基本原则。设计申请单时应满足临床诊疗需求。

二、检验申请单的填写要求

检验申请单由检验申请者填写，字迹清楚、不得涂改。填写时应按照申请单格式逐项填写，不得遗漏；在"年龄"项不能以"成"字代表所有成年人，应填写具体年龄，在某些特殊情况下，"姓名"项可填"无名氏"（如突发事件中的昏迷患者）或"×××之子"（新生儿），也可用阿拉伯数字编码（在保密性体检时）。关于"临床诊断"项，确诊患者的检验申请单必须填写，初诊患者可填写"拟诊×××病"或"×××病?"，健康体检或普查时，可填写"体检"二字。最后，申请单上应有申请者签名（全名或姓名印章）。

三、检验项目申请原则

在各种疾病诊疗或健康评估过程中，就诊者需要做哪些检验、何时做检验，需要临床医生根据就诊者主诉、症状或病情变化做出决定并提出检验申请，检验人员特别是检验医师对检验项目的了解更全面、深入，在参与检验项目的选择时应发挥积极主动的指导作用。检验项目申请原则归纳如下。

1. 针对性　应针对患者提供的实际信息来确定检验项目的选择。如：对于糖尿病患者进行诊断时需要取静脉血检查血糖（包括空腹血糖、餐后 2 小时血糖、糖耐量试验等）、糖化血红蛋白/糖化白蛋白等项目，同时还要检测尿糖；而治疗过程中根据实际情况，可采用末梢血对血糖水平进行即时检测（POCT），无需反复采集静脉血。又如怀疑患有卵巢癌的女性患者，应选择对应的血清肿瘤标志物进行检测，不应选择前列腺特异性抗原；值得注意的是多数肿瘤标志物用于早期诊断效果并不理想，但在疗效评估和病情监测方面具有更高的应用价值。

当某种疾病治疗后观察疗效时，应首选针对该疾病疗效具有评估价值的特定项目；当观察治疗过程中是否产生不良反应时，则需检查相关功能性试验，如肝功能、肾功能、造血功能等针对性的检验项目。

2. 有效性 首先应考虑诊断价值，特别是该项检验对某疾病诊断的敏感度（sensitivity，SEN）及特异度（specificity，SPE）。诊断试验的敏感度和特异度越高越好，但通常每项检验项目的敏感度和特异度都有一定的限度，因此依据病情及诊断目的，可选择一项或多项组合试验，但侧重点应有所不同。

在对人群进行筛查时，应考虑敏感度较高的检验项目以防止假阴性，筛查出的可疑者应做进一步检查。但为确诊或排除疾病，应选用特异度较高的试验，或阳性似然比（positive likelihood ratio，+LR）以及验后概率（post-test probability）比较高的试验。

3. 时效性 及早确诊有利于患者的及时治疗，也可节约患者的治疗成本，因此检验时效性是临床医生和患者共同的期望，在工作中应尽量缩短检验流程。但部分试验及一些特殊项目，检验周期相对较长，例如细菌培养、染色体检查及某些指标的定量检测等。实际工作中，为满足疾病诊疗需要可采用一些快速筛查方法，如急性冠状动脉综合征患者不能及时进行肌钙蛋白 T 或 I 定量测定时，可采用 POCT 方法进行快速初筛。但这些快速筛查方法并不能完全代替传统的经典方法（如培养和定量检测），临床医生需充分知晓。

4. 经济性 在保证及早确诊及向临床医生提供有效信息的前提下，应考虑选用费用较少的检验项目，以减轻患者经济负担。但"经济性"应从成本/效益或成本/效果总体上来分析，不能简单地从某一检验项目收费来考虑。如做某一项目检验，收费即使略高，但可迅速确诊，也能减少患者的其他医疗费用。

四、申请方式

检验申请方式可为多种形式，如书面申请、电子申请、口头申请及床旁申请，以书面申请和电子申请为主要方式，书面申请主要用于没有施行信息系统（LIS）的实验室；电子申请实现了无纸化办公，信息齐全、完整、清晰、可追溯，覆盖全过程。

口头申请是书面申请和电子申请的补充形式，无论何种情况，口头申请之后应尽快补充书面申请或电子申请。床旁申请主要用于床旁检测/即时检测（POCT），如血气分析、床旁血糖检测等，主要特点是即时申请、即刻完成。

五、检验人员参与检验项目选择的必要性

检验项目的选择是临床工作与检验工作结合的起点，检验人员尤其是检验医师在检验项目的正确选择中具有重要的作用，原因有如下几点。

1. 新技术的推广 检验医学近年来发展迅速，新技术、新方法、新项目不断出现，但临床医生对新的检验项目及其临床应用不够了解。

2. 纠正医师开单错误 部分临床医生由于习惯会忽略应做的检验项目，或对部分检验项目开错申请单。

3. 检验项目的宣传 部分临床医生对临床实验室已经开展的检验项目了解不够。

因此，需要检验人员通过适宜手段（如及时发布临床检验新技术、新业务信息，编辑发布临床检验手册，深入临床宣传检验项目的临床应用等）不断提升临床医生对检验项目及其临床应用的熟悉与了解。

第三节　标本采集前的患者准备

PPT

合格的标本是确保检验结果准确性的前提，医护人员、标本采集人员、检验技术人员应了解标本采集前对患者状态的要求和影响检验结果的非疾病性因素，并将相关的要求和注意事项告知患者，要求患者给予配合，使所采集的标本尽可能少受非疾病因素的影响，从而客观真实地反映当前患者的疾病状态。

标本采集前患者状态对检验标本质量的影响，包含但不限于以下几方面。

一、生理性变异对检验结果的影响

1. 情绪 精神状态对部分激素指标的影响较大，如精神紧张和情绪激动影响神经 - 内分泌系统，可使儿茶酚胺、皮质醇、血糖、血细胞等升高。

2. 生物钟周期 昼夜节律、月经周期对部分激素指标影响较大。

3. 年龄 部分被分析物（如红细胞、碱性磷酸酶、血脂等）水平或其参考区间与年龄密切相关，如以下几项。

（1）新生儿因胎儿期处于相对缺氧状态，红细胞生成素合成增加，出生时红细胞数量及血红蛋白浓度比成人高。出生后自主呼吸建立，血氧含量增加，红细胞生成素减少。

（2）胎儿红细胞寿命较短，破坏较多；婴儿生长发育迅速，循环血量增加，红细胞数量及血红蛋白降低，呈现"生理性贫血"，3 个月后逐渐上升，12 岁达到成人水平。

（3）因红细胞破坏增加，缺乏葡萄糖醛酸转移酶等原因，致使血清中总胆红素和非结合胆红素增加，出现新生儿黄疸。

（4）新生儿在出生后 1~2 周内外周血中性粒细胞、嗜酸性粒细胞、单核细胞等数量会持续升高，以后淋巴细胞也会逐渐上升，整个婴儿期淋巴细胞计数值均较高，至 4 岁时仍高于成人。

（5）儿童由于骨骼生长发育快，碱性磷酸酶高于健康成人 3 倍左右，18 岁后降至成人水平。

4. 性别 部分检验指标（如血细胞、血红蛋白、肌酸激酶和性激素等）在性别间存在一定差异，应基于性别制定相应的参考范围。

5. 种族 由于种族间存在遗传特性、生活习性、生活环境的不同，某些生理或病理指标存在一定种族差异。

6. 妊娠 妊娠期间，由于激素、代谢的变化，且平均血浆容量升高 2600~3900ml，导致部分检验指标水平的波动。

7. 季节变化 部分检验指标水平有一定的季节差异。

8. 海拔高度 部分检验指标受海拔高度的影响较大，如红细胞、血红蛋白等随海拔高度的升高而升高。

二、生活习性对检验结果的影响

1. 饮食 饮食对检验结果影响较大，尤其对血脂、血糖、电解质及微量元素、肌酐及肌酸、部分激素、血气、便潜血等有较大影响，因此，要求空腹采集标本，部分标本采集前还需标准化饮食。

此外，患者在采血前不宜改变饮食习惯，24 小时内不宜饮酒。需要空腹采血的检测项目包括（不限于）以下几项。

（1）糖代谢 空腹血糖、空腹胰岛素检测、空腹 C－肽检测等。

（2）血脂 总胆固醇、甘油三酯、高密度脂蛋白胆固醇、低密度脂蛋白胆固醇、载脂蛋白 A_1、载脂蛋白 B、脂蛋白 a、载脂蛋白 E、游离脂肪酸等。

（3）血液流变学（血黏度）。

（4）骨代谢标志物 骨钙素、Ⅰ 型胶原羧基端肽 β 特殊序列、骨碱性磷酸酶等。

（5）血小板聚集率（比浊法）。

空腹状态要求至少禁食 8 小时，以 12 ~ 14 小时为宜，但不宜超过 16 小时。宜安排在上午 7：00 ~ 9：00 采血，空腹期间可少量饮水。

2. 运动 运动可加速肝脏、肌肉等组织器官的代谢，使多种检验结果发生变化，甚至影响酸碱平衡。一般而言，采血前 24 小时，患者不宜剧烈运动，采血当天患者宜避免情绪激动，采血前宜静息至少 5 分钟。若需运动后采血，则应遵循医嘱，并告知检验人员。

3. 吸烟 吸烟可引起部分检验指标的改变，如白细胞、癌胚抗原等随吸烟时间、吸烟量的增高而升高，吸烟还会引起免疫球蛋白 IgG、血管紧张素转化酶活性下降。

4. 饮酒 饮酒后 2 ~ 4 小时，血糖、碳酸氢盐下降，而乳酸、乙酸、尿酸增高；长期饮酒者可导致血中 ALT、AST、GGT 升高；慢性酒精中毒者，血中胆红素、碱性磷酸酶、甘油三酯等升高。

5. 饮茶和咖啡 饮茶和饮咖啡并非不良生活习惯，但其中的茶碱或咖啡因，可影响体内某些代谢环节。咖啡因可抑制磷酸二酯酶活性，使 cAMP 水平升高，cAMP 进而促进糖酵解，使血浆葡萄糖水平轻度下降；还可激活脂肪酶，致使血浆游离脂肪酸升高（约 3 倍）。有研究表明在摄入咖啡因（250mg）3 小时后，血浆肾素活性及儿茶酚胺水平升高。

三、常见药物对检验结果的影响

当某些药物进入人体后，会以药物原型或（和）其代谢产物的形式存在，这些物质主要通过以下途径影响测定结果：通过对反应系统待测成分物理性质的影响而干扰测定结果；通过与底物、中间产物、产物发生化学反应而影响检验结果；通过与催化酶、指示酶的竞争性或非竞争性结合影响测定结果；有些药物或代谢产物是酶的别构剂或抑制剂；通过影响机体组织器官的生理功能和（或）细胞活动中的物质代谢而影响检验结果；部分药物或其代谢产物与容器材料、基质或试剂中的其他成分反应等。

（一）药物理化效应对检验方法的影响

当检测一种待测物时，无论是定性试验或定量分析、细胞计数或形态学观察、微生物培养与鉴定以及基因扩增技术等，都会因受到非特异性的影响而导致检测结果的误差。许多药物可通过其理化效应及免疫学反应对检验方法产生干扰。

1. 物理效应引起的干扰 体液、排泄物或其他分泌物中存在的药物，在检测过程中，不参与测定物与试剂的化学反应，而是通过其本身所具有物理性质的特征产生干扰，使测定数据升高呈正误差或降低呈负误差，或者使试验结果呈现假阳性或假阴性。

（1）荧光增强的干扰　某些药物或其代谢产物本身具有荧光，标本中的被测物又采用荧光光度分析，这些药物和（或）其代谢产物的荧光可与被测物的荧光同时被测出，直接干扰测定结果。

（2）改变光折射的干扰　折光法广泛应用于体液中蛋白质的测定。用此法测定尿液或其他体液中的蛋白质时，如患者静脉滴入右旋糖酐，可使血清的折射率发生改变，从而影响测定结果。

（3）呈色反应的干扰　某些药物或其代谢物本身就是一种染料或一种诊断试剂。如酚磺肽注入人体后，主要通过肾小管排泌，分泌后不被重吸收，故利用药物这一特点测定肾小管的排泌功能，此时可干扰尿液检验的呈色反应。

（4）试验反应体系溶液浑浊的干扰　有些药物或其代谢物在反应体系中可使反应溶液发生浑浊，从而影响比色法和比浊法的测定结果。如测定血清胆红素，血液中若存在右旋糖酐时，可使反应体系的溶液出现浑浊。

（5）药物成分与待测物成分相同或结构相同　部分药物或代谢物本身就是待测成分或与待测物结构相同，如对电解质紊乱患者补充电解质时，肯定会影响电解质的测定结果，输注葡萄糖时会影响血清葡萄糖的测定。

（6）药物中杂质的干扰　药物中含有其他附加成分，如赋形剂、胶囊、香料、染料等可影响测定结果，如许多药物胶囊成分含有四碘荧光素，可直接影响血清 I^{131} 试验结果，而被误认为甲状腺功能减退。

2. 参与化学反应的影响　标本中存在的部分药物或代谢物，与反应体系中的某一成分发生化学反应而影响测定结果。

（1）直接参与反应系统的氧化还原反应　临床检验中，有不少试验是利用氧化还原反应的原理设计的。这些试验结果可受具有氧化与还原性质药物的影响。如患者服用或滴注大量维生素C、谷胱甘肽等药物或药物佐剂后，由于这些物质可灭活过氧化氢或新生态氧，会影响血清葡萄糖、三酰甘油、总胆固醇以及尿糖、尿潜血、尿胆红素、尿亚硝酸盐等的测定结果。

（2）蛋白质结构改变的影响　有些药物能改变蛋白质结构，而对试验结果产生影响。如使用微柱法测定糖化血红蛋白的浓度，若患者服用水杨酸类药物，此类药物能改变血红蛋白 β 链的氨基末端段，其产物可干扰微柱法分析。

（3）促进显色反应的影响　部分药物或代谢物能促进被测定物质的化学反应，加速显色反应，造成对测定结果的影响，如患者使用甲丙氨酯（眠尔通）后，机体未将药物排除完全，在测定 17 - 酮类固醇时，可影响试验结果。

（4）显色反应的抑制与异常　①抑制显色反应，部分药物对某些试验方法的显色反应具有抑制作用，例如，测定尿中的胆红素与尿胆原时，当患者接受大量维生素 C 后，尿液维生素 C 能抑制该试验的偶联反应，使结果呈假阴性。②显色反应的异常，部分药物参与定性或定量分析化学反应，造成显色反应异常而影响结果，使测定数据降低或升高，或使测定结果呈假阴性或假阳性。如患者使用氯丙嗪等吩噻嗪类药物时，由于后者参与 Ehrlich 试剂化学反应，形成紫红色产物而影响尿胆原试验结果。

3. 物理效应和化学效应的共同影响　许多药物通过物理性质干扰和参与化学反应共同影响试验结果，如测定血清甘油三酯含量时，在血液标本采集过程中或标本采集前患者静脉滴注脂肪乳剂，这些物质进入人体后能产生甘油三酯，使血中甘油三酯、卵磷脂浓度明显升高，直接干扰了血清甘油三酯、卵磷脂及其代谢产物的测定；再者脂肪乳剂为乳糜状混悬液，滴入血管内，使血液产生不同程度的浊度，能直接影响透射比浊法、散射比浊法和分光光度法测定的试验结果，如 α - 抗胰蛋白酶、载脂蛋白 A1 与 B100 的检测等。

（二）药物对酶免疫分析技术的干扰

酶免法测定尿中苯丙胺、脱氧麻黄碱时，后两者与抗酸药（如雷尼替丁）、抗组胺药（如美喹他嗪）、吩噻嗪类（如氯丙嗪）及去甲麻黄素有免疫交叉反应，可出现假阳性。除上述药物外，其他抗精神病药、抗抑郁症药及吩噻嗪的衍生物均可引起假阳性（表5-1）。

如果酶底物是 NADH，尿中乙酰水杨酸盐及代谢产物通过影响 NADH 在 340nm 处的光吸收而对试验造成干扰。

表 5-1　部分药物对检验结果的影响

检验项目		干扰药物
葡萄糖	增加：	烟酸酯、苯妥因、氢化可的松、普罗奈尔、噻嗪类、氯丙嗪、吲哚美辛、左旋多巴
	减少：	西咪替丁、氯贝丁酯、丙吡胺、对乙酰氨基酚、喷他脒
胆固醇	增加：	氯噻酮、氢氯噻嗪、口服避孕药
	减少：	维生素 C（长期摄入）
尿酸	增加：	乙酰唑胺、布美他尼、氢氯噻嗪、环孢霉素、乙胺丁醇、呋塞米、甲氧氟胺、烟酸酯、吡嗪酰胺
	减少：	别嘌呤醇、阿普洛尔、水杨酸、氯贝丁酯、保泰松、阿洛西林
肌酐	增加：	阿莫沙平、水杨酸、西咪替丁、考曲替林、环孢霉素、甲氧氟胺、甲氧苄啶－磺胺甲异噁唑
钙	增加：	他莫昔芬
	减少：	锂、普萘洛尔
磷酸盐	增加：	普萘洛尔
	减少：	抗惊厥剂、西咪替丁
胆红素	增加：	对乙酰氨基酚、安吖啶、雄激素、阿司匹林、咪唑嘌呤、卡托普利、卡马西平、卡比马唑、氯丙嗪、红霉素、金盐、氟烷、海洛因、肼屈嗪、异烟肼、酮康唑、巯基嘌呤、氨甲蝶呤、α－甲基多巴、甲睾酮、甲氧奈普酸、硝基呋喃妥英、对乙酰氨基酚、哌克昔林、青霉胺、保泰松、苯妥英、丙硫氧嘧啶、雷尼替丁、利福平、磺胺甲基异噁唑/甲氧苄啶、水杨酸偶氮磺胺吡啶
AST/ALT	增加：	对乙酰氨基酚、胺碘酮、水杨酸、卡马西平、双异丙吡胺、苯唑西林、酚丁、罂粟碱、青霉胺、哌克昔林、保泰松、苯妥英、西尼替平、利福平、链激酶、甲氧苄啶/磺胺甲噁唑、丙戊酸
GGT	增加：	卡马西平、红霉素、口服避孕药、苯唑青霉素、苯妥英
	减少：	氯贝丁酯
ALP	增加：	安吖啶、卡马西平、双异吡胺、红霉素、金盐、异烟肼、酮康唑、巯基嘌呤、氨甲蝶呤、甲氧氟烷、α－甲基多巴、甲基睾丸素、苯唑西林、罂粟碱、青霉胺、哌克昔林、苯巴比妥、保泰松、苯妥英钠、扑米酮、丙硫氧嘧啶、雷尼替丁、磺胺甲基异噁唑/甲氧苄啶、水杨酸偶氮磺胺吡啶、丙戊酸
	减少：	氯贝丁酯、口服避孕药

四、患者准备的控制要点

1. 做好解释工作　向患者说明做该项检验的目的及注意事项，消除在采血，特别在抽取脑脊液、胸/腹水及骨髓穿刺时的恐惧和紧张；向患者说明生理因素及生活习性对检验结果的影响。

2. 争取患者的配合　除争取患者在标本采集前生理因素和生活习性方面的配合外，特别是在患者自己留取标本时（如精液标本、中段尿、24 小时尿标本、痰标本、大便标本中病理成分的采集等），要告知留取方法和注意事项，患者采血时要求其保持正确体位，以保证采集到高质量的标本。

▶ 知识拓展

标本采集前的指导

实验室应为标本采集前活动提供充分信息和指导，以确保不影响样品的完整性。包括以下内容。

1. 患者准备（例如：为护理人员、标本采集者和患者提供的指导）。

2. 原始标本采集的类型和量，采集容器及必需添加物，标本采集顺序（相关时）。

3. 特殊采集时机（相关时）。

4. 影响样品采集、检验或结果解释，或与其相关的临床信息（如用药史）。

5. 样品标识可明确识别患者和采集部位，以及从同一患者采集的多个样品，包括多块组织或切片。

6. 实验室接受或拒收申请的检验所用样品的标准。

第四节　标本的采集

PPT

临床检验标本多为来自人体的血液、尿液、粪便、脑脊液、胸腹水及各种穿刺液和分泌物，以及唾液、泪液、指甲、毛发等。在实际工作中，同一标本可以进行不同的项目检测，而同一检测项目也可适用于不同类型的标本。无论何种情况，只有按照正确规范的程序进行标本采集、运送和保存，才能保证检测结果的正确性并提高阳性检出率。

一、标本采集原则

标本采集是检验前阶段质量保证的关键，应重视下列环节的控制。

（一）采样时间的控制

最佳标本采集时间的选择原则如下。

1. 常规采样时间　一般标本晨起空腹时采集较好，前已述及。其主要原因有：①能尽量减少昼夜节律带来的影响；②患者处于平静状态，减少患者由于运动带来的影响，并减少饮食的影响；③易于与参考区间做比较；④便于安排日常工作。

2. 特殊采样时间　部分检验项目对标本采集时间有特殊要求，例如（包括但不限于）：①血培养，寒战或发热初起时，应尽可能在抗生素使用之前采集标本。②促肾上腺皮质激素及皮质醇，具有昼夜节律性，常规采血时间点为 8：00、16：00 和 24：00，工作人员在采血时需高度重视并标注采集时间。③女性性激素，在生理周期的不同阶段有显著差异，采血日期需遵循医嘱，采血前应与患者核对生理周期。④药物浓度监测，应根据药物峰值效应，在药物分布期结束后采集标本（通常在药物输液结束后 2~4 小时进行，而地高辛、洋地黄毒苷应在输液后 6~8 小时进行）。具体采血时间需遵循医嘱，采血前应与患者核对末次给药时间。⑤口服葡萄糖耐量（oral glucose tolerance test，OGTT）试验，试验前 3 天正常饮食，试验日先空腹采血，随后将 75g 无水葡萄糖溶于 300ml 温水中，在 5 分钟内喝完。在第一口服用糖水时计时，并于 0.5、1、2 和 3 小时采血。⑥血液疟原虫检查，最佳采血时间为寒战发作时。

（二）采样量的控制　🅔 微课/视频1

合适的采样量是检验质量的保证。

若采样量过少，可能引起以下问题：①不能满足检验要求；②无法对有疑问的结果进行必要的复查；③对于初筛阳性的标本（如，HIV 抗体阳性标本），无法进行确证试验；④无法进行实验室间的平行比对；⑤无法进行标本溯源和回顾性分析（如，多重耐药菌感染的原因分析）；⑥采样量过少导致部分试验阳性率降低（如，胸腹水离心涂片找癌细胞，血液细菌培养）等。

部分试验对标本量有严格要求，例如：①精液常规分析时，精液量是重要指标之一；②定时尿（如24小时，12小时）蛋白、肌酐与肌酸、17-羟类固醇与17-酮类固醇分析时，尿量必须准确；③凝血及血沉等检验项目的标本采集量须在真空采血管刻度处等。

采样量合格与否是考虑标本是否拒收的标准之一，但在下列情况下可考虑接受：①婴幼儿等特殊人群采样困难者；②创伤性大且采样风险较高者，如脑脊液标本；③处于抢救期的危急重症患者等。但该类标本检验时，最好在报告单上注明"标本量不足，结果仅供参考"字样。

（三）唯一性标识的控制

唯一性标识是标本采集的基本要求和基本原则之一，为防范差错，采样前后必须认真核对相关信息。目前临床实验室普遍自动化程度高，标本检测量大，高度依赖信息化，因此有条件的单位建议尽可能使用条形码进行标本管理，并通过信息系统制定相应的标本识别管理程序，以保证标本与检验申请单一一对应，标本、检验申请单与患者一一对应，从而降低检验前错误的发生率。

通常标本、容器标签除了唯一性编码外，还应至少包含下列信息：①送检科别及病床号；②患者姓名、性别、年龄及病历号；③标本类型（特殊项目还需标注标本量，例如精液常规分析、24h尿蛋白定量等）；④检验项目；⑤标本采集时间；⑥申请日期及申请医生等。

（四）标本采集时的注意事项

1. 采集具有代表性的标本　例如：①血细胞分析以采集静脉血为宜；②女性患者尿液标本的留取应防止混入白带及经血；③大便常规检验应取外观带有黏液、脓、血的病理部分；④骨髓穿刺、脑脊液穿刺应防止外伤性血液的渗入；⑤痰标本的留取应防止唾液混入等。

2. 正确应用抗凝剂　抗凝剂对检验结果有一定影响，常用的抗凝剂有乙二胺四乙酸二钾（EDTA-K_2）、枸橼酸钠、肝素等，应根据实验要求选择合适的抗凝剂，且在标本采集时需保证抗凝剂与血样比例的准确性。

3. 避免溶血　采血时应避免穿刺困难和操作不当造成的溶血，可以通过下列措施加以预防，例如：①静脉穿刺时需等待穿刺部位消毒液完全干燥后方可进行；②不可穿过血肿部位采血；③如使用注射器采血，宜确保针头牢固地安装在注射器上以防出现泡沫；④使用注射器时避免过度用力抽拉针栓；⑤混匀时应轻柔颠倒含有添加剂的标本，避免剧烈振摇等。

4. 避免容器污染　标本采集时应使用清洁、无菌的容器，避免化学物质、细菌污染，有时还需防止接触空气（如血气分析、厌氧菌培养等）。

5. 防止过失性采样　例如，在患者输液过程中采集血样，对电解质、血糖等检测结果的影响较大。

二、采样方式对检验结果的影响

1. 采样时间　采样时间不同对检验结果的影响前已述及。

2. 体位　采血时体位的变化可影响到血液中某些成分的变化，如肾素、血管紧张素、醛固酮等，因此需遵循医嘱要求的体位进行采血。通常情况下，门诊患者采用坐位采血，住院患者采用卧位采血。

3. 压脉带的影响　静脉采血时，压脉带压迫时间过长可使多种血液成分发生改变，尤其对凝血试验结果影响较大，因此压脉带的使用时间不宜超过1分钟。如某些情况压脉带需要在一个部位使用超过1分钟，宜松开压脉带等待2分钟后再重新绑扎。在穿刺时可让患者攥拳（不可反复拍打采血部位），使静脉更加充盈，以利于成功穿刺。穿刺成功后，宜让患者放松拳头，尽量避免反复进行攥拳的动作。

4. 输液的影响 为保证血液标本质量，应尽可能避免在输液过程中采血。静脉输液是临床常用的给药方式，输液时采血（特别是经输液管路采血）可导致血液中原有物质被稀释，检测结果假性降低，而与输入成分相同的物质检测结果假性增高（常见血钠、血氯、血钾、血糖等）。因此，在治疗允许的情况下，宜在输液结束 3 小时后采血，对于输注成分代谢缓慢且严重影响检测结果（如脂肪乳剂）的宜在下次输注前采血。紧急情况必须在输液时采血时，宜在输液的对侧肢体或同侧肢体输液点的远端采血，并告知检验人员。

5. 采血部位 不同部位的血液成分有一定差异。

三、标本状态对检验结果的影响 e 微课/视频 2

标本状态通过改变被测物含量、活性或干扰检验方法而影响检验结果。

1. 溶血 溶血对检验结果的影响大致可分为以下三类。

（1）血细胞内被测成分的释放。

（2）干扰检测方法，血红素引起部分检验项目比色结果假性增高。

（3）溶血可使红细胞释放过氧化物酶、腺苷酸激酶等，前者对其偶联反应或氧化还原法影响较大，后者则干扰肌酸磷酸转移酶的测定。常规条件下，溶血可作为标本拒收的标准，但对血管内溶血患者则应区别对待。

2. 脂血 脂血常由进食、高脂血症或医生治疗中为患者输注乳化剂所引起，脂血对血脂测定及比色、比浊法影响较大。

3. 黄疸 由于血清总胆红素增高，常会干扰许多指标的比色测定。

4. 巨酶 免疫球蛋白与酶的复合物称为巨酶，它几乎存在于所有的诊断酶中，这种结合可以提高酶的半衰期，从而导致酶的活性升高。

四、抗凝剂及添加剂选择 e 微课/视频 3

1. 乙二胺四乙酸（EDTA）盐类抗凝剂

（1）国际血液学标准化委员会（ICSH）推荐使用 EDTA – K_2 用于全血细胞计数和血液形态学检验，EDTA – K_2 的最佳浓度为 1.5mg/ml 血液，可保持血液细胞体积不变；但应及时制作血涂片，因延迟会导致中性粒细胞肿胀，分叶核消失，血小板会肿胀、崩解，产生正常血小板的碎片，使分析结果产生错误。

（2）EDTA 由于能抑制或干涉纤维蛋白凝块形成时纤维蛋白单体的聚合，不适于凝血和血小板功能检测，也不适用于钙、钾、钠及含氮物质的测定。此外，EDTA 能影响某些酶的活性和抑制红斑狼疮因子，故不适合制作组化染色和检查红斑狼疮细胞的血涂片。

2. 枸橼酸盐类抗凝剂 枸橼酸钠主要通过与血样中钙离子螯合而起抗凝作用。适用于凝血试验，国家临床实验室标准化委员会（NCCLS）推荐的抗凝剂浓度是 3.2% 或 3.8%（相当于 0.109mol/L 或 0.129mol/L），抗凝剂与血液的比例为 1∶9；抗凝剂与血液比例对凝血酶原时间（PT）影响不大，但对活化部分凝血活酶时间（APTT）有一定影响。血沉试验要求的枸橼酸钠浓度是 3.2%（相当于 0.109mol/L），抗凝剂与血液的比例为 1∶4；抗凝剂多或血液少则血沉加速，反之则血沉减慢。

3. 肝素类抗凝剂 肝素直接具有抗凝血酶的作用，可延长标本凝血时间。适用于红细胞脆性试验、血气分析、血氨测定、红细胞压积试验、血沉及普通生化测定，不适于做凝血试验。过量的肝素会引起白细胞聚集，不能用于白细胞计数。因其可使血片染色后背景呈淡蓝色，故也不适于白细胞分类。

4. 草酸钾/氟化钠抗凝剂 氟化钠是一种弱效抗凝剂，一般常同草酸钾或乙碘酸钠合并使用，其比例为氟化钠 1 份，草酸钾 3 份。此混合物 4mg 可使 1ml 血液在 23 天内不发生凝固并抑制糖分解，是血糖测定的良好保存剂。但因其能抑制酶促反应，故不能用于尿素酶法测定，也不可用于碱性磷酸酶和淀粉酶的测定，推荐主要用于血糖检测。

5. 促凝剂和分离胶

（1）促凝剂可激活纤维蛋白酶，使可溶性纤维蛋白变为不可溶的纤维蛋白多聚体，进而形成稳定的纤维蛋白凝块。含有促凝剂的快速血清管可在 5 分钟内使采集的血液凝固，适用于急诊血清系列试验。

（2）惰性分离胶能够将血液中的液体成分（血清或血浆）和固体成分（红细胞、白细胞、血小板、纤维蛋白等）彻底分开并完全积聚在试管中央而形成屏障，标本在 48 小时内保持稳定。临床常用惰性分离胶促凝管采集生化、免疫检验标本。

以上内容汇总于表 5 - 2。

表 5 - 2 常用真空采血管类型、添加剂及适用检测范围

管盖颜色	试管类型	添加剂	作用方式	适用检测范围
白色	无添加剂的试管	无	无	临床生化、临床免疫学检测
红色	促凝管	血凝活化剂	促进血液凝固	临床生化、临床免疫学检测、交叉配血
深黄色	血清分离管	血凝活化剂、分离凝胶	促进血液凝固、凝胶用以分离血清	临床生化、临床免疫学检测
深绿色	肝素锂抗凝管	肝素锂	灭活凝血因子 Xa、IIa	血氨、血液流变学检测
浅绿色	血浆分离管	肝素锂、分离凝胶	灭活凝血因子 Xa、IIa，凝胶用于分离血浆	临床生化检测
棕色	肝素钠抗凝管	肝素钠	灭活凝血因子 Xa、IIa	临床生化检测、细胞遗传学检测
紫色	EDTA - K_2 或 EDTA - K_3 抗凝管	EDTA - K_2 或 EDTA - K_3	螯合钙离子	血液学检测、交叉配血
浅灰色	草酸盐或乙二胺四乙酸或肝素/氟化物	氟化物和抗凝剂	抑制葡萄糖酵解	葡萄糖检测
浅蓝色	凝血管	柠檬酸钠 1:9	螯合钙离子	凝血功能、血小板功能检测
黑色	红细胞沉降率管	柠檬酸钠 1:4	螯合钙离子	红细胞沉降率检测
黄色	ACD 管	柠檬酸、葡萄糖	灭活补体	HLA 组织分型、亲子鉴定、DNA 检测等
黄色	CPDA 管	柠檬酸、磷酸、葡萄糖、腺嘌呤	灭活补体、细胞营养	细胞保存
深蓝色	微量元素检测管	乙二胺四乙酸或肝素锂或血凝活化剂	因添加物不同而异	微量元素检测

注：EDTA 为乙二胺四乙酸；EDTA - K_2 为乙二胺四乙酸二钾；EDTA - K_3 为乙二胺四乙酸三钾；ACD 为柠檬酸葡萄糖；CPDA 为柠檬酸葡萄糖腺嘌呤；HLA 为人类白细胞抗原

五、真空采血系统

真空采血系统运用真空负压原理，通过特定的连接装置可实现人体静脉血液标本的采集。真空采血系统由于其干净、安全、简单、可靠等特点，现已被广泛接受和采用并被推荐为采血的标准器械。

真空采血系统主要由以下三部分构成。

1. 双向无菌针头　用于穿刺静脉和真空采血管管盖，可将血液注入真空采血管。主要包括直式采血针和蝶翼式采血针，分别简称为直针和蝶翼针。专为采血特别设计而成，与普通注射针头不同，针尖斜面成 15°，表面特殊润滑、更锋利，进针更方便。

2. 持针器　用于固定直式采血针，供采血人员持握进行静脉穿刺，并确保穿刺真空管管盖侧的针在保护套内，避免穿刺真空管的管盖时误伤采血人员。持针器通常有 13mm 和 16mm 两个型号，与配套且统一规格的采血管共同使用，一端连接双向针头，另一端接真空管。

3. 真空采血管　真空采血标准管直径 13mm，长 75mm（或 100mm），由高质量玻璃或塑料制成，虽然大小恒定，但由于管内真空度不同，可以抽取不同体积血液。真空管分无添加剂和有添加剂两类，可根据不同检验项目选用。

六、标本采集的质量保证

（一）建立标本采集程序

为保证标本采集质量，临床实验室需按照行业标准和技术规范建立正确的标本采集程序，对各类标本采集的要求应有明确规定，并以"标本采集须知"或"标本采集手册"等形式发放至各标本采集部门。

临床实验室标本采集程序的基本内容至少应包括：①检验项目名称；②各种标本的采集程序；③患者准备；④标本采集最佳时间；⑤标本采集量；⑥抗凝剂的选择和使用；⑦标本保存方法、运送时间及运送要求；⑧其他注意事项。

（二）培训标本采集人员

检验标本的采集工作大部分在实验室外完成，涉及医生、护士、患者等各类人员。临床实验室应以标本采集程序为依据，对相关人员进行培训指导，使其充分了解影响标本采集的各种因素，以确保检验前的标本采集质量。

1. 对临床医生的指导　临床实验室工作人员应帮助医生了解检验项目，并根据诊疗需要开具正确合理的检验申请。此外，还应使临床医生了解患者的生理性变异、生活习性及使用药物对检验结果的影响。

此外，某些检测标本需要由临床医生进行采集，例如脑脊液标本。通常腰椎穿刺采集的第一管脑脊液用于化学和免疫学检验，第二管用于微生物学检验，第三管用于细胞学及分子生物学检验等，需分别放入 3 个无菌螺帽管中，做好标记并标清顺序。实验室应告知临床医生标本采集的注意事项和不同项目的送检顺序，以慎重对待检验标本的采集。

2. 对护士的指导　日常工作中大部分标本采集工作由护士完成，临床实验室应定期对其进行理论和操作培训，避免标本采集对检验结果的不良影响。培训内容至少应包括标本采集相关理论知识、操作技能及生物安全防护等，要求护士能熟练掌握标准采血程序、明确操作注意事项、正确使用标本采集容器、知晓合适的采血时机并能做好生物安全防护。在进行定期宣教培训的同时，实验室还应派专人到各病区了解检验标本的采集和留取情况，以便发现问题并及时纠正。

3. 对患者的指导　患者是标本采集的被动接受者，由于其大都缺乏专业的医学知识，对标本采集的目的和过程了解甚少。医护人员在进行标本采集前应与患者进行充分沟通并告知必要的注意事项，以消除紧张情绪，提高依从性，保证检验结果的准确性。例如告知患者晨起空腹采血，避免饮食对检验结果的影响；进行葡萄糖耐量试验时，应告知患者试验过程中每次采血的确切时间点；进行 24 小时尿蛋白定量检测时，应告知患者标本留取注意事项；告知男性患者精液常规分析标本的留取注意事项等。

（三）规范标本采集过程

日常工作中，静脉血液标本占据了临床实验室标本来源的绝大部分，静脉血液标本的采集过程包括：采血物品的准备、个人防护、患者身份与准备状态的确认、采血管信息标记、采血局部的暴露、穿刺静脉的选择、绑扎止血带、消毒、静脉穿刺与血液标本采集、拔针与穿刺点止血、医疗废弃物处理、采血时间记录等。局部环节可以根据具体工作条件与操作习惯进行调整，但主要的技术要点需严格遵循行业标准与技术规范，以保证标本采集的质量。

（四）明确标本采集顺序 微课/视频4

不正确的标本采集顺序存在添加剂污染血样影响检测结果的风险，例如 EDTA 抗凝管若先于血清管采血，可能会导致 EDTA 钠盐或钾盐进入血清管，使检测结果出现血钠、血钾假性增高及血钙假性降低等情况；促凝管或肝素管若先于凝血管采血，可能会导致添加剂进入凝血管直接影响血液凝集，导致 PT、APTT 的检测结果不准确。因此，在标本采集过程中应明确不同采血管的使用顺序。

我国卫生行业标准 WS/T 661—2020《静脉血液标本采集指南》推荐的采血管采集顺序如下。

（1）血培养瓶；

（2）柠檬酸钠抗凝采血管（浅蓝色盖）；

（3）血清采血管，包括含有促凝剂和（或）分离胶（红色盖/深黄色盖）；

（4）含有或不含分离胶的肝素抗凝采血管（深绿/浅绿色盖）；

（5）含有或不含分离胶的 EDTA 抗凝采血管（紫色盖）；

（6）葡萄糖酵解抑制采血管（浅灰色盖）。

如遇特别情况则需灵活调整采集顺序，例如：用于分子检测的采血管宜置于肝素抗凝采血管之前采集，以避免可能的肝素污染造成 PCR 反应受抑；用于微量元素检测的采血管需充分考虑前置采血管中添加剂是否含有所检测的微量元素，必要时可单独进行采集。除此之外，为确保标本质量，在采样过程中还有一些注意事项需引起重视。

┃ **知识拓展** ┃

使用真空管采血管进行标本采集的注意事项

1. 血样充分充盈需等待采血管真空自动耗竭、血液自然停止，过早拔出真空管可导致血样量不足、与添加剂的比例失调，影响检测结果准确性。

2. 使用蝶翼针且仅采集柠檬酸钠抗凝标本时，宜弃去第一支采血管（被弃去的采血管用于预充采血组建的管路，无需完全充满）以避免采血量不足，凝血检测结果假性延长。

3. 如使用注射器采血，血液从注射器转注至真空采血管中的顺序与真空采血系统的采血顺序相同，不宜拔除真空采血管的胶塞，不宜对注射器针栓施加压力，由血液自行流入采血管，直到血流停止，以确保正确的血液与添加剂比例，并减少溶血的发生。

4. 含有添加剂的采血管在血液采集后应立即轻柔颠倒混匀，混匀次数宜按照产品说明书的要求，不可剧烈振荡混匀，以避免标本溶血。

第五节　标本的运送与接收

PPT

采集标本后，应尽量缩短运输和储存时间，及时处理与检验。

一、标本运送的原则

标本自采集后到送达临床实验室的过程即为标本的运送。在标本运送过程中，为确保安全及时，应遵循以下原则。

1. 专人 患者的标本应由经过专门培训的人员进行运送，或者经由自动传输系统运输，确保标本采集后能第一时间送达实验室。在标本运送工作中切忌让患者自己送样（门诊患者自行留样的标本除外，如粪便、尿液、精液等）。

2. 专业 对负责标本运送的人员，医院（尤其是临床实验室）应对其进行业务培训，内容包括各种检验标本的来源，不同检验目的对标本运送的要求，标本采集合格与否的判断，送检标本的生物危险性及其防护等。使其具备一定的专业知识，能够将标本及时、规范地运送至实验室，保证运输过程中的标本质量不影响检验结果。

3. 及时 一般性检验标本采集后应及时送检，标本离体 2 小时内务必送达实验室；有些检测项目不稳定，应立即送检，或采取某些特殊的运送措施，例如血气分析标本室温稳定时间通常小于 15 分钟，应在标本采集后立即送检，如不能在 15 分钟内送至实验室，应置于冰盒内运送；血糖、电解质、肌钙蛋白、抢救中的配血等急诊检验项目，应在标本采集后立即送检，为急诊患者的救治赢得宝贵时间。

4. 安全 标本运送过程中要确保安全，包括标本安全和人员安全。

（1）**标本安全** 标本运送过程中应密闭、防震、防漏、防污染、防丢失及混淆。对于疑为高致病性病原微生物的标本，应按照相关要求进行传染性标识、运送和处置。此外，检验申请单与标本应同时送达，但应分开放置，以免申请单被污染。

（2）**人员安全** 所有标本应以防止污染工作人员、患者和环境的安全方式运送至实验室。标本运送人员需经过专门的生物安全培训，严格按照要求穿戴手套、工作服、口罩等个人防护用品，必要时还需戴护目镜。

5. 运送过程要有记录 检验标本的运送过程应有记录，记录应包含从标本采集到送达实验室被接收的全过程。实验室应记录收到标本的日期和时间（精确到分钟），同时应记录标本的送检人和接收人，记录的方法和形式可多种多样。

二、标本运送的要求和条件

目前，标本运送的方式较多，包括人工运输、气动运输、轨道运输、车辆运输、航空运输及邮政运输等。为保证检验质量，避免运送过程中因客观或主观因素造成检测结果不准确，实验室应针对标本运送的要求和条件对相关人员提供指导。

1. 包装方式 标本在运送过程中可能会发生丢失、污染、容器破损或阳光直射使标本变质等情况，为了避免此类情况，在标本运送时宜使用专用的标本转运箱。对于某些特殊标本，如院外转运可感染人类的高致病性病原微生物菌（毒）种或标本时，依据《可感染人类的高致病性病原微生物菌（毒）种或标本运输管理规定》执行；感染性标本，如 HIV 筛查阳性标本送往疾控中心进行确证时，其包装运输条件应满足法律法规的规定和要求，需要接受过相关培训的人员进行运送，且不得少于两人。

2. 时间和温度 标本采集后应尽可能在短时间内送达实验室。除非明确要求需要冷藏或保温，绝大多数标本都在室温下运输。在夏季高温或冬季低温地区，应注意防蒸发或注意保温等问题。若进行较长距离的标本转运，一般应将标本进行预处理，如分离血清或血浆、采用特殊容器等，其运送原则是传运时间越短、传运中标本温度越低，标本到达时的质量越好。

3. 光照　在测定对光敏感的项目时，避免将血液标本暴露在太阳光、人造光或紫外线照射下。例如对于维生素 A、维生素 B_6、β-胡萝卜素、卟啉和胆红素等项目，标本应使用铝箔包裹、棕色容器或类似物遮光保存。

4. 密封　标本在运送过程中应加管塞保持密封状态，且管口朝上保持直立状态，减少晃动振荡，以避免溶血、防止外溢、减少污染，确保生物安全。

5. 距离　对于远距离（如在不同医疗机构或同一医疗机构的不同地点，无法通过人力或自动传输系统在短时间内送达）采集的标本，其稳定性决定了从采集地点到检测地点的运输条件。未经离心的全血标本应及时送达实验室，并尽快进行血清/血浆分离以保证被测物稳定。如果无法满足此要求，则应在采集地点对标本进行离心，将血清或血浆与细胞分离并保存在适当条件下。

此外，对于采取气动或轨道等自动传输系统运送标本的实验室，还应考虑以下因素并定期进行评估：①自动传输系统在运输过程中的各种外力因素会对标本质量产生影响，包括标本的加速/减速、振动和碰撞等。另外，运输的温度及时间也可能影响标本质量；②不同类型自动传输系统或不同设计方案对标本的影响可能存在差异，因此实验室在使用前应对自动传输系统进行评估，以了解其对实验室检测项目的影响。受影响的项目主要有血气分析、凝血相关项目和易受体外溶血影响的项目（如钾、乳酸脱氢酶、天门冬氨酸氨基转移酶和血红蛋白等），另有一些要求保存在特定条件下的项目（如用于检测冷球蛋白或冷凝集素的标本应保存在37℃条件下）不适合使用自动传输系统进行运送。

三、标本的核查与接收

检验前阶段由于影响因素众多，实验室常常会遇到各种不符合要求的标本，因此为了确保检验质量，实验室应建立一套适宜的标本核查与接收程序，以及不合格标本的拒收和处理流程。

标本到达实验室后，运送人员应和实验室工作人员当面核对并进行双方签名确认。实验室工作人员至少应按以下程序和内容进行标本核查。

（1）标本的唯一性标识是否正确无误；

（2）申请单与容器标签上的信息是否一致；

（3）标本采集后是否在规定时间内送达实验室；

（4）检查容器是否合适，有无破损及渗漏；

（5）检查标本量是否足够，并对外观进行检查，包括有无溶血、脂血、抗凝标本是否有凝集、血气分析标本是否有气泡、微生物培养标本是否有污染等。

实验室工作人员应认真核对，确认标本状态与基本信息无误后方可接收标本，并记录接收日期和时间（精确到分钟）等信息。对于急诊标本及特殊标本，实验室还应制定接收、标记、处理和报告的相关程序。

四、不合格标本的拒收及处理

为确保检验质量，实验室在建立标本接收程序的同时，还应建立严格的不合格标本拒收程序，并对不合格标本做出合理处置。

1. 不合格标本的拒收　实验室应结合自身情况建立标本拒收程序，通常包括但不限于以下内容。

（1）患者识别错误　送检标本患者身份与申请信息不符。

（2）标本采集时机不正确　需要在特定时间或满足特定条件下采集，但实际采集时间不正确或条件不满足，如在采集需要空腹的标本时受试者未空腹，糖耐量试验未按规定时间采血等。

（3）不合格的标本容器　标本容器破损或不符合要求，如尿液等体液标本使用未加盖的敞口容器出现溢洒或受污染等。

（4）标本标签不合格或不正确　送检标本的标签存在缺失、粘贴错误、信息错误、信息不完整、无法识别、已登记使用等情况。

（5）标本量不准确　采血管中添加剂的量通常适用于规定体积的血液。如果标本量过少或过多，均会导致添加剂无法达到预期目的，从而导致结果不准确，如凝血检验项目的采血量与规定量相差大于10%应拒收。

（6）采血管使用错误　如果选择错误的采血管，会导致添加剂使用不当，直接影响检测结果，应根据不同的检测目的正确选用采血管。

（7）抗凝标本凝固　应抗凝的标本由于各种原因出现不完全或完全凝固，从而对检测结果产生影响，例如血小板计数、血栓与止血等检验项目。

（8）标本储存/运输不当　标本采集后保存及运输方法不当，如应冷藏的标本未冷藏，应冷冻的标本在实验室接收时已解冻，标本未能在规定时间内送达实验室等。

（9）标本质量不合格　当标本存在溶血、脂血、污染，血气分析标本出现气泡以及输液同侧采血或者留置管内采血等情况时，可能会影响检测结果的准确性。

2. 不合格标本的处理　对不合格标本，实验室应及时恰当地做出处理：①如符合拒收标准的标本，实验室应予以拒收并立即与送检部门相关人员联系，指出不符合要求之处，建议其重新采集符合要求的标本；②对特殊标本或再次取样确有困难的，如不易取得（如脑脊液）、不可替代（如在患者特殊病理情况下采集）、很重要（如来源于急诊抢救患者）的标本，则可与临床沟通，经临床医生同意后，实验室可接收标本并进行部分项目的让步检验，但应对临床医生进行不合格因素检验结果的必要说明，并在检验报告中注明标本不合格原因及"检验结果仅作参考"字样；③不合格标本不应立即丢弃，应按照实验室的标本管理程序进行保存和处理，确保生物安全；④实验室还应及时分析标本不合格的原因，必要时对相关医护进行针对性的标本采集及送检知识宣教。

第六节　标本的检测前处理

PPT

标本从进入实验室到进行检测，通常包括离心、分杯和保存等几个环节，即检测前处理。与标本采集、转运与接收一样，标本前处理环节也是检验前质量保证的重要因素。

一、标本的离心

离心是检验标本接手后的一个重要环节，大多数检验标本在上机检测前均需进行离心等预处理，正确的离心是获得高质量检验样品的重要环节。

1. 离心设备　实验室应根据离心机的用途对其运行速度每年至少检定一次，离心机应具有足够的密封性，离心机产生的内部热量可能不利于分析物的稳定性，实验室应对温度有要求的分析物配备温控离心机，在其要求的适宜温度下进行离心。

2. 相对离心力和离心时间　实验室应针对所用离心机的类型咨询采血设备制造商关于离心速度和时间的建议。实验室宜根据相对离心力（RCF）规定离心的要求，保证足够的离心速度和时间以确保良好的分离效果，并核查在规定离心条件下采血管凝胶屏障的完整性。例如，进行凝血检测时，将采血管在室温下3000r/min离心10分钟，以有效分离血浆。

3. 标本离心前的预处理　不同类型的标本在离心之前需进行相应的预处理，例如：①全血标本，在采血后 2 小时内尽快完成离心，以防止血细胞内外多种成分发生变化。②血清标本，在离心前应保证血液凝固充分，不可手工剥离凝块。通常在室温下放置 30~60 分钟可完全凝固，37℃水浴可加速血液凝固，冷藏会延迟血液凝固，使用含有促凝剂采血管可明显缩短血液凝固的时间。如果患者接受抗凝治疗，则血液凝固时间会延长。③血浆标本，含有抗凝剂的标本在采集完成后应立即进行充分混匀，以免纤维蛋白丝、微小凝块及血凝块的形成，同时应避免混匀力度过大造成的血细胞损伤、溶血、血小板激活或凝血的发生。在离心前应再次检查是否有凝块，避免影响凝血试验结果。抗凝标本无需静置，可立即离心。

4. 标本离心时的注意事项　标本应密闭离心，离心时应注意配平，使用的采血管、试管等容器材质应坚硬，能够耐受高速离心，确保安全。

5. 再离心　离心完成后应立即检查离心效果，确认无溶血、无纤维蛋白析出。通常不宜对标本进行再次离心，如果需要，应将血清或血浆转移至另一个管中后再离心。例如，用于狼疮抗凝物检测的标本、使用普通肝素治疗的患者在检测 APTT 或抗凝血因子 Ｘa 活性时的标本，宜在离心后，吸出血浆再次离心，经过两次离心后的血浆应分装至聚丙烯材质的试管中，用于检测或冷冻保存。

二、标本的保存

对不能及时检测的标本，必须对标本进行预处理或以适当方式保存，才能降低由于存放时间过长而带来的测定误差。

1. 标本保存的原则　标本的保存至少应遵循以下原则。①标本应加盖（塞）防止蒸发；②一般血液标本应尽快分离血清或血浆后暂存待测；③标本保存温度一般为 2~8℃；④保存中应注意避光，尽量隔绝空气；⑤保存期限视标本种类及检验目的不同而定，以保证检验结果的可靠性；⑥所有的标本不得无故流出实验室；⑦标本保存的环境条件应有保障，存放标本的冰箱必须设置温度监控及记录。

2. 标本保存的要求和条件　标本的保存时间和条件应视具体检测目的而有所不同。实际工作中，有部分检验项目由于标本量少或操作复杂等原因无法在短时间内进行检测，此类标本的保存，实验室应参考各检测指标相关文献报道及行业标准推荐的保存条件，或进行稳定性评估，以保证其在保存期内性能稳定、不变质，保证保存后检验结果与新鲜标本的检测结果无明显差异。这里以临床实验室占比最大的血液和尿液标本为例，介绍如下。

（1）血液标本的保存　①一般要求：分离的血清或血浆标本，在室温下保存不超过 8 小时，在冷藏条件下保存不超过 48 小时，若超过 48 小时应在 -20℃或以下条件冷冻保存。实验室宜根据检验项目的种类、采血管类型、储存条件、工作流程等，制定适宜本实验室的标本保存条件和时间。②对于不适合通用保存条件的分析物，实验室应严格遵循其特定的保存要求（如胃泌素、离子钙、儿茶酚胺等）。③不同检测方法对同一被测物可能有不同的稳定性要求。④如需打开管盖以吸取血清/血浆，需及时将管帽重新盖上或使用合适的方式密封。

（2）尿液标本的保存　①如果尿液标本在 2 小时内不能完成检测，宜置于 2~8℃条件下保存。计时尿液标本和未能在 2 小时内完成检测的尿液标本，存在尿液成分不稳定时，可根据检测项目选用适当的防腐剂，若防腐剂溢出可能对人体造成伤害时，应有警示说明并口头告知患者。②用于微生物检查的尿液标本宜在 2 小时内进行检测；如不能立即送达实验室，可将标本置于 2~8℃条件下保存，24 小时内仍可进行尿液细菌培养。加硼酸防腐的尿液标本无需在 2~8℃条件下保存，宜在 24 小时内完成微生物检测。

答案解析

? 思考题

案例：患者，女，67岁，间断胸痛7天，加重5小时，外院提示"急性下壁心肌梗死"，为进一步诊治来院就诊。入院后完善肝肾功能及电解质、血气分析等相关实验室检验。结果提示，血清生化电解质结果显著异常：钾22.3mmol/L（参考区间：3.5～5.3mmol/L），钙0.18mmol/L（参考区间：2.05～2.70mmol/L）；血气分析结果正常：钾4.89mmol/L（参考区间：3.5～5.3mmol/L），离子钙1.00mmol/L（参考区间：1.10～1.34mmol/L）。经与临床沟通发现"高钾低钙"的检验危急值与患者临床表现严重不符，实验室工作人员建议重新采血复查。随即规范采血复查电解质，结果提示：钾4.84mmol/L，钙2.38mmol/L，复查结果均为正常。

事后实验室工作人员与临床进一步沟通查找原因，发现在采血过程中护士给该患者采集完第一管紫色盖采血管（添加剂为抗凝剂EDTA-K$_2$）后更换第二管黄色盖采血管，因血液流出不畅导致黄管未能采集到血液，而患者病情危急，护士随即将紫管中的血液分出一半倒入黄管后送检。

问题：

（1）请分析导致该患者首次检验结果异常的原因？

（2）该差错发生在检验全过程的哪个环节？

（3）结合该案例，请思考在检验前质量管理过程中检验人员应该如何发挥作用？

（周　江　李　卓）

书网融合……

重点小结

题库

微课/视频1

微课/视频2

微课/视频3

微课/视频4

第六章　检验过程质量管理

📝 学习目标

1. 通过本章学习，掌握临床检验方法的选择、验证和确认、室内质量控制的基本概念、质控物选择的原则和使用、质控图的选择和应用、室间质量评价的样品和检测；熟悉定量检验方法性能验证与确认、室内质控失控原因分析和处理步骤、室内质控数据管理、室内质量控制方法设计、室间质量评价的目的和作用；了解定性检验方法性能验证与确认、应用患者数据的质控方法、国内外室间质量评价机构。

2. 具有一定的临床实验室质量控制及管理的能力。

3. 养成坚持实事求是的科学态度，选择合理的实验方案，将患者及其家属的利益放在第一位，不忘初心，为中国医学事业和人民健康无私奉献。

临床实验室检验目的是评估患者真实的病理生理状况，以辅助和指导临床诊断、监测、治疗，评估疾病风险或疾病进展。为保证检验结果可靠性，临床实验室应选择预期用途经过确认的检验方法，通过室内质量控制、内部和外部检验结果比对等方式监测检测系统精密度与正确度，逐渐形成临床实验室质量保证理论和实践。本章着重介绍定量及定性检验方法性能验证与确认、室内质量控制程序、室间质量评价以及检验结果的可比性。

第一节　定量检验方法性能验证与确认

PPT

国家标准 GB/T 22576《医学实验室质量和能力的要求》（等同采用国际标准 ISO 15189：2022）7.3 检验过程，要求临床实验室应选择预期用途经过确认的检验方法，以确保患者检验项目的临床准确度。临床实验室在引入方法前，应制定程序以验证该方法是否能达到制造商或方法规定的性能要求。临床实验室应对自己设计或开发的方法、超出预定范围使用的方法、修改过的方法等进行确认。方法确认应尽可能全面，并通过性能要求形式等客观证据证实其能满足检验预期用途，确保与临床决策相关结果的有效性。

一、概述

（一）基本概念

1. 测量系统（measuring system）　根据 ISO 计量指南联合委员会（Joint Committee for Guides in Metrology，JCGM）的 JCGM 200：2008 定义，测量系统，在临床实验室通常称为检测系统，是用于测量或评估血液或体液中出现或缺乏某物质或定量某物质的单位或设备，包含执行检测或检查产生检验结果所需的所有指导和相关仪器、设备、试剂和（或）供应品。

2. 验证（verification）　通过提供客观证据证明已满足规定要求，确认真实性。如确认达到测量系统的性能规范，或是确认可以满足目标测量不确定度。验证通常由临床实验室在常规开展人体标本检验之前执行。

3. 确认（validation）　通过提供规定要求已得到满足的客观证据，对特定预期用途或应用的合理性予以认定。如超出制造商的使用说明，或原确认的测量范围；第三方试剂应用于预期外的仪器，且无确认数据时需进行性能确认。

4. 误差（error） 对于真值或可接受的、预期真值或参考值的偏离，在定量检验中存在各种原因导致的误差，根据其性质的不同，可以区分为随机误差与系统误差两大类。

5. 总误差（total error，TE） 能影响分析结果准确度的确定误差组合，包括随机误差和系统误差，是不准确度的估计。

6. 系统误差（systematic error，SE） 可重复条件下，对相同的被测量无数次检测结果的均值与被测量值真值的差异。表示系统误差的统计量为偏移。

7. 随机误差（random error，RE） 可重复条件下，对相同的被测量无数次检测结果的均值与检测结果的差异。表示随机误差的统计量为该均值下的标准差大小。

8. 计量溯源性（metrological traceability） 通过文件规定的不间断的校准链，将测量结果与参照对象联系起来的特性，校准链中的每项校准均会引入测量不确定度。

9. 测量不确定度（measurement uncertainty，Mu） 根据所用到的信息，表征赋予被测量量值分散性的参数。此参数可以是标准差或其倍数，或具有规定置信水平区间的半宽度。

给出不确定度的参数分为三种：①用标准偏差给出时，称为标准不确定度（standard uncertainty）；②用标准偏差的倍数给出时，称为扩展不确定度（expanded uncertainty），所用的倍乘因子 K 称为包含因子，一般取 $K=2$ 或 $K=3$；③说明了置信概率 P 的区间的半宽度，也称为扩展不确定度。

10. 目标测量不确定度（target measurement uncertainty） 简称目标不确定度（target uncertainty）规定测量程序所得到的测量结果符合预期目的的最大测量不确定度，并规定作为医学要求评价的上限。

（二）临床检验方法的选择、验证和确认

临床实验室应选择预期用途经过确认的检验方法，记录检验过程中从事操作活动的人员身份。检验方法的规定要求（性能特征）应与该检验的预期用途相关。验证性能指标主要包括：精密度、正确度、分析测量范围/临床可报告范围和生物参考区间等。如果临床实验室更换原有检测系统或检验方法试剂或校准品，或更改检验程序，形成新组合检测系统，就必须确认其性能指标。

1. 方法选择的要求 临床实验室建立常规项目检验方法流程，如图 6-1 所示，第一步选择诊断项目，根据诊断项目选择合适的检验方法，首选方法可以是体外诊断医疗器械使用说明中规定的方法、公认/权威教科书、经同行审议过的文章或杂志发表的、国际公认标准或指南中的或国家、地区法规中的方法。进而进行确认或验证该检验方法的分析性能。如性能可接受，则可用于常规检测；若性能不可接受，临床实验室可采取检验方法的改进或者选择其他检验方法，并重新启动新方法的性能评价流

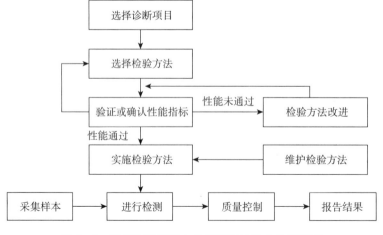

图 6-1 临床实验室建立常规项目检验方法流程图

程。实际工作中，临床检验方法的选择还要考虑其经济性、实用性、效期、自动化程度等重要因素。

2. 性能评价要求 对检测系统分析性能评价分为验证和确认两种形式。

（1）检验方法的验证 临床实验室在引入方法前，应制定程序以验证能够适当运用该方法，确保能达到制造商或方法规定的性能要求。验证过程所证实的检验方法的性能指标，应与检验结果的预期用途相关。验证结果应由相应授权和能力的人员评审是否满足规定要求。如发布机构修订了方法，临床实验室应在所需的程度上重新进行验证。

（2）检验方法的确认 临床实验室应对以下来源的检验方法及程序进行确认。①临床实验室设计或开发的方法；②超出预定范围使用的方法（如超出制造商的使用说明，或第三方试剂应用于预期外的仪器且无确认数据）；③修改过的确认方法。

方法确认应尽可能全面，并通过性能要求形式等客观证据证实其满足检验预期用途。确认结果应由相应授权和能力的人员评审是否满足规定要求。当对确认过的检验方法提出变更时，应评审改变对临床所产生的影响，并决定是否使用修改后的方法。

（三）量值溯源

计量溯源性的目的是使经校准的常规测量程序所得结果，理论上等同于按现有校准等级最高水平所得值。即将参考物质和（或）参考测量程序的正确度水平传递给一个具有较低计量学水平的测量程序（例如常规测量程序），这样常规测量程序测量结果最高可以溯源到国际单位制。计量溯源性又称为量值溯源，是通过文件规定的不间断校准链，将测量结果与参照对象联系起来的测量结果的特性，校准链中的每项校准均会引入测量不确定度。一个样品或校准品的测量结果通过一系列校准而建立的溯源性，对比测量中的测量过程和校准物质的计量学等级由低到高组成一条连续的链，即溯源链（图6-2）。链的顶端是国际单位制（SI）单位，SI单位国际通用，不随时间和空间的变化而变化，因此是溯源链的最高级别。

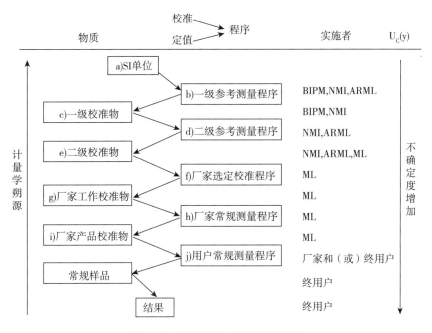

图6-2 溯源到SI的量值溯源图

BIPM：国际计量局；NMI：国家计量机构；ARML：认可的参考实验室；ML：生产商实验室；$U_c(y)$：合成标准测量不确定度

1. 一级参考测量程序 具有最高计量学特性，如库仑法、重量法测量，它能直接溯源至SI单位，具有很小的测量不确定度，一级校准物是最小测量不确定度测量单位的实物体现，可由一级参考测量程序直接定值，也可通过其他准确可靠的方法间接定值。

2. 二级参考测量程序　用一级校准品校准，具有稍低的测量不确定度，能满足特定要求。一级、二级参考测量程序的建立和一级、二级校准物的制备要求很高，一般由国际或国家计量机构或参考实验室来完成。

3. 溯源链　自上而下各环节的溯源性逐渐降低，而不确定度则逐渐增加，因此，量值溯源过程应尽量减少中间环节。从计量学角度讲，理想情况是用一级参考测量程序直接测量样品，但在实际的临床检验中不可实现。

▶ **知识拓展** ◀

糖化血红蛋白结果溯源性之争

历史上，学术界关于糖化血红蛋白（HbA1c）结果是溯源至美国国家糖化血红蛋白标准化计划（NGSP）还是国际临床化学及实验室医学联盟（IFCC）中使用的参考方法，争论较多。

1996年，NGSP以糖尿病控制和并发症试验（DCCT）使用的HPLC系统标准化各方法，使结果可直接和DCCT结论相联系。2002年，IFCC指定HbA1c检测的参考系统为二级参考物质和HPLC-CE或HPLC-MS。从方法原理上来说，溯源至IFCC比溯源至NGSP计量学级别更高，即更准确、不确定度更小，但NGSP的百分比结果接受度更高，但其和IFCC以mmol/mol为单位的结果之间有差异。最终，2007年，综合临床使用要求和计量准确性的考量，美国糖尿病学会（ADA）、欧洲糖尿病研究学会（EASD）、国际糖尿病联盟（IDF）和IFCC达成一致，实现了NGSP和IFCC结果之间的转换，方程为（NGSP A1c%）= 0.09148（IFCC A1c, mmol/mol）+ 2.152。圆满解决了HbA1c结果溯源性之争。

（四）测量不确定度

1. 测量不确定度的概念　是指根据所用到的信息，表征赋予被测量量值分散性的参数。所有测量结果都有误差，由于测量不精密度，单个结果的误差大小无法准确得知。测量不确定度（MU）的概念认为，单一测量结果是被测量的最易获得的值，且如果重复测量同一样品，有可能获得其他值。测量结果的MU大小宜满足医学决策，从技术上考虑，理想情况下尽可能小。测量不确定度的评定应满足如下要求。

（1）应评定测量结果量值的测量不确定度，并保持满足预期用途时。测量不确定度应与性能要求进行比较并形成文件。

（2）应定期评审测量不确定度的评定结果。

（3）对于不能或者无需进行测量不确定度评定的检验程序，应记录未进行测量不确定度评定的理由。

（4）当用户有要求时，临床实验室应向其提供测量不确定度信息。

（5）当用户问询测量不确定度时，临床实验室的回复应考虑不确定度的其他来源，包括但不限于生物学变异。

（6）当定性检验结果是基于定量输出数据，并根据阈值判定为阳性或阴性时，应用有代表性的阳性和阴性样品估计输出量值的测量不确定度。

（7）对于定性检验结果，产生定量数据的中间测量步骤或室内质量控制结果的不确定度也宜视为此过程中的关键（高风险）部分。

（8）进行检验方法性能验证或确认时，宜考虑测量不确定度。

2. 测量不确定度的来源　对于每个测量程序，确定不确定度评定的技术要求很重要。常见的不确定度的来源包括以下几项。

（1）样品的不均匀性，如冻干物的复溶程序，校准品和试剂。

（2）校准品定值的不确定度，再校准。

（3）设备因素、试剂和校准品的不稳定性、批间变异。

（4）临床实验室环境变化。

（5）操作员读取模拟式仪器示值引入的偏移。

（6）手动和半自动方法的手工操作熟练度不同。

（7）与公认校准等级方案的测量偏移。

（8）测量公式，如近似值。

（9）同一被测量的多个测量程序可能有不同的分析性能特征。

（10）在足以涵盖所有测量条件变化的一段时间内检测室内质控物得到的长期不精密度数据（μ_{Rw}）。

（11）终端用户校准品定值的不确定度（μ_{cal}），从制造商获得或由自建测量系统的临床实验室确定。

（12）当在医学上显著的测量偏移可被修正时，需考虑应用的修正因子的不确定度（μ_{bias}）。

3. 被测量值的不确定度评定步骤　首先定义被测量、评定测量精密度、评定试剂和室内质控物批号变化对不确定度的影响、评定临床实验室对同一被测量采用多种测量系统的影响、评定终端用户校准品值的不确定度大小、评定偏移的大小，最终合成被测量值的不确定度（μ_{c_y}），如图 6 - 3 所示。

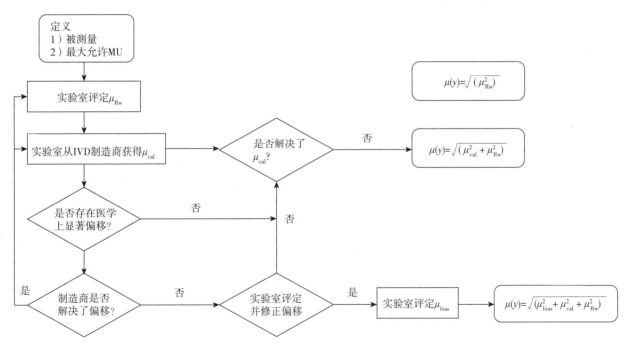

图 6 - 3　被测量值的不确定度评定步骤

（1）**定义被测量**　被测量的定义至少包括 3 个方面：含有分析物的系统、分析物以及量。如，静脉全血中的红细胞浓度。

（2）**测量精密度**　理想情况下，测量条件宜始终保持恒定，但在实践中变化是不可避免的。在充分涵盖大多数测量条件变化下，一段时间内获得的临床实验室内不精密度，大多数情况下是测量结果不确定度的最大分量。如可能，宜使用室内质控物获得不精密度数据。

（3）评定试剂和室内质控物批号变化对不确定度的影响　在测量系统使用不同批号的检测试剂时，有关人体标本与室内质控物表现相似的假设并不总是成立。差异通常是由于不同批号的试剂引起的室内质控物相关基质影响发生改变，但该变化并未在人体标本检测中被观察。此外，室内质控物的生产过程也会导致不同批号中被测量的含量存在差异。因此，需要单独收集批号改变前后获得的室内质控物的值并分别计算 μ_{Rw}，只有在认为能兼容的情况下才能将其合并，以计算总 μ_{Rw}。

（4）评定临床实验室对同一被测量采用多种测量系统　检测量较大的临床实验室可使用多个相同的测量系统测定同一被测量，其中任一系统都可能分析人体标本。需分别评定每个测量系统的 μ_{Rw}，然后计算合并的平均值。

（5）评定终端用户校准品值的不确定度　赋值使用的测量程序导致终端用户校准品的值具有不确定度。体外诊断（in vitro diagnostic，IVD）制造商宜根据要求提供 μ_{cal} 值。如制造商为临床实验室，则由临床实验室负责评定。该值需要包含由选定的被测量的所有校准等级引入的不确定度，从最高等级的参考标准开始一直到终端用户 IVD 医疗器械校准品的赋值。

（6）评定偏移　IVD 制造商负责确保其终端用户的测量程序与适当标准相比具有医学可接受的最小测量偏移。如可获得，临床实验室宜通过参加适当的室间质量评价（external quality assessment，EQA）计划定期监测测量偏移。如果正在进行的 EQA 监测计划发现了医学上显著的测量偏移，则由 IVD 制造商或临床实验室负责立即采取纠正措施。如果制造商无法纠正不可接受的偏移，则临床实验室在当地法规允许的情况下，通过对结果应用修正因子或重新对校准品赋值来处理此类测量偏移。当临床实验室对医学上显著的测量偏移修正后，临床实验室宜在评定 $\mu(y)$ 的过程中考虑到并评定 μ_{bias}。

4. 测量误差与测量不确定度比较　测量误差和测量不确定度是计量学中常用的两个概念，但"测量误差"和"测量不确定度"对测量结果的本质有明显差异。它们是相互有关但又各不相同的两个量，一般情况下不能相互代替。不确定度不是对误差的否定，它是误差理论的进一步发展。测量误差是指测量值与真值之差，又称测量的绝对误差。测量不确定度是表征合理地赋予被测量值的分散性，与测量结果相联系的参数，见表 6-1。

表 6-1　测量误差与测量不确定度比较

项目	测量误差	测量不确定度
定义	用于定量表示测量结果与真值的偏离大小。即测量结果减去被测量的真值。测量误差是一个确定差值，在数轴上表示为一个点	根据所用到的信息，表征赋予被测量值分散性的非负参数测量。不确定度是一个区间，在数轴上用（置信）区间半宽度表示
分类	按照出现与测量结果的规律，分为系统误差和随机误差，它们都是无限多次测量下的理想化概念	按是否用统计方法求得，分为不确定度 A 类评定和不确定度 B 类评定，它们都以标准不确定度表示
可操作性	由于真值未知，所以不能得到测量误差的值。当用约定真值代替时，可求得测量误差的估计值没有统一的评定方法	按实验、资料、理论分析和经验等信息进行分析评定，合理确定测量不确定度的置信区间和置信概率
表述方法	是一个带有符号的、确定的数值，非正即负（或零），不能用"±"表示	是一个无符号的参数，约定为（置信）区间半宽度，恒为正值
合成方法	总误差等于系统误差加随机误差，由各误差分量的代数和得到	当各分量彼此独立、不相关时用方差和的平方根合成，否则要考虑加入相关项，考虑其是否相关
结果修正	已知系统误差的估计值时，可对测量结果进行修正，得到已修正测量结果	测量不确定度定义为一个量值区间，不能用测量不确定度修正测量结果，对已修正测量结果进行测量不确定度评定时，应评定修正不完善引入的不确定度

项目	测量误差	测量不确定度
结果说明	误差是客观存在且不以人的认识程度而转移。误差属于给定的测量结果，相同的测量结果具有相同的误差，而与得到该测量结果的测量设备、测量方法和测量程序无关	测量不确定度与人们对被测量、影响量以及测量过程的认识相关；在相同条件下进行测量时，合理赋予被测量的任何值，都具有相同的测量不确定，即测量不确定度与方法有关
自由度	不存在	自由度与相对标准不确定度有关，可作为不确定度评定可靠程度的标准
置信概率	不存在	当了解分布时，可按置信概率给出置信区间

二、精密度的评价

（一）基本概述

测定结果的可重复性（reproducibility）即测定的精密度（precision）。由于在数学上无法表达重复性的好坏，通常用不精密度（imprecision）表示测定的精密度，常用标准差（standard deviation，SD 或 S）或变异系数（coefficient of variation，CV）表示。CV 越小，精密度越好。主要有批内精密度（或称为重复性）、批间精密度、日内精密度、日间精密度和室内精密度（或称为总精密度）、室间精密度（或称为再现性）。对临床实验室而言，最为重要的精密度是批内精密度和室内精密度。精密度性能是检测系统的基本分析性能之一，也是其他方法学评价的基础，如果精密度差，其他性能评价实验则无法进行。

1. 测量精密度（measurement precision） 在规定条件下，对同一或类似被测对象重复测量所得示值或测得值间的一致程度。

2. 不精密度（imprecision） 特定条件下各独立测量结果的分散程度。

3. 批（run） 在检测系统真实性和精密度稳定的间隔期，一般不超过 24 小时。

4. 样品（sample） 取自原始标本的一部分或多个部分。

5. 测量重复性（measurement repeatability） 又称重复性。在一组重复性测量条件下的测量精密度。以前使用批内精密度（within-run precision）。

6. 重复性条件（repeatability conditions） 相同测量程序、相同操作者、相同测量系统、相同操作条件和相同地点，并在短时间内对同一或相类似被测对象重复测量的一组测量条件。

7. 期间测量精密度（intermediate measurement precision） 又称期间精密度。在一组期间精密度测量条件下的测量精密度。

8. 期间精密度测量条件（intermediate measurement conditions） 除了相同测量程序、相同地点，以及在一个较长时间内对同一或相类似的被测对象重复测量的一组测量条件外，还包括涉及改变的其他条件。改变包括新的校准、测量标准品、操作者和测量系统。

9. 室内精密度（within-laboratory precision） 规定时间和操作者范围，在同一机构内使用相同仪器条件下的精密度。

（二）精密度性能验证 ⓔ 微课/视频 1

1. WS/T 492—2016 方案《临床检验定量测定项目精密度与正确度性能验证》 该方案所述主要用于定量检验方法的精密度性能验证，使用接近制造商精密度声明浓度范围的真实患者样品或质控物，根据实验方案重复测定并统计计算，以验证是否达到预期的精密度要求。

（1）实验步骤 ①每天分析 1 个批次，每批 2 个浓度水平，每个浓度水平同一样品重复测量 3 次，连续测量 5 天；②每天使用质控物进行常规的质量控制工作；③如果某一批测量结果因为质量控制失败或操作问题而被拒绝，在找到原因并纠正后重新进行一批测量；④一般不在实验进行过程中校准检测系统；⑤记录实验数据。

（2）数据分析

①计算批内不精密度（S_r）、批间不精密度（S_b^2）、室内不精密度（S_1），公式如下。

$$S_r = \sqrt{\frac{\sum\limits_{d=1}^{D} \sum\limits_{i=1}^{n} (x_{di} - \overline{X_d})^2}{D(n-1)}}$$

$$S_b^2 = \frac{\sum\limits_{d=1}^{D} (\overline{X_d} - \overline{\overline{x}})^2}{D-1}$$

$$S_1 = \sqrt{\frac{n-1}{n} \cdot S_r^2 + S_b^2}$$

式中，D 为总天数或总批数（实验规定为 5 天）；n 为每批重复测量次数（实验规定为 3 次）；X_{di} 为每批每次的结果；$\overline{X_d}$ 为第 d 天所有结果的均值；$\overline{\overline{x}}$ 为所有结果的均值。

②计算批内精密度验证值（$S_{r验证值}$）、批内精密度的自由度（ν），公式如下。

$$S_{r验证值} = \frac{\sigma_r \cdot \sqrt{C}}{\sqrt{\nu}}$$

$$\nu = D \cdot (n-1)$$

式中，σ_r 为厂家声明的批内不精密度（若厂家声明的批内不精密度用 CV_r 表示，$\sigma_r = CV_r \times \overline{\overline{x}}$）；$C$ 为一定假拒绝概率下（一般常用 5%），自由度等于 ν 时的卡方分布值（查表 6-2）。

③计算室内精密度验证值（$S_{1验证值}$），室内精密度的自由度（T），公式如下。

$$S_{1验证值} = \frac{\sigma_1 \cdot \sqrt{C}}{\sqrt{T}}$$

$$T = \frac{[(n-1) \cdot S_r^2 + (n \cdot S_b^2)]^2}{\left(\frac{n-1}{D}\right) \cdot S_r^4 + \left[\frac{n^2 \cdot (S_b^2)^2}{D-1}\right]}$$

式中，σ_1 为厂家声明的室内不精密度（若厂家声明的室内不精密度用 CV_1 表示，$\sigma_1 = CV_1 \times \overline{\overline{x}}$）；$T$ 为自由度；C 为一定假拒绝概率下（一般常用 5%），自由度等于 T 的卡方分布值（表 6-2）。

表 6-2　卡方分布值表

自由度	2 水平	3 水平	4 水平
3	9.35	10.24	10.86
4	11.14	12.09	10.86
5	12.83	13.84	14.54
6	14.45	15.51	16.24
7	16.01	17.12	17.88
8	17.53	18.68	19.48
9	19.02	20.12	21.03
10	20.48	21.71	22.56

自由度	2 水平	3 水平	4 水平
11	21.92	23.18	24.06
12	23.34	24.63	25.53
13	24.74	26.06	26.98
14	26.12	27.48	28.42
15	27.49	28.88	29.84
16	28.85	30.27	31.25
17	30.19	31.64	32.64
18	31.53	33.01	34.03
19	32.85	34.36	35.40
20	34.17	35.70	36.76
21	35.48	37.04	38.11
22	36.78	38.37	39.46
23	38.08	39.68	40.79
24	39.36	41.00	42.12
25	40.65	42.30	43.35

（3）结果判断　①临床实验室的批内精密度与厂家声明的批内精密度比较 由实验数据计算得到的批内不精密度（S_r）与厂家声明的批内不精密度（σ_r）进行比较，如果 $S_r \leqslant \sigma_r$，则该方法可以在临床应用。如果 $S_r > \sigma_r$，则需与批内精密度验证值（$S_{r验证值}$）比较，判断差异有无统计学意义，通常也意味临床实验室通过验证；如果 $S_r \leqslant S_{r验证值}$，则与厂家声明的批内精密度差异不显著，无统计学意义；如果 $S_r > S_{r验证值}$，应联系厂家请求技术支持。②临床实验室的室内精密度与厂家声明的室内精密度比较，由实验数据计算得到的室内不精密度（S_l）与厂家声明的室内不精密度（σ_l）进行比较，如果 $S_l \leqslant \sigma_l$，该方法可以在临床应用。如果 $S_l > \sigma_l$，则需与室内精密度验证值（$S_{l验证值}$）比较，判断差异有无统计学意义；如果 $S_l \leqslant S_{l验证值}$，则与厂家声明的室内精密度差异不显著，无统计学意义，通常也意味临床实验室通过验证；如果 $S_l > S_{l验证值}$，应联系厂家请求技术支持。

（4）应用案例　以某品牌总蛋白试剂为例，制造商说明书指出不同浓度水平批内精密度和室内精密度 CV 分别为 ≤1.7% 和 ≤2%。选择两个浓度分别为 40g/L 和 60g/L 的质控物，连续测定 5 天，每天检测一批，每批重复测定 3 次。根据公式借助数据表格软件或是性能验证专业软件，计算得到以下原始数据及统计参数（表6-3）。

表6-3　某试剂测定总蛋白精密度验证试验原始数据及统计参数

编号	批内精密度		室内精密度		检测次数	天				
	S_r	$S_{r验证值}$	S_l	$S_{l验证值}$		1	2	3	4	5
1	0.26	0.98	0.55	1.24	1	40	40	40	41	41
					2	40	40	41	41	41
					3	40	40	40	41	41
2	0.26	1.5	0.48	1.92	1	61	61	62	62	62
					2	61	62	62	62	62
					3	61	62	62	62	62

根据表6-3统计分析结果，两个浓度水平批内精密度和室内精密度验证符合厂家声明，该方法可

以在临床应用。

2. 其他精密度验证评价方案 📱 微课/视频 2　📱 微课/视频 3

（1）CNAS‑GL 037：2019 方案《临床化学定量检验程序性能验证指南》，该指南适用于临床实验室对临床化学定量检验方法进行精密度性能验证，数据分析和判断标准可参考 WS/T 492—2016《临床检验定量测定项目精密度与正确度性能验证》。

（2）WS/T 406—2024 方案《临床血液检验常用项目分析质量标准》，该标准适用于血液分析仪和凝血初筛实验室检测系统的精密度性能验证。使用正常及异常浓度质控物或新鲜血样品重复测定并计算批内精密度，同时按月或按批号统计室内质控在控结果的变异系数来计算日间精密度，与标准内验证要求比较判断是否符合精密度性能要求。

（3）WS/T 408—2024 方案《定量检验程序分析性能验证指南》，该指南规定了定量检验程序精密度分析性能验证的原则和方法，用待验证程序对至少 2 个浓度水平样品进行至少 5 批、至少重复 3 次检测，获得检验程序的重复性（批内）和中间（实验室内）精密度指标，以标准差或变异系数形式表示，与规定的可接受标准比较，得出验证结论。

（三）精密度性能确认

1. EP5‑A2 方案《定量测量方法的精密度性能评价，批准指南‑第二版》　该方案主要用于检验方法的精密度性能确认，使用 2 个尽可能接近厂商声明或医学决定水平浓度的临床样品或稳定的血清基质的质控物重复测定。经统计计算得到批内、批间、日间以及总不精密度。

（1）实验步骤　①使用 2 个浓度实验样品，每天 2 批次，每批次重复检测 2 次，连续测定 20 天，每个浓度样品可获得 80 个有效数据；②整个评价过程应使用同一批号的试剂和校准品，每批次应采取必要的质量控制手段以检出离群值；③根据常规的质控程序检出批间或日间离群值，失控的数据纠正后，再重新进行一批；④根据批内重复测量结果 5.5 倍标准差的标准，剔除批内离群值，如果拒绝数据的数量超过 5% 以上，需要考虑仪器性能不够稳定，应联系厂家。

（2）数据分析

①计算重复性（S_r）、批间精密度（S_{rr}）、日间精密度（S_{dd}）及总不精密度（S_T），公式如下。

$$S_r = \sqrt{\dfrac{\sum\limits_{i=1}^{1}\sum\limits_{j=1}^{2}(x_{ij1}-x_{ij2})^2}{4I}}$$

$$S_{rr} = \sqrt{A^2 - \dfrac{S_r^2}{2}}$$

$$A = \sqrt{\dfrac{\sum\limits_{i=1}^{1}(\bar{x}_{i1}-\bar{x}_{i2})^2}{2I}}$$

$$S_{dd} = \sqrt{B^2 - \dfrac{A^2}{2}}$$

$$B = \sqrt{\dfrac{\sum\limits_{i=1}^{1}(\bar{x}_i-\bar{x}_{...})^2}{I-1}}$$

$$S_T = \sqrt{S_{dd}^2 + S_{rr}^2 + S_r^2}$$

式中，I 为总的运行天数（通常为 20）；j 为每日的批次（1 或者 2）；x_{ij1} 为第 i 日第 j 批第 1 次的结果；x_{ij2} 为第 i 日第 j 批第 2 次的结果；$\bar{x}_{i1}$ 为第 i 日第 1 批运行结果的均值；$\bar{x}_{i2}$ 为第 i 日第 2 批运行结果的均值；

$\bar{x}_i$ 为第 i 日所有结果的均值；$\bar{x}_{...}$ 为所有结果的均值。

②计算重复性比较的卡方检验值（χ_r^2）、室内精密度比较的卡方检验值（χ_T^2）以及 S_T 的自由度（T），公式如下。

$$\chi_r^2 = \frac{S_r^2 \cdot R}{\sigma_r^2}$$

$$\chi_T^2 = \frac{S_T^2 \cdot T}{\sigma_T^2}$$

$$T = \frac{I(2S_r^2 + 2A^2 + 4B^2)^2}{2(S_r^2)^2 + (2A^2)^2 + \frac{I}{I-1}(4B^2)^2}$$

式中，S_r^2 为用户重复性变异的平方；σ_r^2 为厂商重复性变异要求的平方；R 为总批数；S_T^2 为用户室内标准差的平方；σ_T^2 为厂商室内标准差要求的平方。

（3）结果判断 ①重复性与厂家声明的性能或其他性能标准比较，将重复性比较的卡方检验值（χ_r^2）与卡方界值表（自由度为 R 时的95%上限临界值）相比较。如果计算值低于卡方界值表中数值，评价参数则和性能要求无显著性差异，重复性性能可被接受；②室内精密度与厂家声明的性能或其他性能标准比较，将室内精密度比较的卡方检验值（χ_T^2）与卡方界值表（自由度为 T 时的95%上限临界值）相比较。如果计算值低于卡方界值表中数值，评价参数则和性能要求无显著性差异，精密度性能可被接受。

2. 其他精密度确认评价方案 EP5－A3方案《定量测量程序的精密度评价；批准指南－第三版》，该方案缩小了使用的范围，主要提供给制造商和开发商作为性能确认试验方案，如果用户建立新方法或更改厂家的检验程序，也可参考该文件。实验步骤和数据分析可参考 EP5－A2方案，评估了实验点之间的变异和对再现性的估计。

三、正确度的评价

（一）基本概述

正确度性能是检测系统或方法重要的分析性能之一，是分析测量范围、分析灵敏度以及生物参考区间评价等实验的基础。

1. 准确度（accuracy） 完整的表述应是测量准确度，是单次检测结果与被测量真值之间的一致程度。其与测量正确度和精密度有关。

2. 不准确度（inaccuracy） 检测值与真值数量上的差异。通常用来衡量准确度的好坏。

3. 正确度（trueness） 完整的表述为测量正确度，是无穷多次重复测量所得量值的平均值与一个参考量值间的一致程度。测量正确度与系统测量误差有关，与随机测量误差无关，通常以"偏移"表示。

4. 偏移（bias，b_i） 即测量偏移，是系统测量误差的估计值。为被评价方法的测定值与确定方法、参考方法、指定对比方法的测定值之间的差异，可用两者间的差值或百分数表示，即以检测计量单位或百分率表示。

（二）正确度性能验证

1. WS/T 492—2016方案《临床检验定量测定项目精密度与正确度性能验证》－使用患者样品的正确度验证方案 分别在试验方法和比较方法同时检测患者样品，通过统计计算得到两种方法之间的系统误差，以偏移（b_i）或百分偏移（%b_i）表示，以验证是否达到正确验证要求。

（1）实验步骤　①收集20份患者样品，其浓度应分布整个线性范围，不要使用超出线性范围的样品。有些浓度不易得到，可将同一病种样品混合（不超过2份），应贮存收集的样品直至有足够的样品量。②在3~4天内，用实验方法和比较方法分别检测这20份样品，每天测定5~7次。每种分析方法都应在4小时内完成，如果是贮存的样品应在复融后1~2小时内测定完毕。③每种方法都应有质控程序保障。任何一批样品因为质控或操作困难而未得到有效数据，应在问题纠正后重测该批样品。

（2）数据分析

①计算每个样品两种方法间结果的差值，以偏移（b_i）或百分偏移（$\% b_i$）表示，公式如下。

$$b_i = 实验方法结果 - 比较方法结果$$

$$\% b_i = \frac{实验方法结果 - 比较方法结果}{比较方法结果} \times 100\%$$

②计算两种方法间的平均偏移及标准差，公式如下。

$$\bar{b} = \frac{\sum_{i=1}^{I} b_i}{n} \; ; \; \overline{\% b_i} = \frac{\sum_{i=1}^{I} \% b_i}{n}$$

$$S_{\bar{b}} = \sqrt{\frac{\sum_{i=1}^{I} (b_i - \bar{b})^2}{n-1}} \; ; \; S_{\overline{\% b}} = \sqrt{\frac{\sum_{i=1}^{I} (\% b_i - \overline{\% b})^2}{n-1}}$$

③计算偏移和百分偏移的验证限，公式如下。

$$b_i = \beta - \frac{t \cdot S_{\bar{b}}}{\sqrt{n}} \; 和 \; \beta + \frac{t \cdot S_{\bar{b}}}{\sqrt{n}}$$

$$\% b_i = \% \beta - \frac{t \cdot S_{\overline{\% b}}}{\sqrt{n}} \; 和 \; \% \beta + \frac{t \cdot S_{\overline{\% b}}}{\sqrt{n}}$$

式中，β为厂商声明的偏移值；$\%\beta$为厂商声明的百分偏移值；t为假拒绝概率为α下，自由度等于$n-1$时的$t-$分布值。若$\alpha=1\%$，$n=20$，则t分布值为2.539。

（3）结果判断　①画出每份标本两种方法结果偏移或百分比偏移图（图6-4）：水平轴代表比较方法结果均值，垂直轴代表偏移绝对值或偏移百分比。检查偏移图，观察两种方法间在检测浓度范围内标本结果差异是否一致，如一致，则可用下面平均偏移与制造商声明比较；如不一致，数据应分割为多个部分，每部分独立计算平均偏移；如偏移与浓度表现呈渐进性变化，不能计算平均偏移。此时，需更多试验数据验证方法正确度。②与厂家声明比较，如果偏移或百分偏移小于厂商声明的偏移或百分偏移，则已核实了厂商声明的偏移。如果偏移或百分偏移大于厂商声明的偏移或百分偏移，则需判断实验室计算的差值是否落在验证限之中，如果偏移超出验证限，则不能核实临床实验室的正确度与

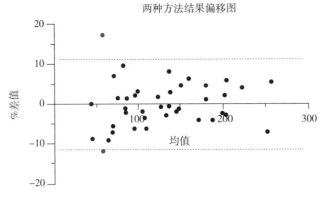

图6-4　两种方法结果偏移图/百分比偏移图

厂商声明一致，需联系厂商寻求帮助。

（4）应用案例　以某品牌肌酸激酶试剂为例，制造商说明书指出可接受的允许偏移为10%。选择20份患者样品分别在实验方法和比较方法进行单次检测。根据公式借助数据表格软件或是性能验证专业软件，计算得到以下原始数据及统计参数（表6-4）。

表6-4　某品牌肌酸激酶正确度验证试验原始数据及统计参数

样品	测试组	比对组	偏移（U/L）	百分偏移（%）	样品	测试组	比对组	偏移（U/L）	百分偏移（%）
1	16.8	16.5	0.30	1.82	2	7.8	7.8	0.00	0.00
3	9.0	9.4	-0.40	-4.26	4	11.9	11.6	0.30	2.59
5	22.4	22.5	-0.10	-0.44	6	57.3	58.4	-1.10	-1.88
7	9.3	9.5	-0.20	-2.11	8	84.1	84.6	-0.50	-0.59
9	19.8	19.5	0.30	1.54	10	82.7	83.6	-0.90	-1.08
11	100	99.0	1.00	1.01	12	281.3	279.8	1.50	0.54
13	10.1	9.7	0.40	4.12	14	11.2	11.6	-0.40	-3.45
15	11.6	11.5	0.10	0.87	16	4.1	4.0	0.10	2.50
17	5.5	5.7	-0.20	-3.51	18	18.9	18.8	0.10	0.53
19	23.6	24.8	-1.20	-4.84	20	82.7	83.6	-0.90	-1.08
偏移均值			-0.09	-0.39					
偏移SD			0.67	2.42					
范围			-10.94% ~ 10.94%						

根据表6-4统计分析结果，百分偏移 -0.39% 小于厂家声明偏移的置信区间 -10.94% ~ 10.94% 范围，该检测系统正确度得到验证，可用于临床分析。

2. WS/T 492—2016方案《临床检验定量测定项目精密度与正确度性能验证》-使用指定值参考物质的正确度验证方案　该方案通过分析具有指定值的参考物质来进行正确度验证，推荐的参考物质包括具有互换性的有证参考物质或者具有溯源性及互换性的正确度验证物质。使用2个浓度水平参考物质重复测定，经统计计算判断置信区间是否包含指定值来验证是否符合正确度性能要求。 微课4

（1）实验步骤　①选择2个浓度水平参考物质，其代表方法可报告范围中高和低的决定性浓度；②根据厂家说明书制备参考物质；③在3~5天内每批次进行2次重复测定。

（2）数据分析

①计算检测均值（$\bar{x}$）、标准差（S_x）及均值的标准误（$S_{\bar{x}}$），公式如下。

$$\bar{x} = \frac{\sum_{i}^{n} x_i}{n}$$

$$S_x^2 = \frac{\sum_{i=1}^{n} (x_i - \bar{x})^2}{n - 1}$$

$$S_{\bar{x}} = \sqrt{\frac{S_x^2}{n}}$$

式中，x_i 为第 i 个检测结果；S_x^2 是该样品所有检测结果的方差；n 是该样品所有检测结果的个数。

②计算置信区间，公式如下。

$$置信区间 = \bar{x} \pm t_{0.05, 2d-1} \cdot \sqrt{S_{\bar{x}}^2 + S_a^2}$$

式中，$\bar{x}$ 是所有检测结果的均值；d 是正确度验证试验所历经的天数；t 值以 a 等于 0.05（5%），自由度等于 $2d-1$（查表可得）；S_a 为参考物质指定值的不确定度。

（3）结果判断　如果置信区间包含指定值，则认为通过正确度验证，若未能包含指定值，则证明无法达到正确要求，需要联系厂家分析原因。

（4）应用案例　使用赋值分别为 26.61U/L、40U/L，对应的测量不确定度为 0.034U/L、0.149U/L 的两个参考物质为某仪器上测量丙氨酸氨基转移酶（ALT）进行正确度验证。临床实验室共测定 5 天，每天进行一批检测，每批重复测定 2 次，根据公式借助数据表格软件或是性能验证专业软件，计算得到以下原始数据及统计参数（表 6 - 5）。

表 6 - 5　某仪器测定丙氨酸氨基转移酶正确度验证试验原始数据及统计参数

样品	第一天		第二天		第三天		第四天		第五天	
	第一次	第二次	第一次	第二次	第一次	第二次	第一次	第二次	第一次	第二次
1	37	38	39	37	38	36	39	38	38	37
2	25.0	25.7	26.0	25.3	26.1	25.9	25.6	25.1	25.2	26.0
	检测均值	标准差	均值的标准误	参考物质指定值的不确定度		参考物质指定值		置信区间		结果
1	37.7	0.949	0.9	0.149		40		35.13~40.27		通过
2	25.59	0.41	0.13	0.034		26.61		25.29~25.89		不通过

根据表 6 - 5 统计分析结果，置信区间 25.29~25.89 未能包含参考物质指定值 26.61，该检测系统未能通过正确度验证试验，临床试验应联系厂家分析找到原因后重新进行正确度验证试验。

3. 其他正确度验证评价方案 🅔 微课/视频 5　🅔 微课/视频 6

（1）CNAS - GL037：2019 方案《临床化学定量检验程序性能验证指南》，该指南适用于临床实验室对临床化学定量检验方法进行正确度性能验证，本方案提供了三种用于评价正确度的方案，分别采用偏移评估、回收试验以及与参考方法比对的方式。①偏移评估，选用具有互换性的标准物质或基质与待测样品相类似的标准物质，重复检测后计算出与标准物质的偏移。②回收试验，通过称重法配制标准溶液，并在临床基础标本中加入不同体积标准溶液重复检测后计算回收率 R。③与参考方法比对，每份样品分别在参考方法与验证方法重复检测后计算两种方法检测结果的均值，计算偏移。

（2）WS/T 406 —2024 方案《临床血液检验常用项目分析质量标准》，该标准适用于血液分析仪和凝血初筛实验室检测系统的正确度性能验证。至少使用 10 份检测结果在参考区间内的新鲜血样品，每份样品检测两次，计算 20 次以上检测结果的均值，以校准实验室的定值或临床实验室内部规范操作检测系统的测定均值为标准，计算偏移。与标准内验证要求比较判断是否符合正确度性能要求。

（3）WS/T 408 —2024 方案《定量检验程序分析性能验证指南》，该指南规定了定量检验程序正确度分析性能验证的原则和方法，采用参考物质检测和程序对比等方式，通过实验获得待验证检验程序的偏倚，与规定的可接受偏倚比较，得出验证结论。

（三）正确度性能确认

1. EP9 - A2 方案《用患者标本进行方法比较试验及偏移评估，批准指南 - 第二版》　该方案使用至少 40 份浓度覆盖医学决定水平范围的新鲜患者样品，分别在临床实验室当前使用的方法、厂家声明的方法或公认的参考方法进行比较。通过统计计算来判断是否符合正确度性能要求。

（1）实验步骤　①分别使用两种方法每天测定 8 个样品，每个样品重复测定 2 次，共测定 5 天。在样品的重复测定中，制定第　次测定顺序，按反向顺序检测第二次。每天的样品应在 2 小时内测定完毕；②每次实验前应建立常规质量控制程序，任一方法出现失控时应重新测定，直到达到要求的样品数为止。

（2）数据分析

①计算每个样品重复测定差值（DX_i、DY_i）、相对差值（DX_i'、DY_i'）、它们的均值，公式如下。

$$DX_i = |x_{i1} - x_{i2}|\ ;\ DY_i = |y_{i1} - y_{i2}|$$

$$\overline{DX} = \frac{\sum DX_i}{N}\ ;\ \overline{DY} = \frac{\sum DY_i}{N}$$

$$DX_i' = \frac{|x_{i1} - x_{i2}|}{\bar{x}_i}\ ;\ DY_i' = \frac{|y_{i1} - y_{i2}|}{\bar{y}_i}$$

$$\overline{DX'} = \frac{\sum DX_i'}{N}\ ;\ \overline{DY'} = \frac{\sum DY_i'}{N}$$

式中，x_{i1} 为比较方法第 i 次测定中第 1 个重复观察结果；y_{i1} 为实验方法第 i 次测定中第 1 个重复观察结果；$\bar{x}_i$ 为比较方法第 i 次测定的均值；$\bar{y}_i$ 为实验方法第 i 次测定的均值；N 为样品总数。

②计算两种方法的绝对差值（E_{ij}）、相对差值（E_{ij}'）以及它们的均值，公式如下。

$$E_{ij} = |y_{ij} - \bar{x}_i|$$

$$\bar{E} = \frac{1}{2N} \sum_i^N \sum_j^2 E_{ij}$$

$$E_{ij}' = \frac{|y_{ij} - \bar{x}_i|}{\bar{x}_i}$$

$$\overline{E'} = \frac{1}{2N} \sum_i^N \sum_j^2 E_{ij}'$$

式中，y_{ij} 为实验方法第 i 次测定中第 j 个重复观察结果；$\bar{x}_i$ 为比较方法第 i 次测定的均值；N 为样品总数。

③计算相关系数（r）、计算出斜率（b）和截距（a）以及线性回归方程，公式如下。

$$r = \frac{\sum (\bar{x}_j - \bar{x})(\bar{y}_j - \bar{y})}{\sqrt{\sum (\bar{x}_j - \bar{x})^2} \sqrt{\sum (\bar{y}_j - \bar{y})^2}}$$

$$b = \frac{\sum (\bar{x}_i - \bar{x})(\bar{y}_i - \bar{y})}{\sum (\bar{x}_i - \bar{x})^2}$$

$$a = \bar{y} - b \cdot \bar{x}$$

$$\hat{y} = bx + a$$

式中，$\bar{x}_i$ 为比较方法第 i 次测定的均值；$\bar{x}_j$ 为比较方法第 j 次重复结果的均值；$\bar{y}_i$ 为实验方法第 i 次测定的均值；$\bar{y}_j$ 为实验方法第 j 次重复结果的均值；$\bar{x}$ 为比较方法所有观察结果的均值；$\bar{y}$ 为实验方法所有观察结果的均值，$\hat{y}$ 为待评方法 y 的估计值。

④利用线性回归方程，计算出在 y 轴方向上数据点与回归线之间的残差以及这些残差的回归标准误（$S_{y \cdot x}$）以及对给定的医学决定水平 X_c 处的预期偏移（$\hat{B}_c$）的估计值及置信区间，公式如下。

$$残差_j = \bar{y}_i - \hat{y}_i = \bar{y}_i - (a + b\bar{x}_j)$$

$$S_{y \cdot x} = \sqrt{\frac{\sum (\overline{Y}_j - \hat{Y}_{ij})^2}{N - 2}}$$

$$\hat{B}_c = a + (b - 1)X_c$$

$$置信区间 = \hat{B}_c \pm 2S_{y \cdot x} \cdot \sqrt{\frac{1}{2N} + \frac{(X_c - \bar{x})^2}{\sum \sum (x_{ij} - x)^2}}$$

（3）结果判断　①剔除方法内离群值，以4倍绝对或相对的差值均值作为可接受限，如果有一个值超过上述可接受限，则需将该样品的所有数据删除后再继续分析。如果删除的数据超过一个，则需扩大调查范围，查找出现偏差的原因。②剔除方法间离群值，以4倍绝对或相对差值均值为可接受限，任何一点（x_{ij}, y_{ij}）如未通过上述可接受限，则判断为离群值。若超过2.5%的点为离群值，则应调查是否存在干扰、人为错误或仪器故障。③预期结果与可接受标准的比较，计算出预期偏移后，与厂家声明或临床实验室内部性能标准来比较是否可以接受。如果预期偏移的可信区间包含了规定的可接受偏移，则说明实验方法的偏移小于可接受偏移，其性能得到验证。但是如预期偏移的可信区间不包含规定的可接受偏移时，则有两种可能：一是可接受偏移小于预期偏移可信区间的下限，则预期偏移大于可接受偏移，候选方法性能与比较方法不相当，不能被接受；二是可接受偏移大于预期偏移可信区间的上限，则预期偏移小于可接受偏移，因此实验方法性能与比较方法相当，可以接受。当然，如果两种方法不相当，但仍相信实验方法更特异，则不要拒绝新方法，可在常规应用前重新收集新的临床数据进行评估。

2. 其他正确度确认评价方案　EP9－A3方案《用患者样品进行方法比对及偏移评估：批准指南—第三版》，该方案提供的方法比对应用范围更广，用户可使用差异图进行目测并分析数据，利用加权选择法、Deming和Passing－Bablok法进行回归分析，通过差异图或临床医学决定水平浓度点计算偏移及其可信区间等。

四、分析测量范围与临床可报告范围的评价

（一）基本概述

分析测量范围即定量检测项目的线性检测范围，是整个检测系统（包括仪器、校准品、试剂、质控物、操作程序以及检验人员等）对于系列分析物浓度（或活力）最终输出的信号间是否呈恒定比例的性能，是一个很重要的仪器性能指标。分析测量范围的评价有助于发现方法学原理、仪器、校准品、试剂、操作程序、质量控制计划等很多方面的误差来源。当厂商未提供商品化的线性验证品时，临床实验室可通过选择高浓度的患者样品，经过不同程度的稀释或配制后，将预期值与实测值进行比较，确定该方法的分析测量范围。

1. 分析测量范围（analytical measurement range，AMR）　指患者样品未经任何处理（稀释、浓缩或其他预处理），由检测系统直接测量得到的可靠结果范围，在此范围内一系列不同样品分析物的测量值与其实际浓度（真值）呈线性比例关系。

2. 线性（linearity）　在给定的测量范围内，使测定结果与样品中分析物的量直接成比例的能力。

3. 线性范围（linear range）　指覆盖检测系统的可接受线性关系的范围，非线性误差小于设定标准。

4. 线性偏离（deviation from linearity，DL）　也称非线性程度，当某组数据被评价为非线性时，在某一浓度处最适二次（或三次）多项式与一次多项式（线性）拟合模型的差值。

5. 临床可报告范围（clinical reportable range，CRR）　指定量检测项目向临床能报告的检测范围，患者样品可经稀释、浓缩或其他预处理。对于CRR大于AMR的检验项目，需进行最大稀释度验证试验，并结合临床决定水平和功能灵敏度来共同确定该项目的CRR。如定量检测项目的CRR比AMR窄，可通过最大浓缩度来确定CRR。

（二）线性性能验证

1. WS/T 408—2012方案《临床化学设备线性评价指南》　本指南采用多项式法进行临床实验室定

量测定方法的线性评价，首先假定数据组为非线性，并假定在不存在随机误差的情况下，数据点正好落于一条直线或曲线上。当非线性多项式较线性多项式与数据更为符合时，评估最适非线性多项式与线性多项式间的差异是否小于预先设定的允许误差，并同时对测定结果的精密度进行检验。

（1）实验步骤　①使用混合患者血清、经过特殊处理的混合人血清、校准品或商品化质控物，将低浓度和高浓度样品按比例进行混合，配置4~6个浓度从低到高的样品。如按4∶0、3∶1、2∶2、1∶3、0∶4的比例混合，可得到5个浓度线性试验样品；②每个样品重复测定3~4次，所有样品应在一次运行中或几次间隔很短的运行中随机测定，样品随机编码，双盲测定，宜在一天之内完成。若测定方法本身存在明显的携带污染，应根据实际情况采取适当措施尽量避免对测定结果的影响。

（2）数据分析

①对测定数据进行多项回归分析，得出一阶、二阶与三阶多项式数据模型，如表6-6所示。

表6-6　一阶、二阶与三阶多项式数据模型

阶数	多项式	Rdf
一阶	$Y = b_0 + b_1 X$	2
二阶	$Y = b_0 + b_1 X + b_2 X^2$	3
三阶	$Y = b_0 + b_1 X + b_2 X^2 + b_3 X^3$	4

②对非线性回归系数 b_2 和 b_3 作 t 检验，计算公式如下。

$$t = \frac{b_i}{SE_i}$$

$$df = L \times R - Rdf$$

式中，b_i 为多元回归方程的回归系数；SE_i 为每个非线性系数的斜率标准误；L 为样品数；R 为每个样品的测定次数；Rdf 为回归自由度，即回归方程中系数的个数。

③对统计学的非线性作程度判断，计算 ADL，计算公式如下。

$$ADL = \frac{\sqrt{\dfrac{\sum\limits_{i=1}^{n}\left[p(x_i) - (b_0 + bx_i)\right]^2}{n}}}{\bar{c}} \times 100\%$$

式中，$p(x_i)$ 为最优拟合二阶或三阶方程的拟合值；$b_0 + bx_i$ 为拟合一阶方程的拟合值；n 为样品数与测定次数的乘积；$\bar{c}$ 为所有测定数据的平均值。

④计算不精密度 σ

$$\sigma = \sqrt{\frac{\sum\limits_{i=1}^{n}\left[y_i - p(x_i)\right]^2}{n - d - 1}}$$

式中，d 为最优拟合方程的阶数；$p(x_i)$ 为最优拟合二阶或三阶方程的拟合值；n 为样品数与测定次数的乘积；$\bar{c}$ 为所有测定数据的平均值。

（3）结果判断　①采用 Grubbs 法进行离群值检验，若剔除单个离群值，不需要重新测定，若发现多个离群值或数据点过于分散，此时需考察造成此误差的可能原因，纠正后重新测定。②将 t 值与 t 界值表进行比较，如非线性系数无显著性差异（$p > 0.05$），此时可对数据组直接进行精密度检验，符合要求后，数据组具有统计学线性或一阶线性；若非线性系数具有显著性差异，数据组则为非线性，需要进行临床标准的线性与非线性检验。③对于统计学判断为非线性，需在临床允许有一定的误差下，对统计学的非线性程度判断。将 ADL 与临界值比较，ADL 小于临界值，判定为临床可接受的非线

性，即二阶线性。否则判定为临床不可接受的非线性。

表6-7 不精密度和ADL的临界值（PctBnd=5%，1或2阶方程）

不精密度	$L \times R$					
	10	12	14	16	18	20
1	5.5	5.5	5.4	5.4	5.4	5.4
2	6.1	6.0	5.9	5.8	5.8	5.7
3	6.6	6.4	6.3	6.3	6.2	6.1
4	7.1	6.9	6.8	6.7	6.6	6.5
5	6.6	7.4	7.2	7.1	7.0	6.9
6	8.2	7.9	7.7	7.5	7.4	7.2
7	8.7 (P)	8.4 (P)	8.1	7.9	7.8	7.6
8	P	P	8.6 (P)	8.3 (P)	8.1	8.0
9	P	P	P	P	8.5 (P)	8.3 (P)
>9	P	P	P	P	P	P

注：1. 不精密度为 $\frac{\sigma}{c} \times 100\%$ 。2. L 为样品数；R 为重复测定的次数；P 为最优拟合方程的精密度太差，无法进行线性判断。

表6-8 不精密度和ADL的临界值（PctBnd=5%，3阶方程）

不精密度	$L \times R$					
	10	12	14	16	18	20
1	5.5	5.5	5.4	5.4	5.4	5.4
2	6.1	6.0	5.9	5.9	5.8	5.8
3	6.7	6.5	6.4	6.3	6.2	6.2
4	7.2	7.0	6.9	6.8	6.7	6.6
5	7.8	7.6	7.4	7.2	7.1	7.0
6	8.4	8.1	7.9	7.7	7.5	7.4
7	9.0 (P)	8.7 (P)	8.4	8.2	8.0	7.8
8	P	P	8.9 (P)	8.6 (P)	8.4	8.2
9	P	P	P	P	8.9 (P)	8.7 (P)
>9	P	P	P	P	P	P

注：1. 不精密度为 $\frac{\sigma}{c} \times 100\%$ 。2. L 为样品数；R 为重复测定的次数；P 为最优拟合方程的精密度太差，无法进行线性判断。

④精密度检验，多项式回归分析方法要求测量数据具有较高的测量精密度，否则将会降低统计功效，根据以下公式进行精密度判断。

$$\frac{\sigma}{c} \times 100\% < \text{PctBnd} \sqrt{\frac{n}{C}}$$

式中，C 为常数，一阶或二阶时 C 为6.3，三阶时 C 为6.5。

不精密度满足判断式时，说明数据的精密度好可作为线性评价，否则数据的精密度差不能作线性评价。

（4）应用案例 以某品牌碱性磷酸酶试剂为例，制造商说明书指出线性范围为30~1100U/L。选择两份浓度分别接近线性范围高低界限的患者样品，等比例稀释配置成6个梯度浓度的样品，在同一批内进行检测，每份样品测定3次。根据公式借助数据表格软件或是性能验证专业软件，计算得到表6-9中的原始数据及统计参数。

表6-9 某品牌碱性磷酸酶试剂线性验证试验原始数据及统计参数

序号	第一次	第二次	第三次	均值	一阶拟合值	最佳拟合值
1	30	30	30	30.00	40.90	28.82
2	250.0	252.0	251.5	251.17	251.11	253.53
3	470.0	471.0	471.5	470.83	461.31	470.98
4	684.0	684.0	684.0	684.00	671.52	681.19
5	883.0	882.0	882.5	882.50	881.72	884.14
6	1078.0	1082.0	1080.0	1080.00	1091.93	1079.85

模型	系数	值	SE	t	自由度	回归标准误
一阶线性	b_0	-169.30	10.49	16.13		
	b_1	210.20	2.69	78.01	16.00	
二阶线性	b_0	-203.13	4.33	46.86		
	b_1	235.58	2.84	83.08		
	b_2	-3.62	0.40	9.14	15.00	2.42
三阶线性	b_0	-198.00	9.85	20.10		
	b_1	229.12	11.22	20.42		
	b_2	-1.49	3.59	0.41		
	b_3	-0.20	0.34	0.60	14.00	2.73
最佳拟合方程	$y = -3.6x^2 + 235.6x - 203.1$					

根据表6-9统计分析结果，计算 ADL 为 0.92%，不精密度 $\frac{\sigma}{c} \times 100\% = 0.37\%$，查表得到相应临界值为5.4%，表明数据同时通过精密度及线性验证，可用于临床实验室检测。

2. 其他线性验证评价方案 🅔 微课/视频 7~9

（1）CNAS—GL037：2019 方案《临床化学定量检验程序性能验证指南》 该方案选择样品基质与待检临床实验样品相似且不含有明确干扰物质的样品，将高浓度样品与低浓度样品按预定比例进行稀释后得到5~7个样品，每个样品重复测定3~4次，所有样品应在一次运行中或几次间隔很短的运行中随机测定，宜在一天内完成，数据分析及结果判断可参考 WS/T 408—2012 方案。

（2）WS/T 420—2013 方案《临床实验室对商品定量试剂盒分析性能的验证》 该方案采用5~7个等比例稀释的样品，每个样品重复测定3~5次，进行线性回归，通过判断相关系数及线性差异是否满足临床来验证线性范围。

（3）WS/T 408—2024 方案《定量检验程序分析性能验证指南》 用待验证检验程序检测覆盖特定浓度范围的已知浓度的多个样品，将检测浓度对已知浓度进行直线回归，计算特定回归参数，与规定的相关标准比较，得出验证结论来判断是否满足临床线性范围要求。

（三）临床可报告范围验证 🅔 微课/视频 10

以 CNAS - GL037：2019 方案《临床化学定量检验程序性能验证指南》为例进行介绍。定量分析方法的可报告范围是临床实验室发出检验报告的依据之一，该指南验证的可报告范围包括可报告低限（定量下限）与可报告高限（定量上限×样品最大稀释倍数），分别与临床相关标准比较，得出符合性能要求的临床可报告范围。

（1）实验步骤 ①选择与待测样品具有相同基质的样品配置低值样品及高值样品。②将待测样品用混合人血清或5%牛血清白蛋白生理盐水溶液进行稀释，产生接近于方法测量区间低限浓度水平的低值样品，通常为3~5个浓度水平，浓度间隔小于测量区间低限的20%，重复测定5~10次。③使用混合血清或 5% 牛血清白蛋白生理盐水溶液或测定方法要求的稀释液对高值待测样品进行稀释，使其接近线性范围上限的 1/3 区域内，并记录稀释倍数。至少选用 3 个高浓度样品，重复测定 3 次。

（2）数据分析　①低值样品的计算，分别计算每个低值样品的均值、SD、CV 值；②高值样品的计算，分别计算每个高值样品稀释倍数后的还原浓度和相对偏差。

（3）结果判断　①可报告范围低限，以方法性能标示的总误差或不确定度为可接受界值，从低值样品结果数据中选取总误差或不确定度等于或小于预期值的最低浓度水平作为可报告范围低限；②可报告范围高限，选取还原浓度与理论浓度的偏差（%）等于或小于方法预期偏移值时的最大稀释倍数，测量区间的高限与最大稀释倍数的乘积即为该方法可报告范围的高限。

五、生物参考区间的评价

（一）基本概述

临床实验室应为检验项目提供可靠的参考区间，才能使临床对健康普查者的检验结果作出判断，对患者检验结果有大致的了解，发挥检验报告的作用。因此，获得检验项目可靠的参考区间是临床实验室的重要任务。

1. 观测值（observed value）　通过观测或者测量受试者某样品而获得的值。临床可用该值来与参考值、参考范围、参考限或参考区间相比较。

2. 参考个体（reference individual）　按明确标准选择的用作检验对象的个体，通常是符合特定标准的健康个体。

3. 参考区间（reference interval）　两个参考限（包括参考限）之间的区间，通常取参考值分布的中间 95% 区间，即参考下限为 2.5 百分位值，参考上限为 97.5 百分位值。当只有一个参考限具有临床意义，这时的参考区间可以表示为 ≤ 参考上限或 ≥ 参考下限。

4. 参考限（reference limit）　源自参考分布，用于界定参考值区间的数值，是对参考值的描述，区别于临床决策值/医学决定水平。

5. 参考人群（reference population）　由所有参考个体组成的总体，通常参考人群中的个体是未知的，因此参考人群是一个假设总体。

（二）生物参考区间建立

根据 WS/T 402—2024 方案《临床实验室定量检验项目参考区间的制定》，若已知临床实验室所在地人群和参考区间原始人群之间在地理分布、人口统计学方面有差异，则没有必要验证，而应考虑建立新的符合本地人群特征的参考区间。该方案提供了用于参考区间建立的方法，分别为直接抽样法、间接抽样法以及转移参考区间法。

1. 直接抽样法　通过建立纳入、排除标准，采用人群直接抽样方法，选取合格的参考个体，进行标本检测以建立参考区间。

（1）实验步骤　①确定参考区间的适用人群，选择合适的研究方式；②确定影响分析物水平的因素：如地域、季节、生物节律、饮食、运动、体位、药物、标本类型、标本保存和运输条件等明确影响检测结果的因素和生物学变异来源；③根据预期是否需要按性别、年龄等因素分组以及设定的置信区间，计算合适的参考个体数量；④制定参考个体筛选标准［纳入和（或）排除标准］，设计参考个体筛查流程，确定合适的参考个体；⑤制定各实施环节的标准操作规程，培训相关人员；⑥由参与者签署知情同意书，填写调查问卷，进行体格检查以及影像学检查、物理检查、实验室检查等（必要时）；⑦根据调查问卷和既定的健康评估结果对潜在的参考个体进行分类，初步筛选符合纳入标准的参考个体；⑧采集参考个体标本并检测；⑨分析参考值数据，绘制散点图观察数据分布特征及变化趋势，绘制直方图观察频数分布类型，识别可能的数据错误和（或）异常值，剔除离群值；⑩分析参考值，采用适宜的统计方法，计算参考区间的上限、下限及其置信区间。记录以上各步骤和过程。

（2）数据分析

①剔除离群值，在检测的数据中，如果有疑似离群的数据，应将疑似离群值的检测结果和其相邻值的差（D）与数据全距（R）相除，若 $D/R \geqslant 1/3$，考虑为离群值。若有两个以上疑似离群值，可将最小的疑似离群值作剔除处理，若都大于 1/3，则需要将所有点都剔去，剔除离群值后若样品量不足120例，则需补足。

②根据检验项目的临床意义，参考区间若需要分组，则应做 Z 检验，以确定分组后的均值间有无统计上的显著性差异。

$$Z = \frac{\bar{x}_1 - \bar{x}_2}{\sqrt{\dfrac{S_1^2}{n_1} + \dfrac{S_2^2}{n_2}}}$$

式中，$\bar{x}_1$ 为第一组的均值；$\bar{x}_2$ 为第二组的均值；S_1 为第一组的标准差；S_2 为第二组的标准差；n_1 为第一组的个数；n_2 为第二组的个数。

③计算 Z 判断值 Z^*

$$Z^* = 3\sqrt{\frac{n}{120}} = 3\sqrt{\frac{n_1 + n_2}{240}}$$

如 $S_2 > 1.5S_1$，或 $S_2/(S_2 - S_1) < 3$，可以考虑分组；或者 Z 值 $> Z^*$，也可以考虑分组。

④若数据呈正态分布或检测数据经转换后呈正态分布，可按 $\bar{x} \pm 1.96s$ 表示95%数据分布范围，或者 $\bar{x} \pm 2.58s$ 表示99%分布范围。

⑤若数据呈偏态分布，则采用非参数法处理，将 n 个参考个体的观察值按从小到大的顺序排列，编上秩次，x_1 和 x_n 分别为全部观察值的最小值和最大值。把这 n 个秩次分为100等分，与 $r\%$ 秩次相对应的数称为第 r 百分位数，以符号 P_r 表示。那么参考下限和参考上限的秩次可以分别用 $P_{2.5}$ 和 $P_{97.5}$ 表示。

2. 间接抽样法 利用医疗机构既有的检验数据，剔除对拟建立参考区间检验指标有影响的相关疾病人群的检验数据，经转换后成为正态分布或近似正态分布，采用参数法或其他统计方法建立参考区间。当特定人群（如新生儿、儿童）采集标本困难，或研究标本类型特殊（如脑脊液）时，直接法难以实现，可考虑使用间接法建立参考区间。间接法虽然相对简单且成本低，但数据库中可能存在大量不健康个体的检测值，应经科学严谨的方法加以识别及排除。该方法尚不认为是参考区间建立的常用方法，仅作为直接法建立参考区间无法实现或不适用时的一种替代方法。

3. 转移参考区间法 是将已有参考区间转移应用至其他分析方法/分析系统的方法。当实验室缺乏可引用的参考区间，也无法通过研究建立参考区间时，选择适宜的回归方程，在满足实验室服务人群适用性和分析系统可比性要求的前提下，将原参考区间的上、下限作为自变量带入线性回归方程，获得新参考区间的上、下限。该方法不是参考区间建立的常用方法，仅适用于上述特殊情况下的替代方法。

（三）生物参考区间验证

根据 WS/T 402—2024 方案《临床实验室定量检验项目参考区间的制定》，若临床实验室保证评估检测系统与引用特定来源参考区间检测系统的服务目标人群和其他检验前因素具有可比性，则可采用参考区间评估的方式来验证此特定来源的参考区间，该方案提供了两种用于评估和验证参考区间的方法，分别为小样品验证以及大样品验证。

1. 小样品验证 临床实验室在应用参考区间前，从本地参考人群中筛选至少每个分组 20 例的参考个体，将其测得值剔除离群值后与参考区间进行比较，若剔除离群值后样品量不足，需予以补足；若在参考区间之外的验证数据 ≤10% 则通过验证，若 >10% 的数据在参考区间之外，则另选至少 20 例合格参考个体，重新测定并判断验证。若重新测定后仍有 >10% 的数据在参考区间之外，则参考区间验证未通过，应从参考个体和分析质量两方面进行重新评估。

2. 大样品验证 对于某些重要检验项目的参考区间以及采用间接法或转移法获得的参考区间，实验室宜增加参考个体的样品量来进行验证（如每个分组 ≥60 例），将其测得值与参考区间相比较，操作方法与验证结果与小样品验证方法一致。

六、检出能力的评价

（一）基本概述

检出能力是评估临床实验室测量程序在检测限低值附近检测准确性的一组性能参数。有些检测项目的低浓度对疾病的诊断或治疗监测有重要意义，如心肌肌钙蛋白（cTn）升高是诊断急性心肌梗死的重要依据，因此"心脏标志物应用指南"明确要求临床实验室必须确定其检测低限。但是在某些特殊情况下，比如凝血检测项目中的凝血酶原时间和部分活化凝血酶原时间的影响因素众多且无法单独衡量，则不需要评价检出能力。

1. 空白限（limit of blank，LoB） 测量空白样品，即不含分析物或含量至少低于有意义的最低水平的样品时可能观察到的最高测量结果。

2. 检出限（limit of detection，LoD） 由给定测量程序获得的测得值，其声称的物质成分不存在误判概率为 B，声称的物质成分存在的误判概率为 A。国际理论和应用化学联合会（IUPAC）推荐的 A 和 B 的默认值为 0.05。检出限也被称作检测低限、最小可检测浓度。

3. 定量限（limit of quantitation，LoQ） 满足声明的精密度和正确度，在声明的实验条件下能够可靠定量的分析物的最低浓度，也称为定量检出限。

4. "空白限""检出限"和"定量限"之间的关系 最低的限值是"空白限"，是预期看到的不含有分析物样品系列结果的最大值。需要注意的是，"空白限"是一个观察到的检测结果，而另外两个限值是指分析物的实际浓度。第二个最低的限值是"检出限"，是指分析物能确定检出的最低实际浓度。第三个"定量限"则是分析物能确定可靠检出的最低实际浓度，这个可靠指的是这个最低实际浓度的检测具有可重复性，即观察到的检测结果的精密度小于或等于临床实验室或厂商设置的质量目标。以上限值具有"空白限" < "检出限" ≤ "定量限"的关系。

（二）LoB、LoD 的性能验证 🅔 微课/视频 11

WS/T 514—2017 方案《临床检验方法检出能力的确立和验证》规定了临床检验方法检出能力的确立和验证技术要求，通过分别对空白样品和低值样品的重复测定，与临界观察值比较计算符合要求的比例，从而判断是否符合检出能力的性能要求。

1. 实验步骤

（1）空白样品的准备 临床实验室比较容易得到的空白样品包括临床实验室纯水、超纯水、商业化生理盐水、检验系统清洗缓冲液。理想的空白样品是被证实不含特定被测量的商业化样品稀释液。对某些项目，可使用术后已无某疾病的患者样品，如前列腺肿瘤术后患者的无 PSA 血清为空白样品。

（2）低值样品的准备 验证方法的检出限时，可通过稀释样品或在空白样品中加入分析物的方法配制成低值样品。制备的低值样品浓度应根据厂商声明的检出限浓度。

（3）在一个试剂批号及一台仪器系统下使用 2 个空白样品及 2 个 LoD 声明浓度附近的样品，重复测量 2 次，连续测定 3 天，总计 20 个空白及低值重复检测结果。

2. 数据分析

（1）计算空白测量结果小于或等于 LoB 声明的百分比。

（2）计算低值测量结果等于或者超过 LoD 声明的百分比。

3. 结果判断

（1）将统计得到的百分比与表 6 - 10 中临界值比较，如果没有匹配的测量结果总数（N），选择最接近的值。

（2）如果观察百分比大于或等于表 6 - 10 中的值，则验证成功；如果观察百分比小于表 6 - 10 中的值，则验证失败。查找原因，如有必要，咨询测量程序建立者，根据验证结果，执行新的验证研究或利用评价方案确立 LoB 及 LoD。

表 6 - 10　测量结果总数与临界值观察比例对照表

研究中测量结果总数（N）	临界值观察比例（%）	研究中测量结果总数（N）	临界值观察比例（%）
20	85	100	91
30	87	150	92
40	88	200	92
50	88	250	92
60	90	300	93
70	90	400	93
80	90	500	93
90	91	1000	94

（三）LoB、LoD 的性能确认

WS/T 514—2017 方案《临床检验方法检出能力的确立和验证》规定了临床检验方法检出能力的确立和验证技术要求，通过分别对空白样品和低值样品的重复测定，按从小到大数据进行排序，按照 Ⅰ 类和 Ⅱ 类错误风险概率来统计计算得到 LoB 以及 LoD 的确认参数。

1. 实验步骤

（1）按照本章节 LoB、LoD 的性能验证试验准备空白样品及低值样品。

（2）使用同一设备，在至少连续 3 天，用至少 2 个批号的试剂重复检测 4 个空白样品以及低值样品。每个试剂批号至少获得 60 个空白测量结果及低值测量结果。

（3）针对每个批号试剂计算 LoB 及 LoD 的估计值，选择最大的 LoB 及 LoD 或结合所有批号试剂的数据估计 LoB 及 LoD 作为最终报告值。

2. 数据分析

（1）计算所有空白标本的均值（M_B）、标准差（SD_B）以及 LoB，计算公式如下。

$$LoB = M_B + C_P SD_B$$

$$C_P = \frac{1.645}{1 - \left[\dfrac{1}{4(B - K)}\right]}$$

式中，M_B 为空白标本的均值；SD_B 为空白标本的标准差；C_P 为正态分布 95 百分位数的乘数因子，B 为数据集空白结果的总数；K 为空白标本数。

（2）计算数据集中每个低值标本的标准差（SD）、J 个低值标本 SD 的数据集（SD_L）以及 LoD，计算公式如下。

$$SD_L = \sqrt{\dfrac{\displaystyle\sum_{i=1}^{J}(n_i - 1)SD_i^2}{\displaystyle\sum_{i=1}^{J}(n_i - 1)}}$$

$$\text{LoD} = \text{LoB} + C_p SD_L$$

式中，J 为低值标本数；n_i 为第 i 个低值标本所有结果数；SD_i 为第 i 个低值标本所有结果的 SD。

3. 结果判断

（1）如果只有 2~3 个试剂批号，则对每个批号分别执行以上步骤。选择每个试剂批号计算所得的 LoB 及 LoD 最大值为最终确认结果。

（2）如果有 4 个或 4 个以上的试剂批号，结合所有批号的数据执行上述步骤，计算 LoB 及 LoD。

（四）LoQ 的性能验证 📱微课/视频 12

WS/T 514—2017 方案《临床检验方法检出能力的确立和验证》适用于基于总误差目标的 LoQ 声明验证。使用 2 个 LoQ 声明浓度附近的样品，重复多次检测，与允许总误差进行比较，来判断是否满足 LoQ 的性能要求。仅基于精密度目标的 LoQ 声明可通过本章精密度验证的内容进行验证。

1. 实验步骤

（1）准备 2 个 LoQ 声明浓度附近的标本。

（2）使用一个试剂批号、一台仪器系统，每天每个标本重复测量 2 次，测定 3 天试验，获得总计 20 个低值重复检测结果。

2. 数据分析

（1）对每个标本计算靶值 ± 允许总误差。

（2）计算每个标本落在总误差目标范围内的检测结果个数，然后计算所有标本检测结果满足 LoQ 声明的可接受标准的比例。

3. 结果判断

（1）将得到的百分比与表 6-10 中的临界值比较，如果没有匹配的测量结果总数（N），选择最接近的值。

（2）如果观察百分比大于或等于表 6-10 中的值，则验证成功；如果观察百分比小于表 6-10 中的值，则验证失败。查找原因。如有必要，咨询测量程序建立者，根据验证结果，执行新的验证研究或利用评价方案确立 LoQ 声明。

（五）LoQ 的性能确认

WS/T 514—2017 方案《临床检验方法检出能力的确立和验证》该方案提供了 LoQ 确认的经典方法，通过对一组分析物浓度的低值样品重复测定，经统计分析与准确度目标比较，确认测量程序的最终 LoQ 值。

1. 实验步骤

（1）选择一个靶浓度作为试验的 LoQ，并根据该浓度制备 4 个独立的已知分析物浓度的低值样品。

（2）分别在 3 天用一个或多个仪器系统，至少 2 个试剂批号进行 3 次重复检测。每个试剂批号共获得 36 个低值样品重复检测结果。

2. 数据分析

（1）计算每个批号每个低值水平样品的所有重复检测结果的均值（$\bar{x}$）和标准差（SD）。

（2）根据指定值（R）计算每个低值水平样品的偏移。公式如下。

$$Bias = \bar{x} - R$$

（3）利用 Westgard TE 模型计算每个样品的 TE。

（4）重复上述步骤计算所有试剂批号各个样品的 TE。

3. 结果判断

（1）将每个试剂批号的 TE 与选定的总误差目标进行比较，对每个试剂批号分别进行比较，如果最低浓度的标本满足总误差目标，则将其作为该批号的 LoQ。

（2）选择所有批号中最大的 LoQ（2～3 个试剂批号时）或结合所有数据分析得到的 LoQ（4 个或4 个以上试剂批号）作为测量程序最终的 LoQ。

> **知识拓展**
>
> #### LoD 和 LoQ 综合评价的衍生方法
>
> 根据测量程序及其相关的总误差目标，可采用一种衍生方法，利用精密度曲线方法将 LoQ 评价作为 LoD 评价的一部分。该衍生方法唯一的变化是低值标本必须是已知分析物浓度，以便计算偏移。
>
> 选择合适的标本完成试验设计，按照本章节介绍的 LoQ 确认的数据分析中的步骤计算每个批号每个标本的 TE 估计值。以 TE 为 y 轴，标本分析物浓度为 x 轴，得到 TE 曲线，采用合适的回归模型或图表差值进行修匀。利用曲线或回归模型，确定相应准确度目标下的分析物浓度，并将其报告为该测量程序的 LoQ。

七、分析干扰的评价

（一）基本概述

患者结果与真值间的偏离主要有三个原因，包括系统偏差、不精密度和干扰。当采用特异性更好的方法作为比对方法时，特定患者群体标本中某种干扰物的平均浓度可引起系统偏差，而偏离平均偏差的个体差异则成为总偶然误差的成分。干扰物的干扰效果可随样品中干扰物浓度的不同发生变化，这可被误认为是患者病情的改变。厂商和临床实验室有必要在医学需要的基础上评价干扰物，告知临床已知有医学意义的误差来源。对厂商来说，分析干扰评价试验可以筛选潜在的干扰物质，量化干扰效应，证实患者标本中的干扰；对临床实验室来说，分析干扰评价试验可以验证和确认干扰声明，研究明确的干扰物质引起的结果差异。干扰物对检测结果的影响可通过一些方法进行补偿或修正，使干扰效果在特定患者群体中减小。对于常见的内源性干扰物（如胆红素、血红蛋白、脂类等），可通过样品前处理、样品空白、血清基质校准或数学修正等方法减少干扰效果。

（二）分析干扰验证

1. WS/T 416—2013 方案《干扰实验指南》　该指南通过在基础样品中添加较高浓度的可能干扰物质，比较检测实验样品与对照实验样品的差异是否具有统计学意义来判断筛查的干扰物是否属于干扰物。

（1）实验步骤　①通过总允许误差建立干扰的可接受标准；②选取 2 个医学决定浓度水平处的实验样品，将符合表 6-11 浓度的干扰物按照表 6-12 的要求分别制备实验样品与对照样品；③根据表6-13 及表 6-14 所示的测定数进行重复测定。

表 6 – 11　干扰物的实验浓度确定原则

可能干扰物	标本类型	干扰物实验浓度
药物与代谢物	血清、血浆与全血	至少 3 倍于治疗药物浓度或最高预期浓度
	尿液	至少 2 倍于 24 小时尿清除率
内源性干扰物	血清、血浆与全血	目标患者群体中预期最高浓度
抗凝剂与防腐剂	血清、血浆与全血	5 倍于添加浓度
	尿液	5 倍于 24 小时尿清除率
样品采集与处理设备	血清、血浆、全血、尿液	样品与设备接触 24 小时，样品体积应与实际使用相同，需注意防止样品蒸发与不稳定分析物的丢失，同时应准备一份与实验样品相同的对比样品，此样品除了不与实验设备接触外其余处理过程均与实验样品相同

表 6 – 12　实验样品与对照样品的制备

样品制备种类与体积	基础样品用量（ml）	干扰物原液用量（ml）	溶剂用量（ml）
实验样品（10ml）	9.5	0.50	0
对照样品（10ml）	9.5	0	0.50

表 6 – 13　常见置信水平与检验效能下的 Z 值

置信水平/检验效能	0.900	0.950	0.975	0.990	0.995
Z	1.282	1.645	1.960	2.326	2.576

表 6 – 14　95% 置信水平与检验效能下不同干扰标准所需样品测定数

d_{max}/s	重复数	d_{max}/s	重复数
0.8	41	1.5	12
1.0	26	1.6	10
1.1	22	1.8	8
1.2	18	2.0	7
1.3	16	2.5	5
1.4	14	3.0	3

注：① d_{max}/s 为干扰标准与重复性标准差的比值；

② 重复性 $n = 2\left[\left(z_{(1-\frac{\alpha}{2})} + z_{(1-\beta)}\right)s/d_{max}\right]^2$

（2）数据分析

① 计算干扰效果（d_{obs}），计算公式如下。

$$d_{obs} = \bar{x}_{test} - \bar{x}_{control}$$

式中，$\bar{x}_{test}$ 为实验样品测定均值；$\bar{x}_{control}$ 为对照样品测定均值。

② 计算界值（d_c），计算公式有如下。

界值计算公式在双侧检验时，有

$$d_c = \frac{d_{null} + sz_{(1-\alpha/2)}}{\sqrt{n}}$$

界值计算公式在单侧检验时，有

$$d_c = \frac{d_{null} + sz_{(1-\alpha)}}{\sqrt{n}}$$

式中，d_{null} 为无效假设的值，通常为 0；$z_{(1-\alpha/2)}$ 为双边检验 100（$1-\alpha$）% 置信水平相关正态分布百分位数；$z_{(1-\alpha)}$ 为单边检验 100（$1-\alpha$）% 置信水平相关正态分布百分位数；s 为被评价方法的批内重复性标准差；n 为样品重复次数。

③计算干扰效果的 95% 置信区间（η）。计算公式如下。

$$\eta = (\bar{x}_{test} - \bar{x}_{control}) \pm t_{0.975,(n-1)} \sqrt{\frac{2s^2}{n}}$$

式中，$t_{0.975,(n-1)}$ 为自由度为 $n-1$，t 分布的第 97.5% 概率密度值。当 $n > 30$ 时，$t_{0.975,(n-1)}$ 近似等于 2.0；s 为被评价方法的批内精密度；n 为每个样品的重复次数。

（3）结果判断　如果 $d_{obs} \leq d_c$ 可判断由被评价干扰物所导致的偏差没有超过允许标准，不认为此物质是干扰物。反之则认为被评价干扰物对被评价方法有明显干扰作用。

2. 其他分析干扰验证方案　WS/T 408—2024 方案《定量检验程序分析性能验证指南》使用待验证程序分别检测基础样品和添加可能干扰物的基础样品，比较两种样品的检测结果，判断有无明显干扰；干扰试验应重复检测基础样品和添加样品至少 10 次；程序对比应检测至少 20 例患者样品，每例样品重复检测至少 2 次。两种方式的验证均可在一批实验中完成。

八、携带污染率的评价

（一）基本概述

携带污染是检测误差的明确来源之一，其带来的错误结果可能给患者医疗结局带来不良影响。检测系统的携带污染是前一个检测过程中残留的物质（生物样品、试剂、混合反应液或反应产物等）通过仪器元件（包括但不限于探针、比色杯、搅拌棒、管路等）被携带到下一个检测过程中参与反应，影响反应进程，直接或间接干扰比色或比浊等，并导致检测结果显著偏差的过程。正确识别、评估携带污染，才能有效解决进而降低携带污染带来的结果偏差对患者诊疗的影响。

1. 携带污染的常见类型

（1）根据携带残留物的不同，可分为样品携带污染和试剂携带污染（含稀释液、洗液、反应混合液、反应产物等），也可解读为生物携带污染和化学携带污染。

（2）根据携带污染发生部位的不同，可以分为样品探针携带污染、试剂探针携带污染、比色杯携带污染、搅拌棒携带污染、管路携带污染等。

2. 不同类型携带污染的来源和特点

（1）携带污染共同特点　①在日常工作中不易通过室内质控及常规的性能验证发现，常表现为检测结果与临床不符，在排除了常见的仪器、试剂原因后仍然无法解释；②携带污染发生的频次随着项目数、检测量的增加而增加；③携带污染的发生频次、严重程度与仪器状态和项目排布顺序等直接相关，很多临床实验室在仪器刚刚启用时并未发现携带污染，但同样的试剂及项目检测排序随着使用年限的增加，若备件更换或维护保养不理想时，携带污染常明显增加。

（2）样品携带污染的来源及特点　样品携带污染通常由样品探针、样品盘或连续流动式生化分析仪管路等携带的样品残留物所导致；样品探针的磨损、管路清洗维护不佳等会极大增加样品携带污染的发生。

（3）样品携带污染主要发生情形　①待测物浓度范围分布极宽的项目，如肌酸激酶、类风湿因子等，在某些疾病发生时可能会有几千倍的升高，此时即便非常少量的样品探针携带也可能造成后一份样品的测试结果异常升高。②待测物在不同类型样品间浓度差异非常大，当其在同一生化检测平台上紧邻测定时，也会带来明显的携带污染。比如紧随尿液生化样品后检测的血清钾、尿素、肌酐结果明显增高，还有胰周穿刺液中高达几十万的淀粉酶可能通过携带污染使紧邻其后的血清淀粉酶结果假性增高。

（4）试剂携带污染常见于以下两种情况　①残留试剂直接由试剂探针携带进入下一个反应体系中；②反应混合液由搅拌棒或比色杯携带入下一个反应体系。反应混合液中试剂量通常是样品量的几十、上百倍，故被携带进入下一反应体系影响检验结果的主要是试剂，也可以是反应产物；有些情况下，也会发生残留洗液携带污染下一个反应的情况。反应混合液携带污染的根本原因是比色杯或搅拌棒清洗不佳，造成残留，常见于比色杯、搅拌棒老化，黏附增加，反应废液抽吸不良，冲洗头老化，搅拌棒位置不正等，造成反应液残留在比色杯较高的位置，不易被清洗掉等。

（5）试剂携带污染的最典型特点　通常"配对"发生，即某一特定检测的试剂或其他化学残留被携带入紧随其后的另一个特定检测项目反应体系中。试剂携带污染影响检测结果的可能因素很多，常见的有：①前一反应的试剂成分中包含下一个反应的待测物或其类似物，试剂残留物作为待测物直接参与反应，例如甘油三酯、总胆固醇等检测试剂所含胆酸被携带入下一反应体系，造成总胆汁酸检测结果异常偏高；②前一反应试剂中的某些成分与后一反应进程中的某些关键中间产物发生反应或影响反应条件，从而造成结果升高或降低。

（二）携带污染率的评价

1. 样品携带污染的评估方法

（1）临床结果回顾分析　在怀疑样品携带污染造成某项结果异常时，可观察该样品前一个样品相同项目的结果，如也非常高，可考虑存在样品携带污染的可能性。但这一方法存在局限性，其原因是：前一样品某一物质浓度非常高，但临床医嘱未检测这一项目，所以回顾分析结果时不易发现问题，必须要重新检测前一个样品的同一项目，才能明确携带的来源。

（2）通过加入色原物质评估　可参照中华人民共和国医药行业标准 YY/T 0654—2017《全自动生化分析仪》中提供的样品探针携带污染检查的橙黄 G 试验方案。其基本原理是通过比较距离色原物质最近的空白样品（被色原物污染可能性最大）与离色原物最远的样品之间的吸光度差异，评估色原物质是否存在携带污染，并进一步评估携带污染率。

（3）利用高浓度样品评估　很多文献也报道了采用临床高浓度样品评估样品携带污染的方法，先检测 3 个或更多个高待测物浓度的患者样品或质控物，紧随测定 3 个或更多空白物质，可以是去离子水，也可是不含该待测物的同基质样品。国内有临床实验室设计了携带污染与不精密度评价共同评价方式，即针对某一个待测项目在 5 个工作日内完成 5 个批次检测，不同浓度样品排序方式为低、低、低、高、高、高、高、空白、空白、空白，携带污染率可以通过多个批次（空白 1～空白 3）/（高 4～空白 3）比值的均值获得，同时还可以获得两个浓度水平的重复性和期间精密度，较简便易行。

2. 试剂（或其他化学物）携带污染的评估方法

（1）当怀疑试剂携带污染发生时，可以按照以下一般流程进行分析。

①收集现有的项目间交叉污染的资料，包括但不限于：制造商手册、制造商通告、文献等，寻找被污染项目可能的试剂污染源；②研究被污染项目所在的检测单元的试剂分布、检测顺序，是否存在已知的"配对"携带污染；③分析与被怀疑污染项目使用相同试剂探针、搅拌棒、冲洗头、比色杯等仪器组件的紧邻前一个项目是否存在携带污染的可能；④如上述步骤中提示 A 项目试剂对 B 项目有携带污染，可以通过生化分析仪记录的信息，调取紧随 A 项目检测了 B 项目的留存样品，对 B 项目进行单独复测，并比较复测结果与原结果的偏差，以一定的判定标准（如 1/2TEa）分析是否存在携带污染的可能。

（2）试剂携带污染的筛查试验设计　假设被污染项目为 X，可能发生携带的项目为 A、B、C、

D……，则可以按照 X、A、X_A、B、X_B、C、X_C、D、X_D……设计基本检测菜单，分别计算携带污染率 $(X_A-X)/X$，$(X_B-X)/X$……，并根据预设判定标准，初步判断哪些项目发生携带污染。

（3）多因素试剂携带污染来源分析试验设计　　不同的生化分析仪往往存在不同的硬件设计，当生化分析系统有多根试剂探针、多根搅拌棒等组件时，可以根据实际情况优化上述的试剂携带污染筛查试验设计中的方案，通过不同排列组合，在确认携带污染项目的基础上，进一步确认携带污染发生的部位。例如，当生化分析仪每个单元有两根试剂探针交替使用，有3根搅拌棒轮流使用时，试验可设计为 X、A、X_{A1}、X_{A2}、X_{A3}、B、X_{B1}、X_{B2}、X_{B3}……，此时，试剂探针携带污染率应为 $(X_{A2}-X)/X$，搅拌棒携带污染率应为 $(X_{A3}-X)/X$，由于比色杯数目多且差异大，评价起来更为复杂，但总体原则是一样的，即可以被污染项目与携带污染项目紧邻使用相同的生化分析仪组件，如探针、搅拌棒、比色杯等。

（三）携带污染率的解决方案

1. 通过优化试剂/项目设置　　很多生化分析仪将多个独立分析模块组合成为一台自动生化分析仪，每个模块装载不同的试剂，设置不同的检验项目；还有些生化分析仪在同一分析模块内可以利用相对独立的硬件，在不同通道完成不同的检测项目，例如某自动生化分析仪设置了内、外两圈比色杯，并使用相对独立的试剂针、搅拌棒和冲洗头。利用仪器的这些硬件特点，可以将携带污染的两个项目设定在互不干扰的两个检测单元上，从根本上避免携带污染的发生。有些情况下，如果已知的配对携带污染项目多，或两"配对"项目间检测数量差距悬殊，又或有些仪器无法提供硬件独立的通道设置，此时，可以通过设定项目检测顺序（试剂顺序），使被污染项目与携带项目距离尽可能远，来减低携带污染的可能。

2. 设置特殊冲洗程序　　目前常见的生化分析仪通常都设有可编辑的冲洗方式，用户可以自定义冲洗菜单。以一组"配对"的项目为基础，设定特殊的清洗程序，一般而言，选择特殊冲洗程序一定是在确认了该携带污染无法通过仪器维护、备件更换等方式解决，也不适于调整项目设置的情况下才采用，因为额外的冲洗程序将显著增加步骤，消耗时间，减低检测速度。同时也应充分评估项目的检测数量及携带污染可能发生的频次。

3. 加强仪器设备维护保养　　携带污染最根本原因是前一检测过程的残留清洗不充分。有些残留基于目前的冲洗方法，考虑到检测效率确实无法完全去除，但只要不超过预期标准，不影响临床诊疗，就可以不进行干预。更多的影响临床结果判读的携带污染往往发生在仪器设备老化、预防维护不佳及备件更换不及时等情况下。故临床实验室应按照制造商建议的周期和方式清洗或定期更换探针、搅拌棒、比色杯、管路等常用备件；检测工作量很大的临床实验室应经常性的检查探针、搅拌棒表面涂覆的抗黏附材料是否有脱落，是否存在不光滑、不均匀等情况；检查搅拌棒位置是否正确，有无搅拌溅出等异常情况；检查废液抽吸管路密封是否良好，有无比色杯废液残留情况。必要时，尤其是携带污染发生频次增加时，应尽快更换探针、搅拌棒、比色杯、管路等配件。

第二节　定性检验方法性能验证与确认

PPT

一、概述

定性检验是临床实验室常用方法之一，广泛作为各种疾病的筛查和诊断手段。定性检验包括纯定性检验（只有两种检测结果，如：阳性/阴性、有反应/无反应等）、半定量（滴度）的定性检验（结果报告为阴性、＋1、＋2、＋3、＋4或滴度的半定量方法）和以定量方式报定性结果（以COI或S/CO比值报告结果）的定性检验等多种形式。定性检验根据临床用途可以分为筛查试验、诊断试验、确证试验等。在实际工作中，定性检验常因为不同厂家试剂、不同方法、不同实验室得到不一样的结果，影响检验结果的临床应用。为保证日常检验结果的一致性和可比性，临床实验室将定性检验试剂、方法或检测系统应用于常规检验前，需进行性能验证与确认。由于每个实验室在实验设计、数据分析或结果解释等各方面的侧重点不同，定性测定的方法学评价多种多样，以下重点讲解临床常用的定性检验性能验证与确认方法。

（一）基本概念

1. 精密度 在定性方法中，精密度的概念是一个阳性或阴性样品，重复多次检测得到阳性或阴性结果的比率，又称为重复性。在评价化学发光免疫试验（chemiluminescence immunoassay，CLIA）和酶联免疫吸附试验（enzyme–linked immunosorbent assay，ELISA）等可将结果以COI（cut–off index）或S/CO比值等量值形式表达的试验中，精密度的定义与定量测定的相同。定性检验主要评价批内精密度和批间精密度。

2. 准确度 在定性测定中，准确度是指样品阳性或阴性测定结果与其真实结果的一致性程度，通过方法学比较来实现，以符合率表示。

3. C_{50} 在最佳条件下对接近临界值浓度的样品进行一系列重复性检测，检测结果有50%可能是阴性，50%可能是阳性。这个接近临界值浓度，即出现50/50分界点时候的分析物浓度，称为C_{50}。

4. C_5 某分析物经多次重复检测，得到5%阳性结果的浓度称为C_5；用浓度小于C_5的样品检测时，将持续得到阴性结果。

5. C_{95} 某分析物经多次重复检测，得到95%阳性结果的浓度称为C_{95}；用浓度大于C_{95}的样品检测时，将持续得到阳性结果。

6. 转化血清盘 由分析物从无到有的不同阶段样品所构成的血清盘。

7. Cut–off 值 在定性试验中，cut–off值是指检测反应的某一点，低于此检测反应点的定性检测结果被判定为阴性，而高于此点则被判定为阳性。

（二）性能验证与确认时机

定性检验方法性能验证与确认的时机一般见于以下情况：新检验程序常规应用前应进行验证；任何严重影响检验程序分析性能的情况（如仪器主要部件故障、仪器搬迁、设施和环境的严重失控等）发生后，应在检验程序重新启用前对受影响的性能进行验证；现用检验程序的任一要素变更，如试剂升级、仪器更新、校准品溯源性改变等，应重新进行验证；常规使用期间，临床实验室可基于检验程序的稳定性，利用日常工作产生的检验和质控数据，定期对检验程序的分析性能进行评审，应能满足检验结果预期用途的要求。

（三）性能验证与确认参数

定性检验方法的性能验证与确认参数一般包括：精密度（重复性）、准确度（符合率）、检出限、临界值、抗干扰能力、血清与血浆结果一致性等。临床实验室应根据不同检验项目的预期用途，选择对检验结果质量有重要影响的参数进行验证。

二、精密度（重复性）评价

与定量检验相似，定性检验同样应考虑不精密度（随机误差），以下主要介绍纯定性检验的精密度评价和以量值或数值形式报告结果的检验方法精密度评价两类。

（一）纯定性检验的精密度

评价纯定性检验方法的精密度，主要验证结果的重复性，应采用浓度接近临界值的分析物作为检测材料，不宜采用阴性低值或强阳性样品来评价定性检测方法的不精密度。定性测定的临界值由试剂生产厂家依据阳性或阴性样品结果确定。

定性检验的不精密度曲线有助于理解由于不精密度的存在，对同一样品进行多次重复检测可能得到并不完全一致的结果（如阳性变阴性、正值变负值、有变无）这一现象。可用 $C_5 \sim C_{95}$ 区间描述分析物浓度接近 C_{50} 的样品重复检测结果的不一致性（不精密度）。

1. 不精密度曲线　图6－5用图形描述了定性试验的"不精密度曲线"，该曲线显示随着接近 C_{50} 的分析物浓度的改变，经重复检测得到的阳性和阴性结果的百分数也在改变。当增加分析物浓度（浓度向右移），重复检测后产生阳性结果的百分数将更大，阴性结果的百分数将更小；降低分析物浓度（浓度向左移），重复检测后产生阳性结果的百分数将变小，阴性结果的百分数将更大。

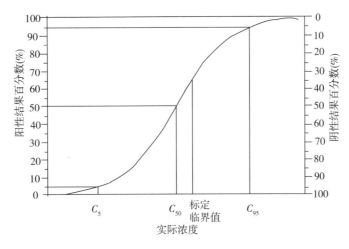

图6－5　分析物浓度接近临界值的不精密度曲线

2. $C_5 \sim C_{95}$ 区间　如果候选方法不同、检测实验室不同或试验条件不同，不精密度曲线显示的实际形状和陡峭程度都将不同。图6－6表示了两种方法不同的不精密度曲线，它们的 C_{50} 相同，因此两种方法间不存在系统误差。但方法1在近 C_{50} 处的曲线更陡，浓度稍有改变，将产生都是阳性或都是阴性的结果，即一致的结果。方法2在近 C_{50} 处比较平滑，所以改变相同浓度可能产生更多的阳性和阴性结果的混合，即更多不一致的结果。要像方法1那样得到一致的阳性或阴性结果，方法2需要更大的浓度变量。

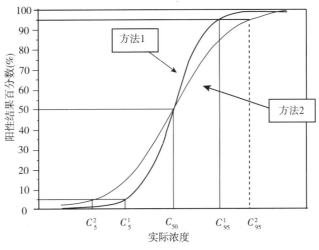

图6－6　两种方法不同的不精密度曲线

用浓度小于 C_5 的样品进行重复检测，结果将持续为阴性。用浓度大于 C_{95} 的样品进行重复检测，结果将持续为阳性。分析物浓度在 $C_5 \sim C_{95}$ 区间之外，候选方法对同一样品的重复检测将得到相同结果。分析物浓度在 $C_5 \sim C_{95}$ 区间内，候选方法对同一样品重复检测，将得到不一致的结果。因此，$C_5 \sim C_{95}$ 区间的宽度就表明了定性实验的不精密度，因为它反映了重复检验结果不一致的浓度范围。$C_5 \sim C_{95}$ 区间越窄，代表方法精密度越好。从图 6-6 可看出方法 1 的 $C_5 \sim C_{95}$ 区间比方法 2 的窄。所以，从曲线的陡峭程度以及 $C_5 \sim C_{95}$ 区间的大小，可判断出方法 1 的精密度优于方法 2。

3. 验证方案 为评价候选定性方法的精密度，需绘制该方法的整个不精密度曲线，明确该方法的 $C_5 \sim C_{95}$ 区间，需要检测大量样品，具体操作困难较大。因此，可使用一个简单的方法：首先建立该方法的 C_{50}，再判定 C_{50} 两侧某一特定浓度范围（如 $C_{50} \pm 20\%$）是否包含 $C_5 \sim C_{95}$ 区间，若 $C_{50} \pm 20\%$ 浓度范围包含了 $C_5 \sim C_{95}$ 区间，那么 $C_{50} \pm 20\%$ 或距离 C_{50} 更远浓度的样品将得到一致的检测结果，即在 $C_{50} \pm 20\%$ 区间之外的样品检测结果是稳定的，浓度 $> C_{50} + 20\%$ 将持续得到阳性结果，浓度 $< C_{50} - 20\%$ 将持续得到阴性结果。当 $C_{50} \pm 20\%$ 不包含 $C_5 \sim C_{95}$ 区间时，应另外准备浓度范围更大的样品重新评价。临床实验室也可根据检验目的和可接受的精密度，选择 $\pm 10\%$ 或 $\pm 30\%$。

（1）建立该方法的 C_{50} 如果候选方法的说明书有提供临界值，可直接将临界值作为 C_{50}。如果没有提供临界值，可用阳性样品做一系列稀释，重复检测稀释后样品，直至得到正确的 C_{50}，判断 C_{50} 是否正确的标准见表 6-15。

表 6-15 C_{50} 判断标准

	40 次测试		C_{50}
1	阳性结果	≤13/40（32.5%）	不正确
		≥27/40（67.5%）	
2	阴性结果	（14~26）/40（35%~65%）	正确

（2）以 C_{50}、$C_{50} + 20\%$ 和 $C_{50} - 20\%$ 共 3 个浓度点作样品，重复检测 40 次以上，计算每个浓度的阳性/阴性结果百分数。

（3）根据计算结果，判断候选方法的 $C_{50} \pm 20\%$ 浓度范围与 $C_5 \sim C_{95}$ 区间的关系，得出不同结论，见表 6-16。

表 6-16 候选方法的 $C_{50} \pm 20\%$ 浓度范围与 $C_5 \sim C_{95}$ 区间的关系

序号	样品浓度	检测结果	与 $C_5 \sim C_{95}$ 区间的关系	结论
1	$C_{50} + 20\%$	阳性结果 ≤35/40（87.5%）	$C_{50} \pm 20\%$ 在 $C_5 \sim C_{95}$ 区间内	用该方法检测，浓度超过 $C_{50} \pm 20\%$ 的样品有可能检测结果不一致，需扩大浓度范围（如 $\pm 30\%$）再评价
	$C_{50} - 20\%$	阴性结果 ≤35/40（87.5%）		
2	$C_{50} + 20\%$	阳性结果 ≥36/40（90%）	$C_{50} \pm 20\%$ 包含 $C_5 \sim C_{95}$ 区间	用该方法检测，浓度超过 $C_{50} \pm 20\%$ 的样品检测结果一致，精密度符合要求
	$C_{50} - 20\%$	阴性结果 ≥36/40（90%）		
3	$C_{50} + 20\%$	阳性结果 ≥36/40（90%）	$C_{50} \pm 20\%$ 与 $C_5 \sim C_{95}$ 区间部分重合（$C_{50} + 20\%$ 在 $C_5 \sim C_{95}$ 区间外，$C_{50} - 20\%$ 在 $C_5 \sim C_{95}$ 区间内）	用该方法检测，浓度大于 $C_{50} + 20\%$ 的样品检测结果一致，小于 $C_{50} - 20\%$ 的样品检测结果不一致，需扩大浓度范围（如 -30%）再评价
	$C_{50} - 20\%$	阴性结果 ≤35/40（87.5%）		

续表

序号	样品浓度	检测结果	与 $C_5 \sim C_{95}$ 区间的关系	结论
4	$C_{50} + 20\%$	阳性结果 ≤35/40（87.5%）	$C_{50} \pm 20\%$ 与 $C_5 \sim C_{95}$ 区间部分重合（$C_{50} + 20\%$ 在 $C_5 \sim C_{95}$ 区间内，$C_{50} - 20\%$ 在 $C_5 \sim C_{95}$ 区间外）	用该方法检测，浓度小于 $C_{50} - 20\%$ 的样品检测结果一致，大于 $C_{50} + 20\%$ 的样品检测结果不一致，需扩大浓度范围（如 +30%）再评价
	$C_{50} - 20\%$	阴性结果 ≥36/40（90%）		

（4）定性检验精密度的要求　定性检验精密度分析质量指标为 $C_5 \sim C_{95}$ 浓度区间（即"灰区"），这一区间范围应≤ $C_{50} \pm 20\%$。

（二）以量值或数值形式表示结果的定性检验的精密度

有些定性检验，如 ELISA、CLIA 等，样品的测定结果可以 COI 或 S/CO 比值来表示，检测系统或试剂厂家会在其试剂说明书中给出试剂的批内和批间变异，这对于实验室评价该方法的精密度有参考价值。批内精密度指在一组严格的相似测量条件下的测量精密度，即相同测量程序、相同操作者、相同测量系统、相同操作条件和相同地点，并且在短时间内对同一或相似被测对象重复测量。批间精密度指在一组相似测量条件下的测量精密度，这些条件包括相同的测量程序、相同地点，并且对相同或相似的被测对象在一长时间段内重复测量，但可包含其他相关条件的改变。

1. 基本原则

（1）操作者必须熟悉检测系统或试剂方法和（或）仪器工作原理，了解并掌握仪器的操作步骤和各种注意事项，应在评估阶段维持仪器的可靠和稳定。

（2）用于评估试验的样品一般采用临床实验室收集到的稳定或冷冻贮存的血清（浆）样品；当实验室收集的样品不稳定或不易得到时，也可考虑使用稳定的、以蛋白质为基质的商品物质，如校准品或质控物。

（3）评估精密度时，应至少评估两个浓度水平样品的精密度。当两个浓度的精密度有显著差异时，建议增加至三个浓度。所选样品浓度应在测量范围内有医学意义，即至少有一个浓度在医学决定水平（medical decision levels）左右。

2. 批内精密度评价

（1）试剂和校准物　可使用不同批号的试剂和校准物。

（2）评估方法　三个不同浓度（样品浓度应包括阴性、弱阳性和阳性水平，可参考试剂盒说明书）的样品，在一个测试批内重复进行至少 20 次检测，计算所得 S/CO 值的均值（$\bar{x}$）和标准差（SD），计算 CV%。

（3）质量控制　检验时应同时至少测一个质控物。当质控物结果超出规定的失控限，不论实验结果是否满意都应弃去不用，重新进行试验以取得实验数据。要保存所有的质控数据和失控处理记录。

（4）批内精密度要求　批内精密度变异系数 CV% 应小于相关标准的要求，同时应不大于试剂盒说明书给出的批内 CV%。

3. 批间精密度评价

（1）试剂和校准物　可使用不同批号的试剂和校准物。

（2）评估方法　三个不同浓度（样品浓度应包括阴性、弱阳性和阳性水平，可参考试剂盒说明书）的样品，在 10 天以上时间内单次（孔或管）重复进行至少 20 批检测，计算所得 S/CO 值的均值（$\bar{x}$）和标准差（SD），计算 CV%。

（3）质量控制　检验时应同时至少测一个质控物。当质控物结果超出规定的失控限，不论实验结果是否满意都应弃去不用，重新进行试验以取得实验数据。要保存所有的质控数据和失控处理记录。

（4）批间精密度要求　批间精密度变异系数 CV% 应小于相关标准的要求，同时应不大于试剂盒说明书给出的批间 CV%。

三、准确度（符合率）评价

定性检验方法的准确度评价主要有两种情况，即待分析物是否有明确的诊断标准。所谓诊断标准，是指确认分析物是否存在的最好的检测方法，即"金标准"。当待分析物有明确的诊断标准时，待检方法的准确度用诊断符合率表示；当待分析物没有明确的诊断标准时，待检方法的准确度用方法符合率表示。

（一）诊断符合率验证

当待分析物有诊断标准时，待评价方法的准确度取决于其检测结果与诊断标准的一致程度。诊断标准可以是单个检测方法，例如已经过验证的确认试验；也可以是不同方法和技术的结合，包括追踪随访、公认的诊断指南等。在实际应用时，还可以使用已经过诊断标准确认的国家标准血清盘进行评价，将试剂的检测结果与标准血清盘的预期结果相比较。此时，诊断符合率可用诊断敏感性和诊断特异性、阳性预测值和阴性预测值等多种方式来表述。

1. 验证方案

（1）样品　选取阴性样品 20 份（包含至少 10 份其他标志物阳性的样品）、阳性样品 20 份（包含至少 10 份浓度在 cut - off 值和 2 ~ 4 倍 cut - off 值之间的弱阳性样品，1 份极高值阳性样品），随机盲号法重新分号，检测样品。

（2）将所有检测结果汇总填于表 6 - 17。

表 6 - 17　待评价方法与明确诊断比较的 2 ×2 表

待评价方法	明确诊断		
	阳性	阴性	总数
阳性	A	B	A + B
阴性	C	D	C + D
总数	A + C	B + D	N = A + B + C + D

2. 各项性能指标

诊断敏感性 = 100% ［A/（A + C）］

诊断特异性 = 100% ［D/（B + D）］

阳性预测值 = 100% ［A/（A + B）］

阴性预测值 = 100% ［D/（C + D）］

诊断符合率 = 100% ［（A + D）/N］

如果真阳性率（诊断敏感性）与假阳性率（1 - 诊断特异性）等同，则该方法没有诊断价值；反之，如果诊断敏感性和诊断特异性均接近 100%，则该方法具有较高的诊断价值。

3. 诊断敏感性和诊断特异性的置信区间　上述性能指标仅是对真实性能的估计值，因其仅针对研究群体的某一部分个体或样品。如果检测其他的个体或样品，或对同一部分样品在不同时间段进行检测，则检测性能指标的估计值可能在数值上存在差异。可利用置信区间和显著性水平对样品选择造成的统计不确定性进行量化，这种不确定性也会随着研究样品数的增加而减小，具体参见相关行业规范。

4. 可接受标准　如果实验室计算得出的诊断敏感性、诊断特异性和诊断符合率不低于厂商检验方法声明，则通过验证；如果低于厂商检验方法声明，则未通过验证，应寻找原因或更换检验方法。

（二）方法符合率验证

当没有可用的诊断标准，可采用评估方法符合率的方式来实现准确度（符合率）的评价。待评价方法可与某一参比方法进行比较，该参比方法可以是经验证性能符合设定标准，日常室内质控、室间质评/能力验证合格的在用检测方法。此时，应计算两种方法的阳性符合率、阴性符合率及总符合率，而非敏感性和特异性、阳性预测值和阴性预测值。需要注意的是，由于待测物的诊断未知，这种计算反映的并非待评价方法真实的准确度，而是待评价方法和已验证方法的一致性程度。尽管如此，能够给出待评价方法与已验证方法的一致性也还是对实验室有参考意义的。

1. 验证方案

（1）样品　选取阴性样品 10 份（包含至少 5 份其他标志物阳性的样品）、阳性样品 10 份（包含至少 5 份浓度在 cut – off 值和 2 ~ 4 倍 cut – off 值之间的弱阳性样品，1 份极高值阳性样品），共 20 份样品，随机每 4 份分成一组，共 5 组。按照患者样品检测程序，用参比方法和候选方法每天平行检测一组样品，共 5 天。

（2）将所有检测结果按表 6 – 18 汇总填表，计算符合率。

表 6 – 18　两种方法检测相同样品的 2 × 2 表

待评价方法	已验证方法	
	+	–
+	a	b
–	c	d
合计	a + c	b + d

2. 各项性能指标

阳性符合率 = a/（a + c）×100%

阴性符合率 = d/（b + d）×100%

总符合率 = （a + d）/（a + b + c + d）×100%

方法符合率并不能完全衡量待评价方法的准确性，两种检测方法可能高度符合，但是诊断敏感性和诊断特异性都很低。相反，两种检测方法符合率不高也并不意味着待评价方法是错误的而比较方法是正确的。另外，方法符合率还与待测物相关疾病的流行率相关，因此对其他人群应用方法符合率时必须注意。

3. 可接受标准　方法符合率需不低于所用候选方法的厂商标准。若无可用的厂商标准时，可根据临床实验室检测方法的预期用途制定验证可接受标准。

四、检出限评价

和检验方法的精密度、准确度一样，检出限也是评价分析方法和测试仪器性能的重要指标。它是指某一特定分析方法，在给定的显著性水平内，可以定性地从样品中检出待测物质的最小浓度或最小量，有时也称为分析灵敏度。分析物浓度位于 $C_5 \sim C_{95}$ 区间之外时，待评价方法对同一样品的重复检测将得到相同结果。因此，C_{95} 代表了该方法可以测量的最低浓度，即检出限。

1. 验证方案　将定值的标准物质梯度稀释至厂商声明的检出限浓度，以此作为样品。多批次测定该样品浓度（如测定 5 天，每天测定 4 次），测定次数不得少于 20。稀释液可根据情况选用厂商提供的稀释液或阴性血清，但需注意该阴性血清中的目标物及相关物质（如抗原或抗体）都必须阴性，且试剂说明书上申明的干扰物质必须在允许范围之内。

2. 可接受标准　如果该样品≥95%的测定结果为阳性，检出限验证通过。

五、Cut – off 值（临界值）的验证

厂家根据实验目的及临床所需敏感性和特异性来建立临界值浓度。一旦厂家建立了临界值，用户很少改变它。低于临界值为阴性，高于临界值为阳性。如果实验室在最佳条件下用浓度恰好等于临界值的样品进行重复性试验，其 C_{50} 刚好等于厂家建立的临界值。由于最佳条件不易获得，厂家定义的临界值与实验室实际建立的 C_{50} 之间可能存在差异，定性实验中的偏移将与之有关。

某些定性试验测定结果报告的依据是 cut – off 值（临界值），试剂供应商一般都会在其试剂盒说明书中明确标注 cut – off 值的定义及计算方法，但该 cut – off 值不一定适用于实验室所检测的所有人群。确定合适的 cut – off 值，对于检测结果的判断，减少假阳性、假阴性具有重要的意义，因此实验室有必要选择以下方法之一每年定期对试剂盒的 cut – off 值进行验证。

1. 阴性来源　选择30份健康人新鲜血清和30份目标标志物阴性而有其他免疫标志物阳性的患者新鲜血清，共60份，分3~5批、3~5大进行检测，计算 $\bar{x}$、s，cut – off 验证值为：$\bar{x} + 3s$；若该验证值不大于说明书提供的临界值，或在说明书提供临界值 ±20% 内，则验证通过。

2. 阳性来源　选择弱阳性（cut – off 值 ±20%，±应均匀分布）新鲜血清或质控血清共60份，分3~5批、3~5天进行检测，计算 $\bar{x}$、s，cut – off 值验证值为：$\bar{x} - 3s$。若验证值在说明书提供的临界值 ±20% 内，则验证通过。

3. Cut – off 值验证常见问题

（1）可以通过查询既往检测样品的信息（如人群来源、临床诊断等）进行样品结果的回顾性验证，不一定要进行试验。

（2）若选择用阴性样品进行验证，必须考虑其他阳性标志物的干扰。

（3）实验室可根据实际情况选择 cut – off 值的验证方法，如 HIV 试剂盒的验证，由于地方法规的原因，实验室不能保存阳性患者血清，此时可选择使用阴性来源的样品来验证试剂盒的 cut – off 值。

（4）化学发光方法学的试剂盒进行 cut – off 值验证时，若使用阴性样品进行验证，可以通过统计发光反应数来进行 cut – off 值的验证。

（5）验证试验的原始数据要保存下来，以备日后查阅。

（6）在更换关键试剂的批次后（除非实验室主管认为这些更换不影响临界值）、更换仪器的主要部件后、仪器大修后以及质控结果不符合既定标准时，都应当进行临界值验证。

六、定性检验方法的临床应用

定性试验在临床应用广泛，可用于疾病的筛查、诊断、确认以及治疗监测。方法的敏感性和特异性、预测值、有效性、患病率、被检测人群条件等因素决定了定性试验的临床应用。

（一）筛查试验

临床上，筛查试验（screening tests）通常用于检测整个人群（或某部分特定人群）中某待测物或因子的存在情况。例如，粪便隐血试验或性病研究实验室（VDRL）的梅毒血清学试验。用于筛查的定性试验必须具有较高的敏感性，以确保真阳性结果的检出。与诊断试验或确认试验相比，筛查试验会产生更多的假阳性结果。但是，如果假阳性结果所造成的社会及经济后果不是非常严重，那么，筛查试验的低特异性是允许的，因为这个缺点可通过进一步进行特异性较好的确认试验加以弥补。

尽管筛查试验的阳性结果需要确认试验进一步来证实，但总比筛查试验出现假阴性结果好。因为假阴性结果可能造成更严重的后果，比如漏检了某阳性物质，可能使疾病通过已感染血液进行传播或者延误了对本来可以治愈的严重疾病的治疗。

（二）诊断试验

定性试验也用于临床怀疑某种特定疾病或状况是否存在的诊断。诊断试验（diagnostic tests）是把可疑有病但实际无病的人与真正的患者区分开来的过程，包括应用实验、仪器设备、随访等手段进行诊断的一切检测方法。例如，各种微生物培养就是用于判断细菌感染情况的诊断实验。因为临床要根据诊断试验结果对患者进行及时和正确的处理，这就要求诊断试验具有良好的敏感性和特异性。如果诊断试验后还有确认试验进行验证，那么对诊断试验的特异性要求可以稍微降低。诊断试验和筛查试验的主要区别见表 6 - 19。

表 6 - 19　诊断试验和筛查试验的区别

项目	筛查试验	诊断试验
目的	区别患者、可疑患者与无病者	区别患者与可疑有病但实际无病的患者或可疑患者
观察对象	健康或表面健康的人	患者或可疑患者
试验要求	快速、简便、灵敏度高	科学、准确、特异性高
所需费用	价廉	一般较高
结果处理	阳性者需进一步诊断	阳性者需治疗

（三）确认试验

确认试验（confirmatory tests）用于验证筛查试验和诊断试验的结果，是当前公认的用于明确肯定或排除某种疾病的最可靠和准确的方法。如果确认试验证实了之前的检测结果，临床医生即可依其做出诊断。确认试验必须有较高的特异性（必要时可以适当牺牲灵敏度）和阳性预测值（PPV）。例如，梅毒密螺旋体抗体荧光吸收试验（FTA - ABS）就是一种用于 VDRL、RPR、TRUST 等梅毒血清学筛查试验之后的确认试验；Western - blotting 免疫印迹法就是用于 ELISA、胶体硒法电化学发光等 HIV 抗体初筛试验之后的确认试验。

第三节　室内质量控制

PPT

室内质量控制（internal quality control，IQC），简称室内质控，目的在于监测过程以确认系统工作正常且确保可发出足够可信结果的内部程序，当检测系统中出现异常变化时，临床实验室能够尽快进行识别和处理，因为这个异常变化可能导致临床实验室将错误的检验结果报告给临床，从而可能对临床决策产生不利影响。

临床实验室室内质控主要通过检验人员按照一定的频度连续测定稳定样品中的特定组分，并采用一系列方法进行分析，按照统计学规律推断和评价本批次测量结果的可靠程度，以此判断检验报告是否可发出，及时发现并排除质量环节中的不满意因素。

《医疗机构临床实验室管理办法》明确规定医疗机构临床实验室应当对开展的临床检验项目包括定量检验项目和定性检验项目进行室内质量控制。

为规范临床实验室室内质控，国内外制订了一系列标准规范，如我国颁布的 WS/T 641—2018《临床检验定量测定室内质量控制》，美国 CLSI 发布的 C24 - A4 文件等。

一、概述

1. 允许总误差（allowable total error，TEa） 基于检测项目临床可接受性能和实验室能达到的技术水平，规定的可接受总误差极限值。

2. 均值（mean，$\bar{x}$） 均值是算术平均值的简称，是一组变量值的数值上的平均，即获得结果之和除以结果的个数，通常用 $\bar{x}$ 表示，均值代表这组变量分布的集中趋势。

3. 标准差（standard deviation，SD） 标准差是方差的算术平方根，通常用 S 表示，用来反映一个数据集的离散程度。标准差越大，说明数据集中的各数据差异越大，均值的代表性越差。

4. 变异系数（coefficient of variation，CV） 变异系数是用百分数表示的标准差与平均值之比，计算公式为：$CV = SD / \bar{x} \times 100\%$。

5. 正态分布（normal distribution） 正态分布又称为高斯分布，临床实验室涉及到的正态分布通常为一维正态分布，统计学概念上，若随机变量 X 服从一个位置参数为 μ、尺度参数为 δ 的概率分布，且其概率密度函数为 $f(x) = \dfrac{1}{\sqrt{2\pi}\delta}\exp\left(-\dfrac{(x-\mu)^2}{2\delta^2}\right)$，则这个随机变量就称为正态随机变量，正态随机变量服从的分布就称为正态分布。正态曲线以均值为中心，左右对称，与钟的形状相似，又称为钟形曲线。

二、室内质量控制基础及应用

（一）准备工作

1. 人员培训 在开展质量控制前，每个临床实验室检测人员都应对质量控制的重要性、基础知识、质量控制的方法有较充分的了解，并在质量控制的实际工作中不断进行培训提高。

2. 建立标准操作规程 实施质量控制需要有一套完整的标准操作规程（standard operation procedure，SOP），如仪器的使用、维护操作规程，试剂、质控物、校准品等的使用操作规程等。所有临床实验室都应建立一套较完整的 SOP。

3. 仪器校准 对测定临床样品的仪器要按一定要求进行校准，校准时要选择合适的（配套的）校准品；如有可能，应保证检测结果能溯源到参考方法或（和）参考物质；对不同的分析项目要根据其特性确立各自的校准频率。

4. 准备试剂、校准品 应选择稳定性好、批间变异小、质量可靠的试剂与校准品，最好按照仪器生产厂商的建议选择试剂与校准品。

5. 质控物的选择和使用 在质控物选择与使用过程中，应注意：①要选择质量可靠、均一、稳定、瓶间变异小的质控物，且一次性购买足量的同一批号质控物，如条件允许，可储存一年或以上的用量，以减少新老批号交替时同时检测新老批号质控物做平行比对的麻烦；②尽可能有与患者待测标本具有相似或相同的基质，以减少基质效应；③添加物（如添加的代谢物和酶制品等）尽可能纯，反应速率尽量与患者待测标本一致；④所选质控物的浓度应在有临床意义的浓度范围内，一般应有两个或三个不同浓度，以便在不同浓度水平监测方法的性能；⑤价格适中；⑥无论使用定值还是非定值质控物，使用说明书上的原有标定值只能作参考，均值和标准差（包括暂定以及常用）必须由临床实验室通过重复测定来确定；⑦非定值质控物在临床实验室开展室内质控工作中足以用于观察和控制检测过程的精密度。

（二）明确项目的质量目标

临床实验室对患者标本进行检测时，必然存在一定分析误差。测量结果与真值的差异是随机误差和系统误差的总和，即总误差。临床实验室应为开展所有项目基于可接受临床性能和现今检出能力基础上，建立分析质量目标，即允许总误差。制定允许总误差时既应反映临床应用的需求，又不能超过临床实验室所能达到的技术水平。允许总误差可以以浓度、百分率或是标准差的形式来表达。

1999 年，斯德哥尔摩国际会议通过了临床实验室建立和评估检验项目的质量目标指导原则，建议设定各检验项目 TEa 可考虑 5 个方面的因素。2014 年，欧洲检验医学联合会（EFLM）对上述原则进行了简化修订，建议临床实验室设定各检验项目 TEa 可考虑如下 3 方面因素：①临床要求；②生物学变异；③当前技术水平。国内外专业组织分别对某些检验项目质量目标给出指导建议，如 WS/T 403—2024《临床化学检验常用项目分析质量标准》规定了 80 多项常用临床生化检验项目的质量目标。

（三）质控物的操作和使用

不同检测项目的稳定性不同，在不同基质中需要注意的情况也不同，干粉和液体质控物前处理要求也不同，因此质控物使用前必须认真阅读使用说明书，明确要求后再开始使用，严格按照使用说明书步骤操作。在使用质控物时应注意以下几项。

1. 质控物的前处理和储存

（1）干粉质控物复溶时所加溶剂的量要准确，用 A 级容量移液管，尽量保证每次加入量一致。

（2）干粉质控物复溶时应轻轻摇匀，待完全溶解后才可以摇匀，切忌剧烈振摇。

（3）冻存液体质控物复融时应室温静置到完全融化，然后轻轻摇匀混匀。

（4）质控物应严格按照使用说明书规定的方法保存，不使用超过保质期的质控物。

（5）不能使用自动除霜冰箱储存质控物。

2. 干粉质控物的复溶　需要确保所用溶剂的质量，行业标准 WS/T 574—2018《临床实验室试剂用纯化水》要求纯化水电阻率应 $\geq 10 M\Omega \cdot cm$（25℃）或者电导率 $\leq 0.1 \mu S/cm$（25℃），微生物总数 <10CFU/ml，总有机碳 <500ng/g，直径 $0.22 \mu m$ 以上的微粒数量不可检出。

3. 质控物的操作　质控物操作应与待检测样品在同样的测定条件下测定。

（四）建立质控参数

临床实验室的室内质量控制主要用于监控检测系统的精密度，因此临床实验室需要建立与精密度有关的质控参数，包括均值和标准差。

1. 稳定期较长的质控物　均值和标准差必须由临床实验室使用现行的测量方法进行确定，定值质控物的标定值只能作为参考。当使用新批号质控物时，用新批号质控物替换旧质控物时，先暂定均值和标准差。应在结束使用旧批号质控物之前，将新批号质控物与旧批号质控物同时进行测量。新旧质控物同时测量一个月，可至少获得 20 个新质控物的测量结果，剔除异常值或离群值，计算出平均值和标准差，将此暂定的均值和标准差作为下一个月室内质控图的中心线和控制限；待一个月结束后，将该月的在控结果与前 20 个质控物测量结果汇集在一起，计算累积平均值和标准差，以此累积的均值和标准差作为再下一个月质控图的中心线和质控限依据；重复上述操作，连续 3～5 月，或逐月不断进行累积。

2. 稳定期较短的质控物　在 3～4 天内，每天分析质控物 3～4 瓶，每瓶重复测量 2～3 次。收集数据，计算均值和标准差。对数据进行离群值检验，剔除后重新计算余下数据的均值，并将此作为暂定质控图的中心线。由于该法使用的数据量较小，未考虑检测过程中的变异。因此，可采用以前室内质控得到的加权不精密度（CV%）乘以上述重复测量获得的均值得出标准差，作为暂定标准差。待此月结束后，将该月在控结果与前面建立质控图的质控结果汇集，计算累积的均值和标准差，以此累积的均值和标准差作为下一个月质控图的中心线和质控限；重复上述操作过程，并逐月累积。

3. 由质控规则决定质控限　质控限通常是以标准差的倍数表示。临床实验室不同定量测定项目的质控限的设定要根据其采用的质控规则来决定。目前临床实验室通常使用 3 倍标准差作为自己的控制限，即上控制限（UCL）设置为 $\bar{x} + 3s$，下控制限（LCL）设置为 $\bar{x} - 3s$。

4. 质控物批号更换 拟使用新批号的质控物时，应在旧批号质控物使用结束前，将新批号的质控物与旧批号质控物同时进行测定，重复上述的过程，设立新的质控图的中心线和质控限。

5. 绘制质控图及记录质控数据 根据质控物的均值和质控限绘制 Levey - Jennings（L - J）质控图（单一浓度水平），一般做法是：临床实验室建立质控参数后，以横坐标为分析批次，纵坐标刻度分别为：中心线 X 和 $X \pm 1s$、$X \pm 2s$、$X \pm 3s$（图 6 - 7）。

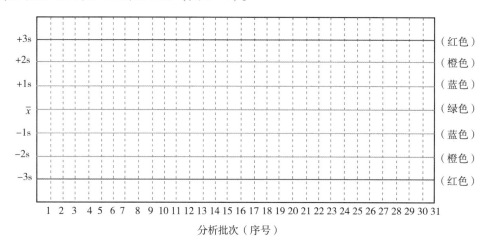

图 6 - 7 单个质控物的 Levey - Jennings 质控图

（五）选择质控程序

不同质控方法具有不同检出分析误差能力，实际质控程度依赖于所选用的特定质控方法。质控方案主要由质控规则和质控测定次数（N）两个因素确定。通过估算在不同大小误差时分析批失控概率，能评价质控方法的性能特征，这些特征确定了质控方法功效。各临床实验室应根据本实验室的情况和水平，选择合适的质控规则和每个分析批质控物的测定数。可以根据功效函数图、质控方法选择和设计表格、操作过程规范图、Sigma metric 工具图进行质控方法的设计，也可使用 Westgard 多规则质控方法。

1. 质控方法的选择

（1）质控物检测频次，在每一个分析批内至少对质控物作一次检测。检测系统或试剂的厂商应向用户推荐每个分析批使用质控物的数量。用户可根据不同情况，增加或减少质控物测定次数。①分析批（analytical run），在质控范畴，批和分析批是指一段时间区间，或一组患者标本量数量，是统计过程控制确定控制状态的对象。在一个分析批中，检测系统精密度和正确度可认为不变。临床实验室在此时间段内某个时间点通过检测质控物证实检测系统可靠，预期在整个分析批中检测系统可靠。导致检测系统的精密度或正确度发生改变的事件更易于发生在不同分析批之间。在实验操作中，每批次至少要做一次质控，以监测检测方法性能。②分析批长度（length of analytical run），临床实验室应为特定检测系统和检测程序确定合适的分析批长度。影响分析批长度因素众多，如样品中分析物稳定性、试剂稳定性、仪器状态、单位时间内检测标本数、检验人员素质、检测流程设置等。检测系统或试剂制造商应说明检测系统正确度和精密度稳定的时间或序列，推荐分析批长度。临床实验室应根据本实验室患者标本稳定性、标本数量、重复分析标本量、工作流程及操作人员素质等因素来确定分析批长度，但不应超过制造商推荐的批长度，除非提供足够的科学数据。各行业规范和指南也会综合行业中某分析项目的具体情况规定分析批最大长度，即每个分析批最少质控频率。美国临床实验室改进修正计划（CLIA）规定，临床化学检验最大批时间为 24 小时；临床血液学检验最大批时间为 8 小时。各临床实验室应依据检验过程分析性能的变化来调整分析批长度，如仪器老化、软件升级、患者人群改变、操作人员更换、试剂改动、重新校准等，需重新评估分析批长度，确保每个分析批都有室内质控覆盖。

（2）用户应确定每一分析批内质控物的位置，原则是在报告一批患者检测结果之前，须对质控结果作出评价。确定质控物的位置须考虑分析方法的类型及可能产生的误差类型。例如，在用户规定分析批长度内，进行非连续样品检测，质控物放在样品检验结束前，可监测偏倚；如将质控物平均分布于整个分析批内，可监测漂移；若随机插于患者样品中，可检出随机误差。在任何情况下，都应在报告患者检测结果前评价室内质量控制结果。

2. 质控规则的选择

（1）常规质控规则 质控规则是解释质控数据和判断分析批质控状态的标准，以符号 AL 表示，其中 A 是超过质控界限的质控测定值的个数或统计量，L 为质控界限，如 1_{3s} 指的是质控界限为 ±3s。当一个质控测定值超过 x ± 3s 时，即判为失控。

常用质控规则的符号和定义如下。

①$1_{2s}$：1 个质控测定值超过均值 ±2s，如违背此规则，提示警告（图 6 - 8）。

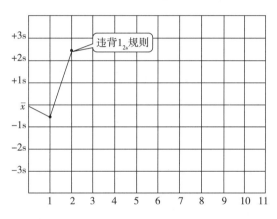

图 6 - 8 1_{2s} 规则示意图

②$1_{3s}$：1 个质控测定值超过均值 ±3s，此规则主要对随机误差敏感（图 6 - 9）。

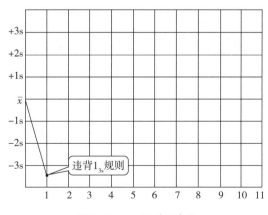

图 6 - 9 1_{3s} 规则示意图

③$2_{2s}$：2 个连续的质控测定值同时超过均值 +2s 或均值 -2s，此规则主要对系统误差敏感（图 6 - 10），左图所示为同一浓度水平质控测定值连续 2 次同方向超过 +2s，右图所示为 2 个浓度水平的质控测定值同方向超出 +2s。

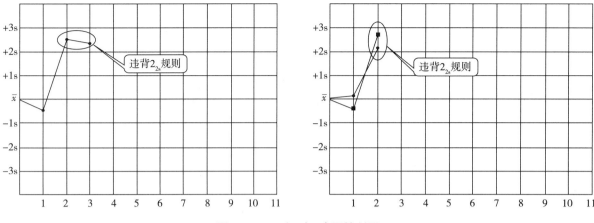

图 6 - 10　2_{2s}规则示意图控制图

④ R_{4s}：同一批内最高和最低测量值之间的差值超过4s，是失控的表现（图 6 - 11）。如果其中一个测量值超出 +2s，另一个超出 -2s，则较容易判断；如果一个测量值超出 +2.5s，此时就要认真观察另一个是否超出 -1.5s。此规则对随机误差敏感。

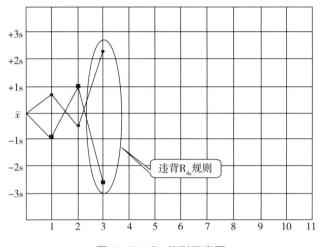

图 6 - 11　R_{4s}规则示意图

⑤ 4_{1s}：表示一个质控物连续的四次测定值都超过均值 +1s 或均值 -1s，两个质控物连续两次测定值都超过均值 +1s 或均值 -1s，此规则主要对系统误差敏感（图 6 - 12），左图所示为同一浓度水平质控测定值连续 4 次同方向超过 +1s，右图所示为 2 个浓度水平的共计 4 个质控测定值同方向超过 +1s。

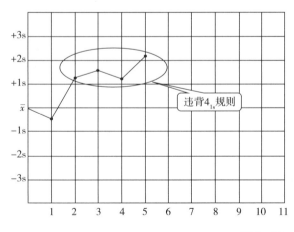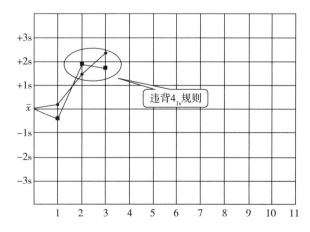

图 6 - 12　4_{1s}规则示意图

⑥ $10_{\bar{x}}$：10 个连续的质控测定值落在均值的一侧，此规则主要对系统误差敏感（图 6 - 13），左图所示为同一浓度水平质控测定值连续 10 次落在均值一侧，右图所示为 2 个浓度水平的共计 10 个质控测定值落在均值一侧。

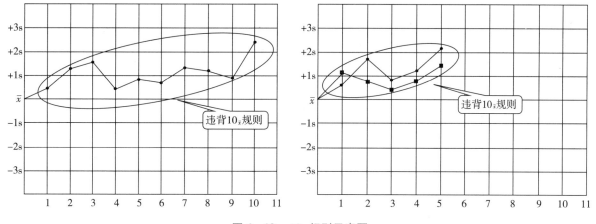

图 6 - 13　$10_{\bar{x}}$ 规则示意图

（2）多规则质控方法　Levey - Jennings 质控方法通常在控制图上画出单个控制测定值，以单独的 1_{2s} 或 1_{3s} 为质控规则来判断分析批是否在控。如果仅以 $\bar{x} \pm 2s$ 为失控限，虽然可以提高误差的检出概率，但会产生较多的假失控，降低了分析方法的生产率；如果仅以 $\bar{x} \pm 3s$ 为失控限，则降低了误差检出。

20 世纪 80 年代，Westgard 提出的多规则质控方法是充分利用各单个质控规则的特性，将它们进行组合，以提高误差检出概率和降低假失控概率。Westgard 多规则推荐使用 1_{2s}、1_{3s}、2_{2s}、R_{4s}、4_{1s} 和 $10_{\bar{x}}$ 等 6 个质控规则。多规则质控方法有以下特点：①能够通过单值质控图进行简单的数据分析和显示；②容易与 Levey - Jennings 质控图适应与统一；③具有低的假失控概率；④当判断一批为失控时，能确定发生分析误差的类型，有助于确定失控原因和解决问题。

图 6 - 14 显示了将上述 6 项基本规则联合成为 Westgard 多规则的实际应用方法。1_{2s} 规则作为警告规则，启动其他的质控规则来检查质控数据。如果没有质控数据超过 2s 质控限，则判断分析批在控。如果一个质控测定值超过 2s 质控限，应依次启动 1_{3s}、2_{2s}、R_{4s}、4_{1s} 和 $10_{\bar{x}}$ 规则进一步判断质控测定值是否在控，如果均没有违背这些规则，则判断该分析批在控；如果违背 1_{3s}、2_{2s}、R_{4s}、4_{1s} 和 $10_{\bar{x}}$ 中的任一规则，则判断该分析批失控。违背的特定规则可提示分析误差的类型。

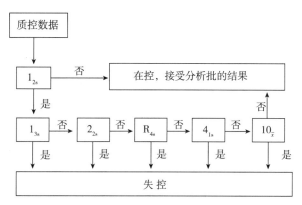

图 6 - 14　应用 Westgard 多规则逻辑图

Westgard 多规则在一般情况下是有效的控制方法，但在特殊情况下为了改善它的实用性和可操作性，可适当改变控制规则，甚至可排除一些控制规则。例如可将 4_{1s} 和 $10_{\bar{x}}$ 规则解释为警告规则，用于启动预防性维护过程，修改后的多规则逻辑图，如图 6 - 15 所示。

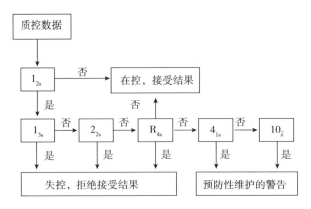

图 6 - 15 修改后的多规则逻辑图

在手工操作情况下，把 1_{2s} 质控规则作为警告规则可减少检验人员的工作量，只需在违反此警告规则时，才检查有无违反其他质控规则。计算机时代可自动进行质控检查，无需使用 1_{2s} 警告规则来启动其他质控规则的检查。为此，Westgard 对经典多规则质控程序做了修正，提出了现代 Westgard 多规则逻辑图，如图 6 - 16 所示。

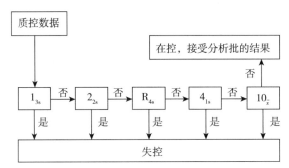

图 6 - 16 应用现代 Westgard 多规则逻辑图

（3）质控规则应用实例 图 6 - 17 和图 6 - 18 显示的是 $1_{3s}/2_{2s}/R_{4s}/4_{1s}/10_{\bar{x}}$ 多规则质控方法应用实例，包括了正常水平质控物控制图和病理水平质控物控制图。

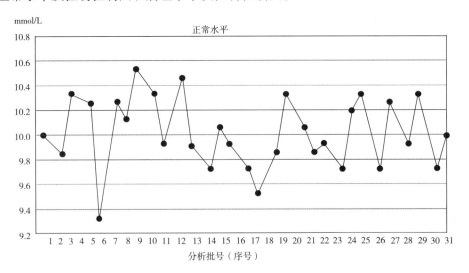

图 6 - 17 $1_{3s}/2_{2s}/R_{4s}/4_{1s}/10_{\bar{x}}$ 多规则质控方法控制图（正常水平）

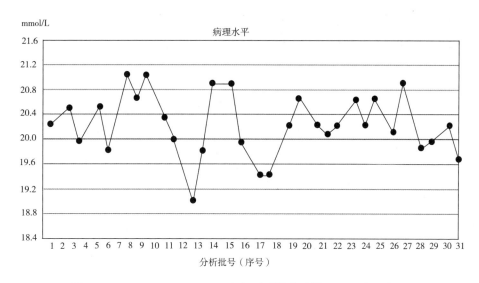

图 6-18 $1_{3s}/2_{2s}/R_{4s}/4_{1s}/10_{\bar{x}}$ 多规则质控方法控制图（病理水平）

应用上述规则可以发现以下问题。

①第 5 批，病理浓度质控物的测定值在它的 1s 控制限内，但正常浓度质控物的测定值超出了 -3s 控制限。根据 1_{3s} 规则，判断该分析批失控。

②第 6 批，病理浓度质控物的测定值超过它的 +2s 控制限，但正常浓度质控物的测定值在它的 2s 控制限内，启动其他质控规则来检查质控数据，未发现有违背其他质控规则，判断为警告。

③第 8 批，两个水平质控物的测定值同方向超出了各自 +2s 的控制限，根据 2_{2s} 规则，判断该分析批失控。

④第 11 批，两个水平质控物的测定值都超出了 2s 控制限，但方向相反，控制值间的差值范围超出了 4s。根据 R_{4s} 规则，判断该分析批失控。

⑤第 13 批，病理浓度质控物的测定值超出了 +2s 控制限，但正常浓度质控物的测定值在它的 2s 控制限内，启动其他质控规则来检查质控数据，未发现有违背其他质控规则，判断为警告。

⑥第 14 批，仍然是病理浓度质控物的测定值超出了 +2s 控制限。根据 2_{2s} 规则，判断该分析批失控。

⑦第 17 批，正常浓度质控物的测定值超出了 -2s 控制限，且每一质控物最近两个测定值超过了它们各自的 -1s 控制限。根据 4_{1s} 规则，判断该分析批失控。

⑧第 27 批，病理浓度质控物的测定值超出了 +2s 控制限，检查发现从第 18 批测定直至第 27 批测定，有 10 次结果均落在均值的同一侧（上侧）。根据 $10_{\bar{x}}$ 规则，判断该分析批失控。

（六）失控后处理

室内质控目的是避免错误的检验结果发放给临床和及时追回并纠正可能发生错误的临床报告。如控制值"失控"，应停止检测患者标本，拒发该分析批次报告，并对可能发生错误的临床检验报告进行评估。评估的关键在于分析室内质控失控的原因，确认失控是否会对患者标本的检测结果造成改变临床决策的影响。

1. 失控处理工作流程 临床实验室应以自己制订的质控规则和方法为依据，判断质控结果是否在控。操作者如发现质控物测定结果违背了质控规则，应按本实验室制订的失控处理流程进行处理，一般包含以下的内容。

（1）立即停止该分析批次标本的检测、临床报告的审核、发布和打印。

（2）查找分析失控原因，根据质控失控原因采取纠正措施。

（3）对纠正措施的有效性进行验证，包括方法学验证和质量控制等，直至质控结果在控，确认失控情况处置完成。

（4）填写失控及处理报告单，交专业组组长、质控负责人或科室负责人审核、签字，审核者查验处理流程和结果，确认处理方式和最终结果。

（5）随机挑选出一定比例失控前患者样品进行重新测定，并根据既定标准，判断失控前检验结果是否可接受，对失控作出恰当判断，以决定是否收回失控发现前已发出的患者报告。

2. 失控原因分析 对失控的最佳处理是确认问题的原因，发现问题并提出妥善解决的办法，消除失控的原因，并防止以后再次发生。导致出现失控的常见因素包括：操作失误、试剂失效、校准物失效、质控物失效、仪器维护不良、采用不当的质控规则、采用太小的质控限范围、一个分析批测定的质控物数量不当等。失控原因分析过程如下。

（1）通过观察图形的规律性变化进行误差分析

①曲线漂移，"漂移"现象提示存在系统误差，准确度发生了一次性的向上或向下的改变。这种变化往往是由于一个突然出现的新情况引起的。如更换校准品的生产厂家或批号、重新配制试剂、操作人员变换等。在寻找原因时，应重点注意"漂移"现象的前后哪些因素发生了变动。②趋势性变化，向上或向下的趋势性变化表明检测的准确度发生了渐进性的变化。这种变化往往是由于一个逐渐改变着的因素造成的，如试剂的挥发、吸水、沉淀析出、检测波长逐渐偏移及质控物变质等。而更换校准品、试剂或操作人员则不大可能造成趋势性变化。③连续多点分布在中心线一侧，一般认为质控物的检测结果连续9天以上出现在中心线同一侧，则应迅速查找原因，尽快使之恢复围绕中心线随机分布的状态。因为按照统计学原理，由纯随机误差造成这种情况的可能性很小。因此，凡出现连续9点以上在中心线同一侧者均应考虑有可能存在非随机误差因素。如果结果与中心线偏离并不太大，不会给临床使用带来很大的影响时，可以照常向临床发报告。④其他规律性变化，有周期性或隔天规律性变化两种。

总之，各种规律性变化都有其各自的原因，只要及时观察，一旦发现了规律性变化，就寻找原因，可以使这种非随机性误差因素得到纠正。

（2）通过图形的资料对比进行误差分析 ①每个月的月底将该月全部质控结果的 $\bar{x}$ 和 s 与该批质控物所有在控测定结果所求得的 $\bar{x}$ 和 s 进行比较。如果当月 $\bar{x}$ 与质控图中心线的均值发生了偏离，则说明准确度发生了变化，提示有非随机误差存在。如果当月 s 与该批质控物所有在控测定结果所求得的 s 不同，则表明检测的精密度发生了变化。②将同一批质控物在数月中使用所得的月份 $\bar{x}$ 和 s 按月份顺序列出，进行分析。如果 $\bar{x}$ 逐月上升或下降，应考虑有可能质控物稳定性欠佳或变质。如果各月份 x 基本一致，而 s 逐月加大，则主要提示常规工作的精密度下降，应重点从试剂、仪器及管理方面去查找原因。③在数年中，把每个月的变异系数和失控规律列成表，可用于对该项目检测质量进行历史回顾与趋势分析。

（3）分析失控所违背的质控规则，根据不同质控规则对不同误差类型敏感性的不同，大致确定误差的类型，区分是系统误差还是随机误差。如 1_{3s} 是检验控制值分布尾部的质控规则，R_{4s} 是检验控制值分布宽度的质控规则，如这两个规则失控，通常属随机误差增大引起失控；2_{2s}、4_{1s}、$10_{\bar{x}}$ 质控规则对分布均值的漂移敏感，如失控，通常属系统误差增大继而引起失控。仔细检查质控图上质控数据分布，对提示失控原因也很有帮助。出现系统误差失控时，可观察到每天质控值具有定向的倾向或漂移，随时间而增大，逐渐形成失控。出现随机误差失控则较突然，表现为失控的质控点相对于均值离散度增大。失控原因检验前，尽量先确定误差类型，再区分系统误差倾向和漂移，有利于准确判断失控原因。

（4）掌握失控的常见原因与误差类型的联系，分析误差的可能来源。

常引起系统误差的原因包括：①恒温系统温度偏倚；②实验环境温/湿度不合适；③试剂或校准物批号更换；④试剂、质控物或校准物变质；⑤光源故障或衰减；⑥反应盘等清洗不净；⑦管路堵塞或漏液；⑧校准值设定错误；⑨因加样器校准或定位错误导致标本或试剂量变化；⑩检验人员更换导致的程序变化等。

常引起随机误差的原因包括：①电压不稳或静电干扰；②试剂或试剂管道中有气泡；③样品中有凝块；④质控物融化或复溶不正确；⑤计时、移液或个人操作差异导致加样重复性差；⑥试剂未充分混匀；⑦孵育温度不稳定等。

（5）查找与近期改变关联的原因，需要结合如质控物、试剂或校准物新开瓶以及试剂批号更换、仪器维护保养、修改反应参数、更换人员操作等行为记录，应在常规使用室内质控软件时记录这些可能改变检测系统完整性的操作。

（6）分析同一检测系统检测的其他项目结果。如是个别项目失控，则可以基本判断检测系统工作正常；如果是多个项目失控，应关注失控项目之间的共同因素，如是否都使用较小或较大标本用量？是否使用相同光源？是否使用相同滤光片？是否使用相同波长比色？是否使用相同检测模式（终点法或连续监测法等）？是否同时进行了校准？是否具有特定且共用的光学组件或机械组件等。

3. 失控原因排查及纠正处理步骤

（1）回顾 L–J 图，确认失控变化趋势发生的时间及浓度。

（2）查看质控物是否超过、接近开瓶效期，质控物前处理是否正确，是否是新开瓶或新批号质控物。

（3）查看试剂是否超过、接近效期。是否是相同批号、不同运输批试剂或是新批号试剂。

（4）查看最近是否有定标操作，定标品批号与目标值是否有改变。

（5）查看仪器最近是否有维修校准记录。是否发生设备报警或仪器故障。是否最近有厂家召回或产品通告。

（6）查看冰箱冷库或其报警是否正常。实验室温湿度报警器是否正常。是否有不正常的水质报警等。

（7）查明导致失控的原因，采取纠正措施后重测质控物。如是假失控，经授权人员批准后可发出样品原来的检测结果。若是真失控，质控结果纠正后，还应评估最后一次在控的室内质控之后的患者样品结果。

（七）室内质控数据的管理

临床实验室对质控数据进行统计和总结周期不应超过 1 个月，每月所有质控活动结束后应将当月质控资料整理汇总并存档，有利于发现存在的质量问题并及时纠正，以期达到持续质量改进的目的。

1. 每月室内质控数据统计处理 每个月末，应对当月的所有质控数据进行汇总和统计处理，计算的内容至少应包括以下几项。

（1）当月每个测定项目原始质控数据的平均值、标准差和变异系数。

（2）当月每个测定项目在控数据的平均值、标准差和变异系数。

（3）当月及以前每个测定项目所有在控数据的累积平均值、标准差和变异系数。

2. 每月室内质控数据的保存 每个月的月末，应对当月的所有质控数据汇总整理后存档保存，存档的质控数据包括以下几项。

（1）当月所有项目的原始质控数据。

（2）当月所有项目的质控图。

（3）所有计算的数据（包括平均值、标准差、变异系数及累积的平均值、标准差、变异系数等）。

（4）当月的失控记录或失控报告单（包括违背哪一项质控规则、失控的原因以及采取的纠正措施等）。

3. 每月上报的质控数据图表 每个月的月末，将当月的所有质控数据汇总整理后，应填写汇总表上报实验室负责人，包括以下几项。

（1）当月所有测定项目质控数据汇总表。

（2）当月所有测定项目的失控情况汇总表。

4. 室内质控数据的周期性评价 室内质控是长期日常工作，检测系统正确度变化可能是长期而缓慢的。每个月的月末，都要对当月室内质控数据的平均值、标准差、变异系数及累积的平均值、标准差、变异系数进行周期性评价，查看与以往各月的平均值之间、标准差之间、变异系数之间是否有明显不同。如：按月画出逐月均值和标准差（或变异系数）折线图，可更直观地反映质控数据与以往各月差异，有效发现正确度变化，及时分析查找变化原因；观察逐月均值折线图有助于发现系统漂移；观察逐月标准差（或变异系数）折线图有助于发现仪器定期维护保养是否到位。如果发现有显著性的差异，要考虑是否对质控图的平均值、标准差或质控限进行修改，必要时应根据持续质量改进原则更换现用的质控方法或质控物，达到持续质量改进的目标。

（八）应用患者数据的质控方法

使用质控物进行质控是目前临床实验室最常用质控方法，属于检验过程质控，存在一定局限性，如：①质控物与临床标本有基质差异，或多或少存在基质效应；②质控物在储存运输过程中可能不稳定；③质控物测定仅能监测检验过程，不能监测检验前误差；④某些质控物价格较昂贵，供货周期较长，在临床实验室内稳定期又短等。

患者检验结果是临床实验室的最终产品，监测和分析这些结果是最直接的质量控制方式，可节省质控活动成本，提供检验全过程中与质量相关信息，如标本采集、运输与处理等，对全程质控有一定优势。通常有以下几种方法。

1. 与临床相关性的分析 这一方法是将检验结果与该患者有关信息（如临床表现、治疗效果等）进行相关性比较，来分析检验结果的可靠程度。

2. 与其他试验的相关性 一个患者往往要做多项检查，有时某一单个试验结果似乎是合理的，但是几个试验结果结合起来分析就可能发现某个试验结果是不可能的。如果在同一时间将这些试验的结果进行比较，可在将检验结果报告发出之前识别出误差。

3. 实验室内双份测定 样品可分成相同的两份并进行分析，双份测定能用于质量控制。这是一种简单的质量控制方法，不需要稳定的质控物。因此，当稳定的质控物不能得到时，此方法也可作为补充的质控方法。双份测定结果的差值可以绘制在极差质控图上，其质控界限可从差值的标准差计算出来。当从同一方法获得双份测定值，这种极差图仅监测随机误差，而不是准确度。当从两个不同的实验方法获得的双份测定值，则极差图实际上监测随机误差和系统误差，但不能区分两种类型的误差，特别是当两方法之间存在稳定的系统差别或偏倚时尤其是这样。当发现存在偏倚后，合理的方法是：①对于处理比例的差异需要倍增的因子。②而对于固定的差异则需要加法性因子。实验室内双份测定为监测实验室产生数据的一致性提供了一种方法。

4. 与患者以前试验结果的 delta（Δ）检查 对某一具体的患者而言，若情况稳定，则患者前后检验结果也应基本稳定。因此，在患者的情况稳定时，患者前后检验结果之间的差值，即 Δ 值应该很小。如果 Δ 值很大并超过预先规定的界限，则表明可能存在下列情况。

（1）患者样品的检验结果确实有了变化。

（2）存在过失误差特别是样品标识的错误。

（3）计算 Δ 值的两结果之一有误差。尽管 Δ 检查方法存在一定的局限性，出现问题不一定就能说明检测过程出现误差，但 Δ 检查方法对检验前或检验后误差是很敏感的，进行 Δ 检查能增强临床实验室和临床医生对检验结果的可信度，减少样品复查次数。

5. 界限检查 通过评价患者检验结果来检查它们是否在生理范围之内。这些界限检查对于检出人为误差（如小数点位数错位）很有帮助。这种检查可与警告限检查相结合用于检出和验证可能出现但不常出现的检验结果。这些警告限与试验方法和受试患者总体的特征有关。

6. 移动均值法 移动均值法是用于血液学质量控制的方法，又被称为 Bull 算法。原理是血液中红细胞计数可因浓缩、稀释、病理性或技术性因素而有明显增减，但平均红细胞体积（MCV）、平均红细胞血红蛋白含量（MCH）以及平均红细胞血红蛋白含量（MCHC）相对稳定，几乎不受上述因素的影响。因此根据此特性，设计了 MCV、MCH、MCHC 均值的变动来进行质量控制。此法是建立在连续 20 个患者的红细胞指数（MCV、MCH、MCHC）多组均值基础上，其控制限一般为 3%。移动均值法最大缺点是需大批量样品，如每日样品量少于 100 个时，不宜采用此法。

使用患者数据质控方法有其固有缺点，如患者标本稳定性欠佳，难以形成长效质控；部分项目难以获得临床决定值水平标本等。临床实验室可根据质控要求选用合适的患者数据质控方法，作为利用质控物进行质控方法的补充。

三、室内质量控制方法的设计

临床检验室内质控方法评价和设计的工具主要有：功效函数图法（power function graph）、质控方法选择和设计表格、操作过程规范（operational process specifications，OPSpecs）图法、Sigma – metrics 工具图法。

（一）功效函数图 🅔 微课/视频 13

功效函数图为分析批失控概率（误差检出概率和假失控概率）与该批发生随机或系统误差大小关系的图，即表示统计功效与分析误差大小（临界随机误差 ΔREc 和临界系统误差 ΔSEc）的关系。不同功效曲线描绘不同质控规则和不同质控检测次数（N）的性能，通过同时显示功效曲线可以评价不同质控方法的性能特征和设计质控方法，同时功效函数图也是选择质控方法和设计表格以及操作过程规范图的基础。

1. 确定质量目标 这是设计质量控制方法的起点。质量目标可以用允许总误差（TEa）的形式表示，可采用国家卫生健康委员会临床检验中心使用的全国临床检验室间质量评价标准、国家卫生健康委员会行业标准或根据生物学变异导出的 TEa。

2. 评价分析方法 对本实验室定量测定的项目逐一进行评价，确定每一项目的不精密度（用 CV% 表示）和不正确度（用 bias% 表示）。

3. 计算临界系统误差（critical systemic error，ΔSEc）

$$\Delta SEc = \left[(TEa - |bias\%|)/CV\% \right] - 1.65$$

4. 绘制功效函数图 如图 6 – 19 所示，功效函数图描述了质控方法的统计"功效"，其中 y 轴为误差检出概率 P_{ed}，x 轴为临界误差大小。在图中，P_{ed} 作为质控测定值个数 N 和检出分析误差大小的函数，y 轴的截距则为假失控概率 P_{fr}。功效函数作为一种函数，可以认为其自变量为 ΔSEc 和 N 或 ΔREc 和 N，其中的 N 为质控值的测定个数（同一质控物的重复测定次数或同一批内不同质控物测定结果的总数），而误差检出概率 P_{ed} 则为其应变量。功效函数图的绘制比较复杂，可利用计算机模拟程序来完成。

5. 评价质控方法的性能特征 质控方法的性能特征包括误差检出概率和假失控概率评价。通常误差检出概率达 90% 以上，而假失控概率在 5% 以下就可以满足一般临床实验室的要求。

6. 选择质控规则和质控测定结果个数　根据评价的结果，选择既要有高的误差检出概率和低的假失控概率，又要质控规则简单且质控检测次数（N）较少的质控方法。图 6-20 简要概括了利用功效函数图设计室内质控方法的流程。

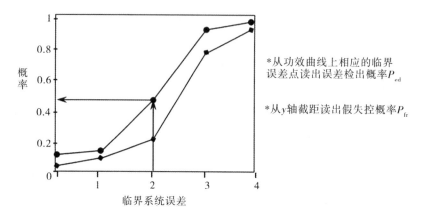

图 6-19　确定 P_{fr} 和 P_{ed} 的功效函数图

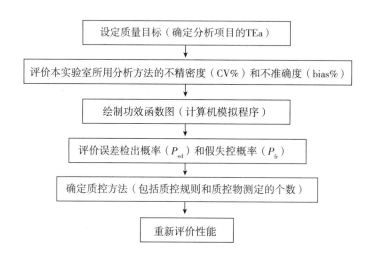

图 6-20　利用功效函数图设计室内质控方法流程图

（二）质控方法选择和设计表格 ⓔ微课/视频 14

质控方法的选择和设计需要周密的计划，必须考虑的重要因素有：①检验结果的临床质量要求；②测定过程的稳定性能特征，如不准确度和不精密度；③测定过程的不稳定性能特征，如医学上重要误差的发生率；④质控方法的性能特征，如假失控概率和误差检出率；⑤分析过程的质量和实验效率的特征。分析过程的成本-效率执行依赖于最小的缺陷率（高质量）和最大的试验有效比（高的实验效率），两者受到选定的质控规则和质控测定值个数的影响。因此，质控方法的选择和设计需要用系统的方法考虑所有这些因素以及它们之间的交互作用。

尽管质控方法选择和设计的原理较易理解，但由于选择和设计过程的复杂性及需要计算机的辅助，如质控计算机模拟程序和质量-实验效率模型。这就限制了在临床实验室的定量应用。

推荐利用质控选择表格作为实际质控设计的方法，用它来选择质控规则和质控测定值个数（N）。

1. 质控选择表格　质控选择表格是一种 3×3 表格，其确定了适合于 9 种不同分类测定过程的质控方法（表 6-20 和表 6-21）。

表 6-20 单规则固定限质控方法设计表格

过程能力（SEc）	过程稳定性（误差发生率，f）		
	差（>10%）	中等（2%~10%）	良好（<2%）
<2.0s	1_{2s}，$N=3\sim6$	1_{2s}，$N=2$	1_{2s}，$N=2$
	$1_{2.5s}$，$N=6\sim8$	$1_{2.5s}$，$N=4$	$1_{2.5s}$，$N=2$
	1_{3s}，$N=6$	1_{3s}，$N=4$	$1_{3.5s}$，$N=6$
2.0s~3.0s	1_{2s}，$N=2$	1_{2s}，$N=1$	$1_{2.5s}$，$N=1$
	$1_{2.5s}$，$N=4$	$1_{2.5s}$，$N=2$	1_{3s}，$N=2$
	1_{3s}，$N=6$	1_{3s}，$N=4$	$1_{3.5s}$，$N=4$
		$1_{3.5s}$，$N=6$	
>3.0s	1_{2s}，$N=1$	$1_{2.5s}$，$N=1$	1_{3s}，$N=1$
	$1_{2.5s}$，$N=2$	1_{3s}，$N=2$	$1_{3.5s}$，$N=2$
	1_{3s}，$N=4$	$1_{3.5s}$，$N=4$	
	$1_{3.5s}$，$N=6$		

表 6-21 Westgard 多规则质控方法设计表格

过程能力（SEc）	过程稳定性（误差发生率，f）		
	差（>10%）	中等（2%~10%）	良好（<2%）
<2.0s	$1_{3s}/2_{2s}/R_{4s}/4_{1s}/12_{\bar{x}}$ $N=6$	$1_{3s}/2_{2s}/R_{4s}/4_{1s}/8_{\bar{x}}$ $N=4$	$1_{3s}/2_{2s}/R_{4s}/4_{1s}$ $N=2$
2.0s~3.0s	$1_{3s}/2_{2s}/R_{4s}/4_{1s}/8_{\bar{x}}$ $N=4$	$1_{3s}/2_{2s}/R_{4s}/4_{1s}$ $N=2$	$1_{3s}/2_{2s}/R_{4s}/(4_{1s}W)$ $N=2$
>3.0s	$1_{3s}/2_{2s}/R_{4s}/4_{1s}$ $N=2$	$1_{3s}/2_{2s}/R_{4s}/(4_{1s}W)$ $N=2$	$1_{3s}/(4_{1s}W)$ $N=2$

分类与过程能力和过程的稳定性有关系，由医学上重要误差的大小和频率描述它们的特征。"最好的情况"是指测定过程具有良好的过程能力和高的过程稳定性。由于没有多少问题要检出，设计的质控方法具有低的假失控概率和中等程度的误差检出概率。"最差的情况"是差的过程性能和低的过程稳定性，其需要的控制方法应具有高的误差检出概率，而如果为了达到高的误差检出概率可允许高的假失控概率。

2. 质控选择表格的建立 本设计的目的是通过检出的医学上重要的系统误差来优化质量，在期望误差发生率基础上选择的误差检出和假失控特征来优化实验效率。检查不同质控方法的功效函数图选择满足下列标准的质控规则和质控测定值个数（N）：①对于不稳定的测定过程（$f>10\%$），误差检出概率在 0.90 以上，除了小的医学上重要的误差（$\Delta SEc<2.0s$），为了保持 N 切实可行，可以允许假失控概率增加到 0.1 或更高，其误差检出概率为 0.70~0.80。②对于稳定的测定过程（$f<2\%$），误差检出概率在 0.25~0.50 范围之内，假失控概率为 0.01 或更小，除了小的医学上重要误差（$\Delta SEc<2.0s$），N 值小时，其假失控概率可升至 0.02~0.05。③对于中等程度稳定的测定方法（$f=2\%-10\%$），误差检出概率至少为 0.50，假失控概率可达到 0.05。④对于 N，每批为 1~4 个质控测定值，除了最差的情况时，其最大的 N 值可达到 4~8。

对单规则固定限质控方法建立质控选择和设计表格，如 Levey-Jennings 质控图；以及对多规则质控方法建立质控选择和设计表格，如 Westgard 多规则质控方法。表 6-20 和表 6-21 分别显示出两种质控选择和设计表格。表格的行由医学上重要的系统误差大小（ΔSEc）描述过程的能力，表格的列由误差发生率（f）描述过程的稳定性。

在表格内是质控规则和每批质控测定值个数（N）。多规则控制方法由"/"把质控规则联合起来，例如，$1_{3s}/2_{2s}/R_{4s}/(4_{1s}W)$ 是四个单规则的联合，具有 W 的规则表明用它作"警告"规则，而不是判断失控的规则。

3. 质控选择表格指南

（1）以允许总误差（TEa）形式规定分析质量要求。

（2）确定方法的不精密度（用 CV% 表示）和不正确度（用 bias% 表示）。

（3）计算临界系统误差。$\Delta SEc = [（TEa - |bias|）/ CV] - 1.65$

（4）将稳定性分为"良好""中等""差"三个等级。由用户自己做出判断，如果是"良好"则认为方法几乎没有问题；如果是"差"则认为方法经常出现问题，如果是"中等"则说明处于两者之间。

（5）决定使用哪一个质控选择表格用作选择质控方法。

（6）以 ΔSEc 值作为表格的行。

（7）以判断的稳定性作为表格的列。

（8）查出表格的质控规则和质控测定结果个数。

（9）使用功效函数图来验证其性能。

（10）选择最终需要执行的质控规则和质控测定结果个数。

（三）操作过程规范图 📱微课/视频 15

Westgard 在 1992 年提出 OPSpecs 图法，是临床实验室测定工作的操作过程规范。此法是保证测定方法的不精密度、不正确度和已知质量保证水平达到规定质量要求而采用的质控方法之间的一种线条图。OPSpecs 图可用于证实当前统计质量控制的方法是否适当，或选择新的质控方法是否能达到分析质量要求。由于不需计算临界误差并减少了不必要的操作，应用 OPSpecs 图可简化设计质控方法的过程。只要将测定方法的不精密度和不正确度标记在 OPSpecs 图上，就能直接查出选择的质控方法保证质量水平的能力（图 6 - 21）。

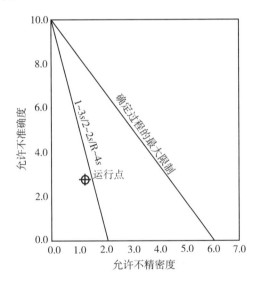

图 6 - 21 OPSpecs 示意图

1. 确定质量目标 以 TEa 作为质量目标，确定 TEa 的方法同功效函数图。

2. 评价分析方法 对本实验室定量测定的项目逐一进行评价，确定每一项目的不精密度（用 CV% 表示）和不正确度（用 bias% 表示）。

3. 绘制 OPSpecs 图 根据各项目的 TEa、不精密度和不正确度使用"Westgard Validator"软件画出 OPSpecs 图。X 轴表示允许不精密度（CV%），Y 轴表示允许不正确度（bias%），最上面斜线表示当测定方法非常稳定时，不精密度和不正确度最大允许限，规定总误差为 bias 加上两倍 CV，此总误差是判断方法评价时性能是否可接受的标准。将检测方法的不精密度和不正确度在图中描点，从而确定临床实验室的运行点，在运行点上方的直线所表示的质控方法均可以作为候选质控方法。

4. 评价质控方法的性能特征 质控方法的性能特征包括误差检出概率和假失控概率评价。通常误差检出概率达 90% 以上，而假失控概率在 5% 以下就可以满足一般临床实验室的要求。

5. 选择质控规则和测定质控结果个数 可从 OPSpecs 图上得到适合的质控规则，也可根据OPSpecs图给出的信息确定各项目质控物的测定个数。图 6 - 22 简要概括了利用 OPSpecs 图设计室内质控方法的流程。当检测方法性能（如不精密度和不准确度）发生改变时，需要重复上述过程，重新设计室内质控方法。

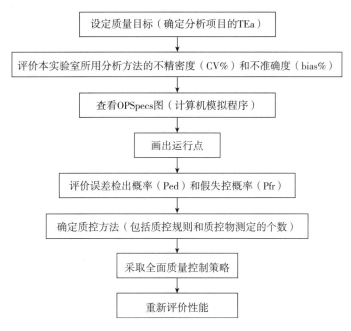

图 6 - 22 利用 OPSpecs 图设计室内质控方法流程图

（四）Sigma - metrics 工具图 📱微课/视频 16

通过 Sigma - metrics 工具图可以显示在不同质控规则及质控频率下，分析批失控概率（误差检出概率和假失控概率）与该批发生随机或系统误差大小关系。Sigma - metrics 工具图可用于证实当前统计质量控制的方法是否适当，或选择新的质控方法是否能达到分析质量要求。

1. 确定质量目标 以 TEa 作为质量目标，确定 TEa 的方法同功效函数图。

2. 评价分析方法 对本实验室定量测定的项目逐一进行评价，确定每一项目的不精密度（用 CV% 表示）和不正确度（用 bias% 表示）。

3. 计算 Sigma 值

$$Sigma = (TEa - |bias|)/CV = \Delta SEc + 1.65$$

4. 绘制 Sigma - metrics 工具图 如图 6 - 23 所示，Sigma - metrics 工具图的 x 轴为临界误差大小，顶部显示 Sigma 值，y 轴为误差检出概率 P_{ed}。图中每个质控方法的能效曲线在 y 轴的截距为 $\Delta SEc = 0$ 时的失控概率即假失控概率 P_{fr}。在 Sigma - metrics 工具图上找到计算得出的 Sigma 值的横坐标点，从此横坐标点做一条竖线和能效曲线相交。交点所对应纵坐标值大于 0.9（即 P_{ed} 大于 90%）的功效曲线所表示的质控方法均可以作为候选质控方法。

5. 评价质控方法的性能特征 质控方法的性能特征包括误差检出概率和假失控概率评价。通常

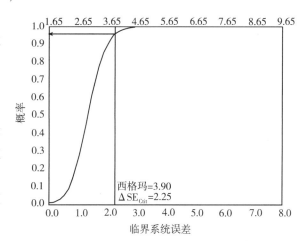

图 6 - 23 Sigma - metrics 工具图

误差检出概率达 90% 以上，而假失控概率在 5% 以下就可以满足一般临床实验室的要求。

6. 选择质控规则和测定质控结果个数　可从 Sigma – metrics 工具图上得到适合的质控规则，也可根据 Sigma – metrics 工具图给出的信息确定各项目质控物的测定个数。图 6 – 24 简要概括了利用 Sigma – metrics 工具图设计室内质控方法的流程。

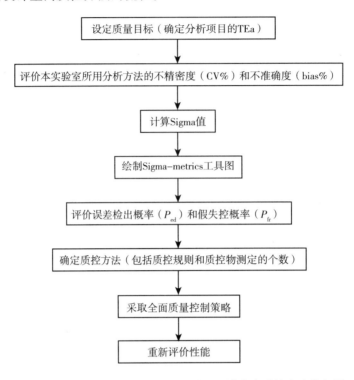

图 6 – 24　利用 Sigma – metrics 工具图设计室内质控方法流程图

四、定性项目室内质量控制

定性检测的特点是结果的二元性，即根据预先设定的临界值（cut – off）将检测结果判断为反应性/非反应性或者阳性/阴性。

┣▶ 知识拓展 ◀┅┅

临床免疫学定性检验

主要有沉淀试验（如血清中 M 蛋白的鉴定与分型 & 抗 ENA 抗体免疫双扩散法检测）& 凝集试验（如 TPPA 试验、Coombs 试验）、荧光免疫试验（如自身抗体 & 病原体抗原或抗体检测等）& 固相膜免疫测定（包括免疫渗滤试验 & 免疫层析试验 & 免疫斑点试验 & 酶联免疫斑点试验 & 免疫印迹试验等）及部分 ELISA 检测等。

┄┄

（一）选择合适浓度室内质控物

1. 与试剂盒内对照的区别　试剂盒自带的内对照，用于监控试剂的有效性和 cut – Off/检出限的计算。阴、阳性质控物为外对照，用于监控试剂的批间精密度。

2. 基质　临床实验室在选择时应考虑质控物的类型，宜选择与患者待测标本具有相似或相同的基质，避免工程菌或动物源性等的基质。

3. 浓度　定性检验，尤其是病原学定性检查项目，最好包含阴性、弱阳性及阳性三个水平。如无法实现以上浓度设定时，应进行风险评估。弱阳性质控物浓度宜在 2~4 倍临界值左右，阴性质控物浓度宜 0.5 倍临界值左右。在引进新检测方法或试剂批号更换时，可选择高值或超高值阳性患者血清作为验证"HOOK 效应"质控物。

4. 稳定性　宜选择生产者声明在一定保存条件下，如 2 ~ 8℃ 或 – 20℃ 以下，有效期为 6 个月以上。

（二）定性检测质控程序选择

1. 质控频率　每检测日或分析批，应使用阳性、弱阳性和阴性质控物进行质控。临床实验室应定义自己的质控周期。

2. 质控物位置　不能固定而应随机放置且应覆盖检测孔位（样品间隔）。

（三）定性检测质控结果判断

1. 肉眼判断结果的规则　阴、阳性质控物的检测结果分别为阴性和阳性即表明在控，否则为失控。

2. 滴度（稀释度）判定结果的规则　阴性质控物必须阴性，阳性质控物结果在上下 1 个滴度（稀释度）内为在控。

3. 数值或量值判定结果的规则　可以使用肉眼判断结果的规则；也可以使用统计学质控规则，至少利用一个偶然误差及一个系统误差规则。

（四）定性检测质控数据的管理

质控记录应包括以下信息：检验项目名称，方法学名称，分析仪器名称和唯一标识，试剂生产商名称、批号及有效期，质控物生产商名称、批号、浓度和有效期；质控结果、结论。失控时，应立即停发报告，分析造成失控的原因，采取纠正措施，必要时引入预防措施。

PPT

第四节　室间质量评价

室间质量评价，是多家实验室分析同一标本，并由外部独立机构收集和反馈实验室上报的结果，以此评价实验室操作的过程。室间质量评价也被称作能力验证，根据 ISO/IEC 17043：2010 能力验证（proficiency testing，PT）被定义为"利用实验室间比对，按照预先制定的准则评价参加者的能力"，它是为确定某个实验室进行某项特定校准/检测能力以及监控其持续能力而进行的一种实验室间比对。实验室间比对（interlaboratory comparison）的定义为"按照预先规定的条件，由两个或多个实验室对相同或类似的物品进行测量或检测的组织、实施和评价"。

临床实验室的室间质量评价可以追溯到 20 世纪 30 年代，为了保证不同实验室血清学梅毒检测的准确性和可比性，美国疾病控制中心（Center of Diseases Control，CDC）首次在一定范围内开展了室间质量评价。20 世纪 40 年代以来美国病理学家学会（College of American Pathologists，CAP）逐步发展成为全世界最大的室间质量评价组织者，开展了临床化学、临床免疫、临床血液体液学、临床微生物等多种室间质量评价计划，到目前已有上万家临床实验室参加了它的评价计划。

一、概述

（一）室间质量评价的目的

在临床实验室质量管理中，室间质量评价越来越受到临床实验室的重视，其代表性的目的有以下几点。

1. 评定临床实验室从事特定检测或测量的能力及监视临床实验室的持续能力。

2. 识别临床实验室存在的问题并启动改进措施，这些问题可能与诸如不适当的检测或测量程序、人员培训和监督的有效性、设备校准等因素有关。

3. 建立检测或测量方法的有效性和可比性。

4. 增强临床实验室客户的信心。

5. 识别临床实验室间的差异。

6. 根据比对的结果，帮助参加的临床实验室提高能力。

7. 确认声称的不确定度。

（二）室间质量评价的作用

室间质量评价作为一种质量控制工具可以帮助临床实验室发现分析实验中存在的质量问题，促使临床实验室采取相应的措施提高检验质量，避免可能出现的医疗纠纷和法律诉讼。尽管很多临床实验室长期参加了室间质量评价，但由于没有充分了解其作用和用途，仍有部分临床实验室未能充分利用它解决实际工作中存在的问题。以下介绍室间质量评价的 8 项主要用途。

1. 识别临床实验室间的差异　评价临床实验室的检测能力。室间质量评价报告可以帮助临床实验室的管理者如卫生行政主管部门、医院院长，临床实验室的用户如医师、护理人员和患者，临床实验室管理人员和技术人员发现该临床实验室和其他实验室检测水平的差异，客观地反映出该实验室的检测能力。

2. 识别问题并采取相应的改进措施　帮助临床实验室发现质量问题并采取相应的改进措施是室间质量评价最重要的作用之一。室间质量评价结果的比较是每个参评实验室检测项目终末质量的综合比较，这种比较可以帮助临床实验室确定自己在参评实验室中检测水平的高低，如果自身检测结果与靶值或公议值有显著差异，则需认真分析每一实验过程，找出存在的问题并采取相应的改进措施。以下是导致室间质量评价失败的几个主要原因：①检测仪器未经校准并有效维护；②试剂质量不稳定；③室间质量评价样品本质存在质量问题；④人员技术能力问题；⑤上报的检测结果计算或抄写错误；⑥室间质量评价的样品处理不当。

3. 改进分析能力和实验方法　如果临床实验室拟改变实验方法和选购新的仪器，室间质量评价的信息可以帮助临床实验室做出正确的选择。通过分析和比较室间质量评价的信息资料，不难识别出较准确、较可靠和较稳定的实验方法和（或）仪器。选择新的检测系统时，可做如下考虑：①找出多数临床实验室用的检测系统；②比较不同系统的靶值或公议值，比较不同系统内参加实验室间的变异系数；③调查了解不同实验室检测系统的区别。

4. 确定重点投入和培训需求　室间质量评价可以帮助实验室确定需要加强培训的检测项目。

5. 实验室质量的客观证据　室间质量评价结果可以作为临床实验室质量稳定与否的客观证据，特别是在 2002 年 9 月 1 日由国务院正式颁布实施的《医疗事故处理条例》情况下，临床实验室更加需要参加室间质量评价计划证明自己已采取各种质量保证的措施，并以获得满意的质评结果来证明临床实验室检测系统的准确性和可靠性。即使室间质量评价成绩不理想但临床实验室分析了实验过程，查找问题，采取改进措施并加以记录，也可以作为检验质量保证的有力证据。

6. 支持临床实验室认可　在实验室认可领域中，室间质量评价越来越受到国际实验室认可组织及各国实验室认可组织的重视，成为临床实验室认可活动中不可或缺的一项重要内容。在临床实验室认可的主要依据 ISO/EC 17025 文件中，多处提到了"能力验证"，即室间质量评价。ISO 15189 中提到的是"室间质量评价/能力验证"。室间质量评价之所以受到认可组织的重视，主要因为室间质量评价本身可以反映临床实验室是否有胜任从事某项检测的能力，它也可以补充临床实验室认可评审员和技术专家进行临床实验室现场评审的不足。成功的室间质量评价结果是临床实验室认可中所需的重要依据。

7. 增加临床实验室用户的信心 作为检测质量重要标志的室间质量评价成绩可以反映临床实验室检测水平的高低，满意的室间质量评价成绩可以鼓励临床实验室的用户——医师和患者，充分利用临床实验室提供的检测信息帮助临床诊断和治疗。当然，无论是满意还是不满意，一次室间质量评价成绩的解释具有一定的局限性，但利用多次室间质量评价的结果分析临床实验室检测水平就比较客观和准确。

8. 临床实验室质量保证的外部监督工具 室间质量评价成绩仍可作为卫生行政主管部门和医院管理者对实验室质量实施监督的重要工具。

室间质量评价虽然有以上诸多重要作用，但也存在一些缺陷，如参评实验室为了得到一个较好的室间质量评价成绩，没有将室间质量评价的样品按常规样品去做，而是选用最好的实验人员、最好的检测系统、采用多次反复测定的方式去完成，因此评价的不是临床实验室的正常检测水平而是它的最好水平；室间质量评价也不可能确认检验前和检验后存在的许多问题，如患者确认、患者准备、标本收集、标本处理实验结果的传递等。调查人员对室间质量评价结果的分析表明，方法学、技术能力、笔误和质控物本身等存在的问题都可以导致室间质量评价的失败。

（三）室间质量评价的机构

我国室间质量评价活动起步于 20 世纪 70 年代末，1980 年原卫生部临床检验中心开始在全国范围内组织临床化学室间质评活动。发展到今天，我国室间质量评价活动基本上是临床实验室管理由各级卫生行政部门委托部级和省、市级临床检验中心或具有室间质量评价能力的其他组织担任，开展辖区内医疗机构临床实验室的室间质量评价组织协调工作。

二、室间质量评价的类型和统计设计

（一）总则

能力验证已经成为检测、校准、检查各领域临床实验室活动的一项重要内容。根据使用方的需求、能力验证物品的性质、所用方法及参加者的数量，能力验证计划会有所不同。但是，大部分能力验证计划具有的共同特征，即将一个临床实验室所得的结果与一个或多个不同临床实验室所得的结果进行比较。

能力验证计划中的检测或测量类型决定了进行能力比较的方法。临床实验室活动有三种基本类型：定量的、定性的以及解释性的。

定量测量的结果是数值型的，并用定距或比例尺度表示。定量测量检测的精密度、正确度、分析灵敏度以及特异性可能有所差异。在定量能力验证计划中，对数值结果通常进行统计分析。

定性检测的结果是描述性的，并以分类或顺序尺度表示，如免疫测定中的有反应性、无反应性等，再如微生物的鉴定，或识别出存在某种特定的被测量（如某种药物或某种特性等级）。用统计分析评定能力可能不适用于定性检测。

对于解释性计划，"能力验证物品"是与参加者能力的解释性特征相关的一个检测结果（如描述性的形态学说明）、一套数据（如确定校准曲线）或其他一组信息（如案例研究）。其他能力验证计划依其目的不同而有另外的特点。常用的能力验证类型有顺序参加的计划、同步参加的计划和外部质量评价（EQA）计划。这些计划可能是"单次的"，即只做一次；或是"连续的"，即按一定间隔实施。

（二）顺序参加的计划

顺序参加的计划（有时被称作测量比对计划）是将能力验证物品连续地从一个参加者传送到下一

个参加者（即按顺序参加），有时需要传送回能力验证提供者进行再次核查。这类计划的设计，其主要特点概述如下。

1. 使用参考实验室，可以提供可靠的、具有计量溯源性的指定值的能力验证物品，且该指定值具有足够小的测量不确定度。对于分类或顺序的特性，指定值应由专家公议或其他权威公议来确定。在能力验证计划实施过程中，可能有必要在特定阶段对能力验证物品进行核查，以确保指定值没有明显变化。

2. 各个测量结果与参考实验室确定的指定值进行比较。协调者应考虑各参加者声称的测量不确定度，或声称的专业水平。按组比较结果可能有困难，因为测量能力彼此接近的参加者可能相对较少。

3. 完成顺序参加能力验证计划需要较长时间（有时需若干年），由此造成一些困难。例如：

（1）确保物品的稳定性；

（2）严格监控物品在参加者间的传递及各参加者允许的测量时间；

（3）在计划实施过程中需向参加者单独反馈结果，而不是等到计划结束。

4. 用于该类能力验证的能力验证物品（测量制品）可包括，如测量参考标准（如电阻器、千分尺和频率计），医学计划中有确诊结果的组织切片。

5. 据此设计但仅限于单个参加者独立进行检测的计划通常称为"测量审核"。

6. 某些情况下，在所有参加者（或部分参加者）完成测量比对后，能力验证物品的指定值由公议确定。

（三）同步参加的计划

1. 总则　同步参加的计划是从材料源中随机抽取子样，同时分发给参加者共同进行测试。有些计划中，要求参加者自己抽取样品作为分析用能力验证物品。完成检测后，将结果返回能力验证提供者与给定值比对，以表明单个参加者的能力和一组参加者整体的能力。建议或有教育意义的评论是能力验证提供者反馈给参加者的报告中的典型部分，目的在于促进（参加）能力的提升。

已知值计划使用独立于参加者的指定值，且制备的能力验证物品具有已知的被测量或特性。有证标准物质/标准样品也可用于该类计划，可以直接利用其标准值和测量不确定度。在该类计划中，也可以在重复性条件下将能力验证物品和有证标准物质/标准样品进行直接比较，但应确保有证标准物质/标准样品与能力验证物品非常接近。以前能力验证所用的能力验证物品如可证明是稳定的，也可用于该类计划。

能力验证的一种特殊应用，常被称作"盲样"能力验证，是指能力验证物品与实验室收到日常客户的物品或样品无法区别。该类能力验证可能是困难的，因为这要求与实验室的日常客户协作。另外，由于独特的包装和运输的需要，批量处理通常难以实现，且均匀性检验也有困难。

2. 分割水平设计　一种常用的能力验证设计是"分割水平"设计，其中两个能力验证物品具有类似（但不相同）水平的被测量。该设计用于评估参加者在某个特定的被测量水平下的精密度，它避免了用同一能力验证物品做重复测量，或者在同一轮能力验证中使用两个完全相同的能力验证物品带来的问题。

3. 分割样品检测计划　"分割水平"设计是经常被参加者的客户以及某些管理机构采用的能力验证特殊类型。分割样品能力验证通常用于少量参加者（通常只有两个参加者）数据的比较。在该类能力验证计划中，某种产品或材料的样品被分成两份或多份，每个参加者检测其中的一份。

该类计划的用途包括识别不好的准确度、描述持续偏移以及验证纠正措施的有效性。该设计可用于评价作为检测服务提供方的一个或两个参加者，或用于参加者数量太少而无法进行适当结果评价的情况。该类计划中，其中的一个参加者由于使用了参考方法和更先进的设备等，或通过参加承认的实验室间比对计划获得满意结果而证实了其自身的能力，可认为其测量具有较高的计量水平（即较小的测量不确定度）。该参加者的结果可用作该类比对的指定值，该参加者可作为顾问实验室或指导实验室，其他参加者的结果与之比对。

4. 部分过程计划　能力验证的一种特殊类型，用于评定参加者完成检测或测量全过程中若干部分的能力。例如，现有的某些能力验证计划是评定参加者转换和报告一套数据的能力（而不是进行实际的测试或测量），或基于一套数据或能力验证物品（如用于诊断的染色血液涂片）做出解释的能力，或根据规范抽取及制备样品或试样的能力。

（四）外部质量评价计划

外部质量评价（EQA）计划（例如为医学检验实验室提供的计划）根据传统的能力验证模型提供多种临床实验室间比对计划。许多 EQA 计划设计的目的是对临床实验室完整的工作流程进行深入了解，而不是仅针对检测过程。多数 EQA 计划是包括长期临床实验室能力跟踪的连续性计划。EQA 计划的一个典型特征是向参加者提供教育机会并促进质量改进，为实现该目的，EQA 计划反馈给参加者的报告中包括了咨询和教育性的评议。

某些 EQA 计划在评价分析阶段的同时，也评定检测的检验前阶段和检验后阶段的能力。在这类 EQA 计划中，能力验证物品的性质可能与传统能力验证计划中所用的有很大差异，这"能力验证物品"可能是一个调查表或案例分析，由 EQA 提供者发放给每个参加者并要求其反馈特定的答案（如质量指标的室间质量评价）。另一种情况是，能力验证物品可能带有一些检验前信息，要求参加者选择适当的方法进行检测或结果解释，而不仅是实施检测。在"样品复查"计划中，可能要求参加者给 EQA 提供者提交"能力验证物品"。该类能力验证物品可能是处理过的试样或样品（如染色玻片或固定的组织）、实验数据（如测试结果、实验室报告或质量保证/质量控制记录）或文件（如程序或方法确认准则）。

（五）室间质量评价的统计设计

室间质量评价应根据数据的特性（定量或定性，包括排序和分类）、统计假定、误差的性质以及预期的结果数量，制定和建立符合能力验证目标的统计设计。

注：统计设计涵盖了能力验证计划的数据获取方案的策划、数据的收集、分析和报告等过程。统计设计通常基于能力验证计划的既定目标，比如确定已规定了大小的误差或确定带有规定了测量不确定度的指定值。数据分析方法可能非常简单（如描述统计学），也可能由于利用带有概率假设或不同能力验证物品结果组合的统计模型而非常复杂。当能力验证计划根据委托人（如客户、监管机构或认可机构）给定的规范设计时，可直接使用规范中的统计设计和数据分析方法。在统计设计缺少可靠信息时，可利用先期的实验室间比对来获得。

1. 能力验证提供者应将用来确定指定值和评价参加者测量结果的统计设计和数据分析方法形成文件，并对选用的原因和假定进行说明。能力验证提供者应能证实统计假定合理并确保统计分析按照规定程序进行。

2. 在设计统计分析时，能力验证提供者应仔细考虑下列事项。

（1）能力验证中每个被测量或特性所要求或期望的准确度（正确度和精密度）以及测量不确定度。

（2）达到统计设计目标所需的最少参加者数量；当参加者数量不足以达到目标或不能对结果进行有意义的统计分析时，提供者应将评定参加者能力的替代方法细则形成文件，并提供给参加者。

（3）有效数字和（或）小数位数与所报告结果的相关性。

（4）需要检测或测量的能力验证物品数量，以及对每个能力验证物品或每项测定的检测、校准或测量的重复次数。

（5）用于确定能力评定标准差或其他评定准则的程序。

（6）用于识别和（或）处理离群值的程序。

（7）只要适用，对统计分析中剔除值的评价程序。

（8）只要适当，与设计相符的目标和能力验证轮次的频率。

三、室间质量评价的运作

为了确保室间质量评价计划的成功和顺利运作，在室间质评的设计阶段都要求配备管理层、技术专家以及统计学专家。评价活动的组织者通过与这些专家商议，设计制定出适用于某项具体室间质评计划，在计划启动前，其具体方案应文件化。

（一）室间质量评价计划的设计

1. 室间质评计划提供者的机构名称和地址。

2. 协调者以及参与设计和实施该项室间质评计划的专家姓名和地址。

3. 室间质评计划的性质和目的。

4. 参加室间质评计划应满足的条件。

5. 预期参与计划（或部分计划，如抽样、样品处置、均匀性检验和赋值）的实验室数量和类型，以及参加者的名称和地址。

6. 所选检测物品的性质及有关说明。

7. 获取、处置、校核和运送检测物品方式的说明。

8. 对检测物品生产、质量控制、存储、分发的要求。

9. 通知阶段提供参加者的信息及室间质评计划各阶段时间表。

10. 对于连续进行的计划，给参加者分发检测物品的频次或日期，参加者进行检测或测量日期和返回结果的截止日期。

11. 参加者准备检测材料以及进行检测或测量所使用的方法或程序的有关信息（通常是它们的常规程序）。

12. 所用统计分析的详细描述，包括指定值和离群值的探测技术。

13. 返回给参加者的数据和信息的说明。

14. 参加者能力评价的依据。

15. 参加者结果和根据室间质评计划结果所做结论的公布范围说明。

（二）室间质量评价的运作流程

我国室间质量评价的运作流程由两部分组成，即室间质量评价组织者和室间质量评价参加者。现分别介绍如下。

1. 室间质量评价组织者工作流程 包括：①质评计划的组织和设计；②邀请书的发放；③质控物的选择和准备；④质控物的包装和运输；⑤检测结果的接受；⑥检测结果的录入；⑦检测结果的核对；⑧靶值的确定；⑨报告的发放；⑩与参加者的沟通。

2. 室间质量评价参加者工作流程 包括：①接受质控物；②检查破损和申报；③将接收单传真给组织者；④按规定日期进行检测；⑤反馈结果；⑥收到评价报告；⑦分析评价报告；⑧决定是否采取纠正措施；⑨评估采取措施的效果；⑩结束。

四、室间质量评价的样品和检测

（一）室间质量评价的样品

用于室间质量评价的样品有以下要求。

1. 检测物品的制备可以通过三方机构，或由协调者承担。制备检测物品的组织应证明其具备该能力。

2. 任何（如样品均一性、稳定性、转运过程中的样品状态等）与检测物品有关的、可能影响实验室间比对完好性的条件的干扰因素均应予以考虑。

3. 计划中分发的检测物品或材料，在性质上通常应与参加临床实验室日常检测物品或材料相类似。

4. 分发的检测物品数量取决于是否需要覆盖某一组成的范围。

5. 在结果核对完成之前，防止泄露靶值。在某些特殊项目，可以在检测之前告知目标范围。

6. 除满足室间质评计划所需要的检测物品外，还可以考虑制备额外数量的检测物品。在评价了参加者所有结果之后，剩余检测物品有可能作为临床实验室的参考材料、质量控制材料或培训用品。

（二）室间质量评价的检测

临床实验室必须采取与其测试患者标本一样的方式来检测室间质量评价（EQA）样品。

1. EQA样品必须按临床实验室常规工作，由进行常规工作的人员使用该实验室的常规检测方法进行测试。

2. 临床实验室检测EQA样品的次数必须与常规检测患者样品的次数一致，特殊项目按照计划书进行重复检测。

3. 临床实验室在规定回报EQA结果上报前，不同参评实验室之间不得进行EQA结果的互对。

4. 临床实验室不能将EQA样品或样品的一部分送到另一实验室进行测试。当室间质评组织机构确认某一参评实验室意图将EQA样品送到其他实验室检查，则该参评实验室的此次室间质评定为不满意EQA成绩。

5. 临床实验室进行EQA样品检测时，必须将处理、准备、方法、审核及检验的每一步骤和结果的报告文件化。临床实验室必须保存所有记录的复印件至少两年，包括EQA结果的记录表格（含EQA计划的说明、实验室主任和检测人员的签字、EQA样品与患者标本一样处理相关程序文件）。

五、室间质量评价的机构评价方法

（一）室间质量评价成绩的评价方式

1. 计划内容和样品检测频率　如有可能，计划应提供每次活动至少3个样品。每年在大概相同的时间间隔内，最好组织两次质评活动。每年计划提供的样品，其浓度应包括临床上相关的值，即是患者样品的浓度范围。标本可通过邮寄方式提供或指定人进行现场考核。

2. 实验室分析项目的评价　计划根据下列各项来评价实验室结果的准确度。

（1）为了确定定量测定项目实验室结果的准确度，计划必须将每一分析项目实验室结果与10个或更多仲裁实验室90%一致或所有参加实验室90%一致性得出的结果进行比较。定量测定项目每一样品的得分由下列（2）到（6）来确定得分。

（2）对于定量的分析项目，计划必须通过结果偏离靶值的程度来确定每一分析项目的结果。对每一结果确定了靶值后，通过使用基于偏离靶值的百分偏差或百分差值的固定准则或标准差的个数来确定结果的适当性，即：

$$偏差（\%）或差值（\%）= \frac{测定结果 - 靶值}{靶值} \times 100\%$$

$$Z =（测定结果 - 组均值）/ 组标准差$$

（3）定性的试验项目的可接受的性能准则是阳性或阴性。

（4）对于细菌学则考虑是否正确的鉴定和是否正确的药敏结果。

（5）对每一次 EQA 调查，针对某一项目的得分计算公式如下。

$$得分 = \frac{该项目的可接受结果数}{该项目的总测定样品数} \times 100\%$$

（6）而对评价的所有项目，其得分计算公式如下。

$$得分 = \frac{全部项目可接受结果总数}{全部项目总的测定样品数} \times 100\%$$

（二）室间质量评价计划的成绩要求

1. 每次活动每一分析项目未能达到至少 80% 可接受成绩则称为本次活动该分析项目不满意的 EQA 成绩（特殊项目除外）。

2. 每次室间质量评价所有评价项目未达到至少 80% 得分称为不满意的 EQA 成绩。

3. 未参加室间质量评价活动定为不满意的 EQA 成绩，该次得分为 0。

4. 在规定的回报时间内实验室未能将室间质量评价的结果回报给室间质量评价组织者，将定为不满意的 EQA 成绩，该次活动的得分为 0。

5. 对于不是由于未参加而造成的不满意的 EQA 成绩，临床实验室必须进行适当的培训及采取纠正措施必须采取纠正措施，并有文件化的记录。临床实验室对文件记录必须保存两年以上。

6. 对同一分析项目，连续两次活动或连续三次中的两次活动未能达到满意的成绩则称为该项目不成功的 EOA 成绩（微生物专业除外）。

7. 所有评价的项目连续两次活动或连续三次中的两次活动未能达到满意的成绩则称为该计划不成功的 EQA 成绩。

（三）正确度验证室间质量评价

正确度验证 EQA 计划，其靶值不是由参加实验室的均数确定，而是由参考实验室应用参考测量程序确定。临床实验室收到质控物后，应按要求立即测量或保存后在规定时间内测量。按照要求分多次测量，每次间隔一定时间；每日测量各批号各 1 瓶，每个项目可重复测量多次。

$$相对偏移（b\%）=（测量结果均值 - 靶值）/ 靶值 \times 100\%$$

将每个项目的偏移与允许偏移比较，应满足有关规定的要求。

（四）室间质量评价纳入绩效考核

我国自 2019 年开始要求公立医院全部参加国家室间质量评价，并且评价的结果纳入绩效考核。考核的项目数量的指标是由两部分组成，即室间质量评价项目数量和室间质量评价中合格的项目数量。这两个数值分别通过室间质评项目参加率和室间质评项目合格率予以体现。

室间质评项目参加率 = 参加国家临床检验中心组织的室间质评的检验项目数/同期实验室已开展且同时国家临床检验中心已组织的室间质评检验项目总数 ×100%

室间质评项目合格率 = 参加国家卫生健康委临床检验中心组织的室间质评成绩合格的检验

项目数/同期参加国家临床检验中心组织的室间质评检验项目总数

（五）无室间质量评价的实验室间比对

实验室间比对（interlaboratory comparison）：按照预先规定的条件、由两个或多个实验室对相同或类似的物品进行测量或检测的组织、实施和评价。然而，国家临床检验中心存在尚未组织的室间质评检验项目，对于无室间质量评价实验室应当制定出进行检验项目实验室间比对的程序，如比对样品和比对方法。

比对的参考方法：可评估本实验室检验项目的准确性。即使对于特定的试验无法进行室间质量评价或进行准确性评估，实验空间比对仍然能为质量管理提供有益的和补充的信息。

比对样品：它比 EQA 中使用的商业性室间质量评价质控物具有一定的优势。①使用患者样品可以消除或减少基质效应；②因为 EQA 检验前阶段与患者的测试过程并不相同，因此使用商品性质控物无法评估临床患者测试检验前阶段的各个步骤，包括标本采集、运输以及处理等过程。相反，使用患者样品进行比对能够评估与检验前处理过程相关的各种因素。使用患者样品进行比对时，需要确保患者样品在实验室间运输及存储过程中的稳定性，尽可能减少与临床检测性能不相关的变异。

无法进行 EQA 的检测项目，包括但不限于下列几种情况：①新研究和开发的检测项目；②不常检测的项目；③特定的药物；④与 EQA 材料问题相关的试验；⑤容器－分析物相互作用相关的试验；⑥需要对于标本进行大量检验前操作的试验；⑦不常见基质中的分析物；⑧微生物；⑨地理因素，实验室所在的地区无法提供相关的 EQA。

实验室应当确定无法实施 EQA 的试验，并尽可能地为这些试验制定出进行实验室间比对的程序文件。应当提前确定每一个定量评结程序的可接受范围。如果当前具备充足的质量控制数据时，实验室可以通过内部质控数据建立可接受的范围（如平均值 ±2 或 3 倍标准差），也可以根据文献的数建立可接受的范围——即根据生物学差异或临床决策点导出的标准，或根据国外已有的室间质量评价的标准还应当确定进行比对的频率。每年至少应进行一次。通常情况下，每年可以执行两次检验项目的实验室间比对。实验室应当记录实验室间比对的结果，以便于进行趋势分析。同时还应记录下对于不合格结果所采取的校正措施，并至少保存两年。

一般通过实验室间比对很难评价正确性，只有当比对样品的值是根据参考方法或参考物质标定时，才能够评价正确性（例如偏移）。每一个实验室自行确定分割样品测试时所寄送的样品/标本数。对于多数分析物面言、每次评估过程中寄送两份样品已经能够满足要求。

实验室间比对采用较多的是分割样品检测计划。典型的分割样品检测计划由包含少量实验室的小组（通常只有两个实验室）提供，分割样品检测计划包括把样品分成两份或几份，每个参加实验室检测每种样品中的一份。分割样品检测计划通常只有数量非常有限的实验室参加。此类计划的用途包含识别不良的精密度、系统性偏移和验证纠正措施是否有效。此计划经常需要保留足够的样品，以便由另外的实验室进步分析以解决不同实验室比对结果出现差异。

可以每半年执行一次分割样品的比对，每次检测 3 份患者样品。如果定量项目 3 份样品中 2 份样品的结果在规定的范围之内，可认为比对结果是可接受的：定性项目结果必须一致。或者每半年执行一次每次检测 5 份临床样品，如果定量项目 5 份样品中 4 份样品的结果在规定的范围之内（按 EQA 得分≥80%），可认为比对结果是可接受的；定性项目 5 份样品中 4 份以上样品的结果在规定的范围之内（按 EQA 得分≥80%）。

六、室间质量评价结果不合格的分析及改进

EQA 在临床实验室检验质量改进过程中极具价值。实验室偶尔会有不合格的 EQA 结果。不合格的

室间质评成绩可以揭示出参评实验室在样品处理、分析和结果报告过程中的不当。应全面分析结果不合格的原因，最大限度地找出纠正问题的办法，使检验质量得到持续提高，预防类似问题的再次发生。因此，实验室应将 EQA 融入其质量改进计划中。即使当 EQA 结果是可接受的，实验室也应监测结果的趋势。例如，当分析物的所有结果在平均数的一侧时，或几次 EQA 活动的结果的不精密度增加。这种情况下应及时采取措施以预防将来可能出现 EQA 结果不合格或患者样品检测不准确。

（一）样品处理和文件程序

EQA 样品的制备和 EQA 结果的报告比患者样品需要更多的手工处理。因此，将 EQA 样品的处理和制备标准化程序化，能最大限度地减少由于技术或书写所造成的误差。要有室间质量评价的样品接收、保存、样品的复溶（包括在检测前允许最低的时间间隔）、样品的分析和结果报告等的记录。应有书面的程序规定报告格式，包括书写准确的验证。重要的是实验室应保留发送给 EQA 组织者所有文件的复印件（包括试验的原始结果）。为了使实验室能从 EQA 数据中获得最大量的信息，EQA 样品应与患者样品一样的方式进行检测。

（二）室间质量评价的报告形式和内容

理想情况下，EQA 的报告形式和内容应与实验室的其他质量监测指标相一致，因实验的目的和分析物的不同而不同。EQA 报告形式和内容可以用图形或表格表示，要能识别质量变化趋势及显示对质量体系的影响/过程的改变。

1. EQA 报告形式和内容　由三部分组成：①实际测定结果；②靶值；③评价范围或允许误差。

2. 有三种不同类型的靶值　①相同方法组平均值；②其他组平均值或所有结果的平均值；③外部来源导出的值（例如，参考实验室公议值或决定性/参考方法）。

3. 有四种类型的评价范围　①固定范围（例如：±4mmol/L）；②固定百分数（例如：±10% 的靶值）；③以上两者的结合（例如：±0.33mol/L 或 ±10% 靶值，取较大的值）；④范围基于组标准差（s）。

（三）分析不合格室间质量评价结果的程序

实验室应系统地评价检测过程的每一方面。实验室应有识别、解释和纠正已发现问题所需处理的特殊步骤的书面程序。

1. 收集和审核数据　应审核所有的文件（包括原始结果、数据和抄写的结果），与上报资料之间是否一致。调查应包括：①书写误差的检查。②质控记录，校准状况及仪器功能检查的审核。③如有可能，应重新分析原室间质评样品和计算结果。如果没有保留原样品，实验室应从 EQA 组织者处申请额外的相同批号的室间质评样品。④评价该检测项目实验室的历史检测性能。

2. 不合格结果常见问题

（1）书写误差　①从仪器采集或抄写结果错误。②在报告单上未正确显示所用的仪器/方法。③报告单位或小数点位数错误等。

（2）方法学问题　①仪器的性能（如温度、空白读数、压力）未达到要求。②未能恰当地进行仪器的定期维护和校准。③校准物、质控物或试剂不恰当的复溶和保存，或超出有效期后仍然使用。④厂家试剂/标准，或生产厂家规定的仪器设置的问题，实验室可能需要与厂家联系来评价此类问题。⑤质控物的携带污染。⑥接近方法灵敏度低限结果的不精密。⑦仪器问题质量控制未能检出。⑧结果超出仪器和试剂的检测线性范围等。⑨数据库不完善。

（3）技术问题　①室间质评物的不恰当复溶或复溶后未及时检测。②室内质控失控后未及时查找原因并采取措施。③不恰当的质控界限和规则。④不正确的温度、不正确的稀释液和稀释方法。⑤形态学误差等。⑥样品标记错误。⑦上报时网络问题。

（4）室间质评物的问题　①有些仪器/方法检测的性能会受到 EQA 样品基质的影响。当参评实验室使用该仪器/方法时，而以所有方法的平均值或决定性/参考方法平均值进行评价时，这就可能导致不合格的结果。②非均匀性试验物（分装液体的变异性，不恰当的混匀）。在这种情况下，在参加者中将有非常高的变异系数。③细菌污染或溶血可能导致部分检测结果不准确。④一些质控物保存不当，如用于细菌鉴定的细菌死亡等。

（5）室间质评评价的问题　①分组不适当。②不适当的靶值。③不适当的评价范围。④EQA 组织者不正确的数据输入等。

3. 患者结果评价　参评实验室应审核来源于不合格 EQA 结果时间内的患者数据，目的是确定是否问题已影响到患者的结果报告。如果是这样的话，应有文件记录适当的追踪措施。

4. 结论和措施　参评实验室应尽可能地去寻找导致不合格结果的原因。如果实验室能找出发生问题的原因，将有助于对不合格结果进行改进。通过采取纠正措施，培训员工使之知晓导致室间质评结果不合格的原因并杜绝类似情况的发生，将使再次出现不合格的危险性降到最低，并潜在地提高了检验结果的质量。

5. 文件化　调查、结论和纠正措施都应有完整的文件记录。实验室应使用标准化格式记录每一不合格 EQA 结果的调查。

第五节　检验结果的可比性

PPT

一、概述

检验结果的可比性是指不同检测系统或方法在分析同一检验项目时所得结果的一致性或相似程度。在临床实验室中，可比性是确保患者检测结果可靠性和有效性的关键要素。可比性对于患者的连续监护、多点护理以及当患者标本需要被送往参考实验室或其他设施时尤为关键。缺乏可比性可能导致诊断错误、治疗效果评估不准确以及对患者安全的严重风险。

检验结果的可比性是确保临床实验室检测结果准确性和一致性的重要组成部分，它需要通过一系列的评估和监控活动来维持和验证。当使用不同方法或（和）设备，和（或）在不同地点进行检验时，应制定临床适宜区间内患者样品结果可比性的程序。进行不同检验方法的比较时，使用患者样品能避免室内质控物互换性不足带来的问题。当患者样品不可获得或不适用时，应参考室内质量控制和室间质量评价的全部选项。

根据 CNAS – GL047：2021《医学实验室定量检验程序结果可比性验证指南》要求，在相同或不同地点，使用多个相同或不同的定量检验程序、检测系统、检验方法等检测同一检验项目时，需验证检验结果间的可比性。实验室内应按照适合于程序和设备特性的规定周期进行检测系统之间的可比性验证。采用不同方法或仪器检验同一项目，应进行一致性的比较，定期实施比对检测（至少每年一次），采用文件化并记录比对活动，对识别出的问题或不足应立即采取措施并保留记录。

在临床实验室中，可比性是确保患者检测结果一致性和准确性的关键因素。这要求不同系统间的偏差在临床可接受范围内，以确保患者检测结果的互换性。根据 WS/T 407—2012 文件《医疗机构内定量检验结果的可比性验证指南》要求，每个检测系统在实施比对前，应参照美国临床和实验室标准协会（Clinical and Laboratory Standards Institute，CLSI）颁布的 EP9 – A2 文件《用患者样本进行方法学比对及偏倚评估》和（或）EP15 - A2 文件《医学实验室精密度和准确度的确认》的要求，进行全面的性能评价或验证。可比性验证只是确认检测系统之间同一检测项目检测结果的一致性，不能取代其他质量保证环节，如校准和室内质量控制等。

（一）检测系统之间可比性的验证时机

检测系统之间可比性的验证时机应根据实验室的实际情况和相关标准来确定。此外，当实验室出现以下情况时也应进行仪器间比对。

1. 新系统引入　在引入新的检测系统时，必须进行全面的方法学比对试验，以验证新系统与现有系统之间的可比性。这应在新系统安装、校准和培训操作人员之后进行。

2. 系统升级或维护　当检测系统进行升级或维护时，可能需要重新评估系统之间的可比性。应检查升级或维护是否影响了系统的性能和结果的一致性，如更换重要部件或重大维修后、软件程序变更后。

3. 定期监控　除了新系统引入和系统升级之外，还应定期进行可比性监控。这可以通过定期的方法学比对试验、使用共同的质量控制材料和参考物质来实现，如室内质控结果有漂移趋势时、更换试剂批号（必要时）、需提高周期性比对频率时（每季度或每月 1 次）。

4. 外部质量评价　参加 EQA 是评估可比性的重要机会。这些评价通常包括使用标准化标本在不同实验室之间进行测试，以评估实验室结果的一致性。如实验室室间质评结果不合格，采取纠正措施后。

5. 异常结果或投诉　临床医生对结果的可比性有疑问时，患者投诉对结果可比性有疑问（需要确认时），应立即进行可比性评估。这可以帮助确定问题的原因并采取纠正措施。

6. 法规要求　根据当地的法规要求，可能需要定期进行可比性验证。

（二）检测系统之间可比性的评价标准

可比性验证的评价标准应满足临床需要，同时考虑检测系统的性能状况。根据统计学原理、临床需求、质量控制要求、室间质量评价结果以及法规和认证要求制定相应标准。这些标准有助于确保实验室的结果具有一致性和准确性，从而为患者的诊断和治疗提供可靠的依据。

1. 统计学标准　使用适当的统计方法来评估不同检测系统之间的结果差异。这可能包括计算相关系数、回归分析、偏差估计和置信区间等。参考 CLSI EP9 - A2 文件《用患者样本进行方法学比对及偏倚评估》指南中的统计方法来评估方法学比对数据的一致性。

2. 临床接受标准　确定系统间差异的临床意义，以确保它们在可接受的范围内。这通常涉及设定的临床接受限制，如允许的总误差（TEa）。评价标准应基于临床需求和专业指南，以确保结果的差异不会对患者的诊断和治疗产生显著影响。如系统性能无法满足规定的比对标准，可比性验证将会经常失败，此时需要改进检测系统性能（更换检测系统或优化测量程序）以达到期望的比对标准。反之，如果基于检测系统不精密度建立的标准高于临床要求，实验室负责人可根据临床需要适当调整可接受标准。

3. 质量控制标准　使用共同的质控物来监控不同检测系统之间的性能。质控物应能反映患者标本的特性，并用于日常质量控制程序。评价标准应包括质控物的偏倚和不精密度，以及与历史质控数据的比较。

4. 室间质量评价标准　参加 EQA 与其他实验室的结果进行比较。这可以帮助评估实验室在更广泛环境中的性能和可比性。评价标准应基于 EQA 程序的评分系统和标准，以确保实验室的结果与其他实验室一致。

5. 法规和认证标准　根据当地法规和国际标准，确保实验室的检测结果具有可比性。这可能需要定期审查和验证检测系统的性能。评价标准应符合法规要求和认证机构的标准，以确保实验室的结果可靠并与国际标准相一致。

二、可比性的验证方案

CNAS—GL047：2021《医学实验室定量检验程序结果可比性验证指南》要求临床实验室应制定验证程序文件和（或）作业指导书，内容包括用于结果比对的检测系统（包括但不限于分析仪器、试剂和校准品），样品类型和数量，实验操作和质量控制过程，数据处理方法和判断标准等。

（一）仪器间比对

定量检测项目的多个检测系统实施结果可比性验证，可参照 WS/T 407—2012《医疗机构内定量检验结果的可比性验证指南》执行。

1. 使用条件 本方案仅适用于最多 10 个检测系统的结果比对，比对物质的重复检测次数不超过 5 次。比较不同检测系统不精密度大小，确定最大 CV 与最小 CV 之间差异是否小于 2 倍。如小于 2 倍，可使用本指南比对方案；如大于 2 倍，应参照 CLSI EP9 – A2 和（或）EP15 – A2 确认检测系统间的结果可比性。

2. 比对样品

（1）比对物质推荐首选临床标本。无患者新鲜标本时，可选择有互通性的室间质评物或其他参考物质。

（2）样品浓度水平通常选择与质控物浓度水平相近的比对物质进行可比性验证；每个检测系统至少检测两个浓度水平（含正常和异常水平）的比对物质。

3. 确定检测系统测定结果的不精密度

（1）使用日常工作中质控物的检测数据估计不精密度，尽量累计 6 个月的检测数据计算长期变异系数（CV），以保证不精密度的估计结果具有代表性。

（2）比较不同检测系统精密度大小，详见"1. 使用条件"。

（3）计算不同检测系统的 $CV_{合并}$ 值，公式为：$CV_{合并} = \left[(CV_1^2 + CV_2^2 + \cdots + CV_n^2)/n \right]^{1/2}$。注：使用该公式计算 $CV_{合并}$ 前提是个检测系统长期的 CV 值（CV_1，CV_2，$\cdots$，CV_n）是通过基本相同的检测次数（即相等的样品量）计算得出。使用计算得出的 $CV_{合并}$ 值，以确定每台仪器比对样品的重复检测次数。使用《极差检验临界差值（%）表》的临界值确定执行重复检测次数。

4. 确定比对样品的浓度范围 计算参与比对的所有检测系统（仪器）质控物均值的总均值 m，以 $m \pm 20\%$ 作为比对样品浓度选择范围。m =（检测系统 1 的质控物平均浓度 + 检测系统 2 的质控物平均浓度 + $\cdots$ + 检测系统 n 的质控物平均浓度）/参与比对的所有检测系统数量。

5. 建立比对试验的结果可接受标准 根据患者结果可比性试验可接受准则执行层次建立本实验室内可接受标准。

6. 实施检测及比对结果数据分析 如未进行重复检测，则直接比较每个检测系统的结果，计算所有检测系统结果的均值。进一步计算比对偏差：比对偏差 =（检测系统的最大值 – 检测系统的最小值）/所有检测系统的均值 ×100%。

如进行了重复检测，则计算每个检测系统结果的均值，然后再计算所有检测系统结果的总均值。进一步计算比对偏差：比对偏差 =（检测系统的最大均值 – 检测系统的最小均值）/所有检测系统的总均值 ×100%。

7. 结论 将比对偏差与本实验室建立的可接受标准中分析质量要求进行比较。如果比对相对偏差小于设定的分析质量目标，实验室认为该项目在参与比对的所有检测系统检测的结果具有可比性。如果比对相对偏差大于设定的分析质量目标，实验室认为该项目在均值差异最大的两个检测系统检测的结果可比性不符合要求。将两个检测系统检测的结果分别与规范操作检测系统的结果进行比较，剔除偏差最大的检测系统数据，分析剩余检测系统数据。

（二）人员比对

实验室需对多个人员进行的手工检验项目如显微镜检查、培养结果判读、抑菌圈测量等定期进行检验人员的结果比对，并规定比对的方法和判断标准。如为保证白细胞分类人员之间结果具有可比性，可参考 WS/T 246—2005《白细胞分类计数参考方法》制定实验室内检验人员比对方案。

1. 选择样品 选取 3~5 份新鲜外周抗凝血样品并编号。样品中应含有 7 种类型白细胞（中性分叶核粒细胞、中性杆状核粒细胞、淋巴细胞、异型淋巴细胞、单核细胞、嗜酸性粒细胞、嗜碱性粒细胞），至少有一份样品含有少量有核红细胞，一份含有少量未成熟白细胞。

2. 确定需比对人员 如有 5 人进行比对，则每个标本制备 5 张血涂片，统一编号，分成 5 套，每人 1 套，每套 3~5 张。每张进行白细胞分类计数，结果以百分数表示并记录。

3. 制定可接受标准 以本实验室最有经验的 2 名技术人员的分类结果为判断标准。

4. 结果记录及判断 记录参加比对人员的结果，以百分比表示，并与 2 名有经验者均值比较，并判断是否在可接受标准允许范围内。根据实验室情况，比对结果在 95% 或者 99% 可信区间范围内为符合要求。

（三）不定期比对及留样再测方案

临床实验室内应规定分析系统间不定期比对（如设备故障修复后）及留样再测要求，包括样品类型及数量、比对方案、判定标准及相关措施，可参考 CNAS – GL 047：2021《医学实验室定量检验程序结果可比性验证指南》以及相关国家/行业标准，如 WS/T 406—2012、WS/T 407—2012。

CNAS – GL 047：2021 方案：应使用患者标本（若为抗凝标本，应使用相同的抗凝剂）；标本中被测物浓度、活性等应能覆盖临床适宜区间，重点关注医学决定水平。比对的标本数量应不少于 5 例。实验室可根据实际使用情况，选择使用与参比系统比对的方法或均值法进行可比性验证。分别计算不同检测系统结果与参比系统结果的偏差，并与实验室的判断标准进行比较。5 份标本中有 4 份检验结果的偏差符合实验室制定的判断标准，即为可比性验证通过。

（四）可比性验证结果不符合要求的处理措施

对于不符合可比性要求的检测系统（人员比对），应分析原因，必要时采取相应的纠正措施，然后再将该检测系统与规范操作检测系统的结果进行比对，确认比对结果符合分析质量要求。

维持结果的可比性需以检测系统各质量保证环节的标准化为前提，必要时通过校准改善结果的可比性，即不同检测系统通过结果的数字转换获得结果的一致性；结果不可比且难以纠正时，应与临床或用户进行沟通，评估不可比结果对临床活动的影响，采用不同的参考区间和（或）医学决定水平并在检验报告单上明确标示。

答案解析

? 思考题

1. 案例

检验项目：碱性磷酸酶；

临床实验室设置失控规则为 1_{3s}、2_{2s}、R_{4s}。

问题：检测质控物后查看 L – J 图（图 6 – 25）。

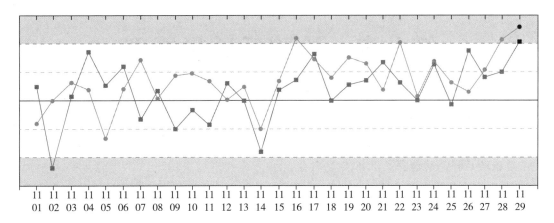

图 6 - 25

问题：

（1）最后一点触发的质控规则是什么？该质控规则通常提示系统误差还是随机误差？

（2）实验室当前应该采取何种操作？

（3）请叙述查找该失控原因的排查及纠正处理流程。

2. 案例：实验室新购入两台同型半胱氨酸检测设备，仪器线性范围是 $1.5 \sim 50 \mu mol/L$。做正确度验证时因为找不到合适的患者样品，所以找来某厂家质控物，水平 1 浓度为 $3 \mu mol/L$，水平 2 浓度为 $55 \mu mol/L$。使用低值质控物稀释高值质控物，得到从 $3 \sim 55 \mu mol/L$ 不同浓度 10 个样品，两台仪器同时检测，互相比对，比对差值符合可接受标准，两台仪器正确度验证完成。

问题：

（1）这两台仪器比对通过，是否能证明正确度没问题？

（2）该正确度验证是否还存在其他问题？

（3）正确度验证的方案有哪些？

（许　颖　王　原　沈坤雪）

书网融合……

重点小结	题库	微课/视频 1	微课/视频 2	微课/视频 3	微课/视频 4
微课/视频 5	微课/视频 6	微课/视频 7	微课/视频 8	微课/视频 9	微课/视频 10
微课/视频 11	微课/视频 12	微课/视频 13	微课/视频 14	微课/视频 15	微课/视频 16

第七章　检验后质量管理

学习目标

1. 通过本章学习，掌握检验结果的审核和发放，危急值报告制度；熟悉检验报告单的审核、发放和管理；了解检验后样品的储存。

2. 具有对检验结果初步审核的能力，能正确地处理检验后的检验样品。

3. 树立实事求是、严谨求实的科学态度。

检验后阶段（post - analytical phase）是指样品检测后检验报告单的发出到临床应用这一阶段，又称为检验后过程（post - examination processes）。为使检验数据准确、真实、无误并能为临床提供疾病诊疗信息而确定的措施和方法，称为检验后质量管理。检验后质量管理是临床实验室全程质量控制的最后一道关口，是全面质量控制的进一步完善和检验工作服务于临床的延伸。检验后过程包括结果审核、报告单规范格式和解释、授权发布、报告结果和传送、样品的储存和处理等。检验后质量保证主要有检验结果的审核与发出、检验样品的保存及处理、咨询服务及与临床沟通三个方面。

第一节　检验报告的审核及检验结果的转录

PPT

检验报告适当性是检验后阶段的重要质量指标，包括检验报告的完整性、及时性和准确性。检验结果的报告是临床实验室工作的最终产品，对疾病的预防、诊断、治疗及预后至关重要，甚至可能影响患者的生命安全。检验报告的准确性和及时性是检验后质量管理工作的核心。

一、检验结果的审核　🅔 微课/视频1

检验结果的审核是检验结束后的首要工作，也是检验后质量控制最关键的环节。严格审核检验报告单，保证发出的检验报告"完整、准确、及时、有效"。

（一）检验结果确认

当检验项目实验结束后，需要确认检验结果。

1. 样品的采集和送检合格，处理得当，没有干扰实验因素的发生，即可认为样品合格。在特殊情况下，对于不合格而又进行了检验的样品及其结果，需要进行说明。不管结果正常与否，原则上应将样品退回重新采集或留取。

2. 检验仪器工作运转正常。对仪器定期校准与保养，仪器系统误差在可接受范围内。

3. 检测试剂合格，无质量问题，在有效期内。

4. 检验人员技术熟练、操作正规，无差错。

5. 该批次的室内质控物检测结果"在控"。

6. 检验结果计算准确。

7. 排除检测过程中可能存在的影响因素，如停电、环境温度过高或过低等。

上述内容均得到肯定时则基本上可以确认该批（次）检测结果准确可靠。

（二）检验结果审核

将本次检验结果与室内质控、临床信息及历史检验结果进行分析与评估。随着实验室信息系统（laboratory information system，LIS）和医院信息系统（hospital information system，HIS）在国内各级医院的普及，已使检验报告审核流程实现了自动化，即全实验室自动化管理。检验人员对检验结果的审核，可分为计算机自动审核和人工审核两种。

1. 自动审核　自动审核是在遵循实验室操作规程的前提下，按照临床实验室设置的规则、标准和逻辑，由计算机系统自动对检测结果进行审核，并发布检验结果成为医疗记录的行为。自动审核的决策以实验室设计的规则为准，每个临床实验室可根据实际情况设计和指定适合本实验室的自动审核规则。临床实验室自动审核规则的制定、实施和验证可参考2018年我国卫生与健康委员会发布的《临床实验室定量检验结果的自动审核》（中华人民共和国卫生行业标准，WS/T 616—2018）。自动审核规则包括但不局限于以下几个部分：①历史结果比较，系统自动将患者本次测定结果与既往结果对比、累计于数据库中，并设定允许变异值，若超出此值，即出现提示信息，审核不通过。②测定结果比较，根据生物参考区间、危急值范围、医学决定水平、最大允许误差等设定自动审核限，将检测结果与其相比较，超出自动审核限，即出现相应的提示信息，审核不通过。③逻辑关系判断，系统把相关性较强的检验结果进行比较审核，包括同一张检验报告单内不同项目的比较与关联、检测结果与临床诊断是否相符合等情况，不符合逻辑关系则表明结果有误，审核不通过。④重复检测设定，可对某些有可能影响检测结果准确性的情况设置重复检测规则，系统可查询两次检测结果。例如检测结果出现负值、非数值，或检测结果与临床诊断不符等异常情况。⑤自动签发规则，当检测结果符合所有设定的自动审核标准时，系统应对标本进行标记并直接发出该报告。自动签发的报告应有可识别的标志。对于未通过的检测结果给予信息提示未通过的原因，以便进行第二次审核，审核者要具有一定的资质和能力，且应有电子签名。

自动审核系统可以建立在 LIS 系统中，也可以建立在实验室自动化系统（laboratory automation system，LAS）中，各有利弊。如果设置在 LIS 系统中可适用于不同品牌相同检测项目的检测系统，避免了重复设置规则，但这种模式不能全面监控影响检测质量的所有要素，如标本、仪器、质控、试剂盒检测结果等。如果设置在 LAS 中间体上，情况与上述相反。自动审核的应用可减少人工审核的误差，减少人工核对的工作量，并能够及时发现检验结果的异常，加快审核速度，完善了检验后过程的管理和质量控制，缩短报告周转时间。

2. 人工审核　人工审核是指由检验人员对检测结果数据进行检查。检验人员进行人工审核前，应核对仪器设备运行状态、室内质控状态等信息，在保证检测质量可靠的情况下，结合临床信息，对检验结果进行逐一审核。人工审核适合于样品量不大的实验室，或通量不大的检测项目以及手工操作项目的检验结果报告单。在未使用自动审核系统的机构和审核系统出现故障时，也应进行人工审核。

（三）异常检验结果的复查

检验结果异常可见以下情况：①检验结果偏高或偏低；②与临床诊断不符；③与以往结果相差较大；④与相关实验结果不符；⑤有争议的检验结果。对有争议的检验结果不能做出决定时，如一些特殊细菌、寄生虫、细胞的识别鉴定及某些难以解释的结果，除上述处理方法外，也可采用外送会诊方法处理。

临床实验室遇到异常结果时，应检查检验样品是否存在质量问题；或与临床医生联系；必要时查阅病历，查询患者情况；考虑是否进行原样品复查，或重新采集样品复查；并检查当天室内质控的可靠性等。使用实验室信息系统（LIS）包括对样品条码扫描，如有未完成检测项目或有传染病项目检测结果为阳性时，系统及时提示并要求采取相应处理措施，避免项目漏检或传染病漏报。

二、检验结果的转录

检验结果的录入有计算机自动录入和手工录入两种方式。自动录入是由计算机程序直接接收，存入数据库，根据仪器、日期、样品号的不同来进行标识。检验仪器检测完成后其实验数据可以通过联机导入 LIS 系统数据库，要对联机参数设置认真核对，并对参数更改的权限进行控制。同时，要对 LIS 系统的数据传输正确性进行每年定期的验证，保证仪器检测结果与 LIS 系统中的导入数据正确。手工录入是指各种手工项目检验结果的录入，如细菌、临床数据等。

临床实验室通常是以一人录入、双人审核的制度来保证手工录入的结果准确。双人审核中应有一人为具有报告审核资质的人员。除了审核检验结果，还应对患者资料进行再次核对，本次结果与临床诊断、历史记录、室内质控变化情况进行分析。在全部内容都分析通过的情况下，才能进入下一步。

第二节　检验报告单的管理

PPT

一、报告单形式

检验结果报告单常有两种形式。一是纸质检验报告单，常用于门诊患者。患者凭就诊卡到自助查询机打印，或到检验结果取单处人工打印检验报告单。二是电子检验报告单，通过院内网络信息管理系统或远程互联网以电子报告单的方式将检验结果报告给临床医生。实现了检验信息的无纸化传送，保护了患者的隐私，避免了检验报告单实验室内的交叉污染。

二、报告单内容

一般来说一份完整的检验结果报告单应包含以下内容。

1. 检验项目名称　同时也可注明测定方法或检验程序。

2. 实验室的标识　如医院名称、实验室名称或委托实验室的名称，最好有实验室的联系方式，如地址、电话等。

3. 患者的标识　如姓名、年龄（出生日期）、性别、科室、病床号（或病案号）、疾病诊断，必要时注明民族等。

4. 检验申请者的标识　如申请医生姓名、申请日期、联系信息。

5. 样品的标识　如样品种类、采集日期、时间及采集人。

6. 检验结果　如实验室接收时间、报告时间、检验结果及单位。

7. 参考区间及异常提示　报告单里应该有参考区间及异常提示。方便临床医生或检验申请者阅读结果。

8. 报告授权发布人的标识　检验结果报告者和审核者签名，最好由本工作室负责人核查签名。

9. 结果解释　需要对结果进行解释的诊断性检验报告应有必要的描述并有"印象""初步诊断"或"诊断"意见，应由执业医生出具诊断性检验报告。

10. 检测方法　当检测方法可能对结果产生影响时，需备注检测方法或检测原理。

11. 特殊标注　如需要，检验报告单上可注明"本检验结果仅对此样品负责"字样。

12. 页数　报告单的页数及总页数。

三、危急值的报告 e 微课/视频 2

危急值（critical value），又称紧急值（panic value）或警告值（alert value），是指能够提示患者生命处于危险/危急状态的检查数据/结果，此时临床实验室必须迅速将结果报告给临床医生，临床医生应立即采取及时有效的干预措施。国际标准化组织将规范的危急值报告列入实验室认可准则 ISO 15189 中。2007 年原中国卫生部将危急值报告列入患者安全目标，要求各级医疗机构制定适合本单位的危急值报告制度，并对其实行质量控制。我国《医疗质量管理办法》中规定检验危急值结果的及时报告是临床危急值报告制度的基础和重要组成部分。

（一）危急值项目选择

1. 根据危急值定义、医院（或其他医疗机构）的服务对象、临床诊疗指南和权威文献，制定"危急值项目建议表"。

2. 危急值项目的选择应由医院行政管理部门组织相关科室（临床科室、检验科、护理部、医院行政管理部门等）人员共同论证确定，论证方式包括但不限于检验临床联席会、书面评审、电子文件评审等，但需保留带有评审人签字的评审记录。

3. 论证不认同的项目不应列入危急值项目，论证认同但不在"危急值项目建议表"中的项目，应考虑列入危急值项目。

4. 危急值项目须包含血钾、血钙、葡萄糖、血气、白细胞计数、血小板计数、凝血酶原时间、活化部分凝血酶原时间等。

（二）危急值报告限确定

首先依据医学决定水平提出危急值报告限建议。提出危急值报告限时，应考虑不同专业科室对相关危急症抢救的需求，以及本实验室检测方法/检验系统，也可参考权威文献。危急值报告限也需要经过论证通过，程序上与危急值项目选择相同。在危急值报告限使用过程中，如遇临床和检验有不同意见时，应与临床沟通达成一致，必要时可再次召开论证会。表 7-1 为某医院常用血液检验项目的危急值。

表 7-1 某医院常用血液检验项目的危急值

实验名称	检测项目	临床危急值
全血细胞计数	白细胞计数	$<2.5 \times 10^9$ 或 $>30 \times 10^9/L$
	血红蛋白含量	$<50g/L$ 或 $>200g/L$
		新生儿：$<95g//L$ 或 $>233g/L$
	血细胞比容	$<0.15L/L$ 或 $>0.6L/L$
		新生儿：$<0.33L/L$ 或 $>0.71L/L$
	血小板计数	$<50 \times 10^9$ 或 $>1000 \times 10^9/L$
凝血试验	凝血酶原时间	>60 秒
		抗凝治疗者：INR >6.0
	活化部分凝血活酶时间	>100 秒
	纤维蛋白原定量	$<1g/L$

续表

实验名称	检测项目	临床危急值
血气分析	酸碱度	<7.25 或 >7.55
	二氧化碳分压	<20mmHg 或 >60mmHg
	碳酸氢根	<15mmol/L 或 >40mmol/L
	氧分压	<40mmHg
	血氧饱和度	≤75%
	剩余碱	±3.0mmol/L
生化检验	钾	<2.5mmol/L 或 >6.5mmol/L
	钠	<120mmol/L 或 >160mmol/L
	氯	<80mmol/L 或 >115mmol/L
	钙	<1.6mmol/L 或 >3.5mmol/L
	磷	<0.3mmol/L 或 >1.5mmol/L
	镁	<0.5mmol/L 或 >3mmol/L
	葡萄糖	女性及婴儿：<2.2mmol/L 或 >22.2mmol/L
		男性：<2.7mmol/L 或 >22.2mmol/L
		新生儿：<1.6mmol/L 或 >16.6mmol/L

（三）危急值识别

加强危急值报告体系的培训，检验人员应熟记或可以方便获取危急值项目及危急值报告限列表。检验人员在检验节点识别和确认危急值，保证在审核环节不漏检危急值。条件允许时，利用 LIS、HIS 或 LAS 中间体等自动识别危急值，并使用特殊标识（颜色、闪屏、警示音或对话框等）提示检验人员对该项目结果及时审核。检验人员发现危急值时，在出具检验/检查结果报告前，应当双人核对并签字确认；夜间或紧急情况下可单人双次核对。对于需要立即重复检验、检查的项目，应当及时复检并核对。

（四）危急值报告路径

危急值报告体系中应明确"由谁报告""向谁报告"和"接收时间长度"（从报告到主治医生确认接收）。危急值如果由检验人员报告，可缩短报告时间，提高报告准确性，方便与临床科室相关人员沟通。报告路径明确（住院患者和急诊患者）时，检验人员第一时间向危急值使用者（住院或急诊患者的主管医护人员）报告危急值。报告路径不明确时，对于门诊患者检验人员应向门诊患者管理部门报告；对于院外送检标本，如果有标本送检人或委托送检方联系方式，检验人员首先向其报告危急值，如果没有则应向客户中心报告并请其传递危急值。

（五）危急值报告方式

电话报告，报告接收人须向报告人回读患者及危急值信息，报告人须再发出正式检验结果报告。电子报告，可利用 LIS、HIS 和短信等电子报告方式，完整保留电子报告和接收确认记录。如采用电子报告的方式，须规定"确认接收的时间限"（通常在 30 分钟以内），超出规定时间后报告人仍未接到"危急值接收确认信息"，须立刻进行电话报告。

（六）危急值报告记录

危急值报告记录信息应该包括检验日期，患者唯一性识别信息、危急值项目名称及危急值、报告时间（精确到分）、报告人所在部门名称及报告人识别信息、接收人识别信息及所在部门。危急值报告记录须采取"双向记录"，报告人与被报告人同时、准确、完整记录上述规定内容。采用电子报告方式时，报告方与被报告方均须保留电子报告信息，特别是报告方须保留完整的电子"接收确认"信息和"接收的危急值信息"。危急值报告记录（纸质版和电子版）应保留2年以上（含2年）。

（七）危急值报告体系评估

危急值报告体系评估应该包括危急值报告及时性、危急值报告率、危急值项目及危急值报告限的适宜性、危急值识别程序的适宜性、危急值报告路径适宜性、危急值与临床符合性等。危急值报告体系的评估由检验和临床双方共同完成，原则上每年至少一次，评估方式可以采取"问卷调查""检验与临床沟通会"等。危急值报告体系评估是危急值报告体系持续改进的基础和依据。

四、审核人员的管理

临床实验室检验报告的审核是对检验全过程每一环节进行质控分析审核，以确保检验结果的真实、准确和可靠。检验报告结果的审核人要有强烈的责任感、扎实的理论基础、过硬的检验技术及丰富的工作经验，提高检验人员的自信心，其检验报告也会获得临床医生和患者的信任。需要注意的是室内质控和（或）室间质评成绩不能完全代表该实验室所有检验结果均真实可靠，质控工作只是手段，目的是保证患者样品检测结果的准确性。

检验报告的审核者应当具有相应的资格资质，可以是中级职称以上的检验人员、专业组负责人、高年资的检验人员及实验室主任授权人员，他们具有熟悉检验管理的流程，有运用相关的临床知识对检验结果的准确性和可靠性进行判断的能力，方能保证检验报告的正确性。审核者应对检验报告单的质量负责。

五、检验数据的管理

（一）建立数据管理制度

临床实验室要建立检验数据管理制度。检验报告和原始记录应归档保存。一般检验报告单至少保存2年，检验数据至少保存2年，细胞遗传及HIV等检测的相关记录保存的时间要更长，质控和能力验证记录至少保存2年，仪器维修记录和仪器状态记录都要保留到仪器使用的终身。LIS系统中的电子数据和报告，IT部门要定期备份。实验室相关数据拷贝至少3份，保存在不同地方，以防损失，便于日后查找核对。

（二）检验报告数据的修改和权限

由于检验仪器、录入错误、传输错误等各种原因导致出现错误的检测结果，应由操作人员进行修改，并报告该项结果的签发人员，征得其同意后，将修正后的内容输入检验报告中，经签发者签字后发出。

1. 手工填写的检验报告的修改　当发现错误时，在征得签发人员的同意后，可采取以下两种形式修改：①报告填写人员在报告中注明错误之处，并在错误处旁边加注正确的内容，然后签字、注明日期和时间，此报告经签发人签字后可发出；②报告填写人员重新填写一份新的正确报告单，并注明补发原因，然后签字、注明日期和时间，此报告经报告签发人签字后可发出。

2. 计算机打印的检验报告的修改　错误发生在输入计算机前，由输入人员报告该项结果签发者，在征得其同意后，可将修正后内容输入检验结果报告中。错误发生在输入计算机后，由操作人员报告该项结果签发者，由签发人员进行修正。

3. 检验报告签发者发现错误结果而无法解释其原因 此时，应报上级负责人或实验室主任，由他们对检验报告进行修正并签字发出。

4. 检验结果修改与变更的相关内容要写入实验室日志 记录的内容包括被修改或变更的内容、修改或变更后的内容、修改或变更的原因、修改或变更者、修改或变更日期及时间、该项检验报告签发者的签字。如由主任修正报告时，记录中应有主任签字。

5. 检验报告修订后重新签发并通知用户 若检验报告修订时患者或临床医生已打印原始报告，需将原报告回收并告知医生或患者修改的报告结果，提醒其重新打印。

（三）定期检查报告单

要定期检查 LIS 内的最终报告结果与原始数据是否一致，要有防止数据传输错误的程序和记录。对于存档的纸质检验报告单，也应该定期检查或抽查。

六、检验报告的发放

检验报告单是临床医生对患者做出诊断、治疗及判断预后的重要依据，是重要的医疗文书，同时也是司法、医疗保险理赔、疾病和伤残事故鉴定以及医疗纠纷和医疗事故处理的重要法律依据。

1. 报告单发放管理制度 检验报告的发放管理能直接反映临床实验室的管理水平，实验室要建立检验报告单发放管理制度。

2. 规定检验结果报告时间 对于日常检验及急诊检验项目报告期限应有规定，并向临床科室和患者公示。急诊检验项目应在规定的时间内尽快发布报告；日常检验以不影响临床及时诊断和治疗为原则；如临床实验室有特殊情况不能按时发出检验报告，应及时与申请医生取得联系，说明原因。

3. 检验报告单查询 检验结果查询时患者应有相应的凭据，以保护患者的隐私。患者及家属可凭借就诊卡到检验科、咨询台等指定位置的自助报告机上查询和打印；也可以在医院网站、手机 APP 和小程序等查询报告；患者的医护人员可登录 HIS（或 LIS），查询所负责的患者的检验报告。各种查询系统都应有查询和打印记录。特殊情况可申请实验室进行邮寄。

4. 急诊检验结果的报告 急诊检验要优先检验，优先报告，走绿色通道，积极配合临床科室，为抢救患者生命争取时间。结果发放可通过电话报告检验结果后应尽快补发检验报告单，也可通过网络信息管理系统发送等形式报告结果。

6. 委托实验室 同样要向委托单位公示检验报告内容、报告时间、报告方式及报告途径。

7. 保护患者隐私权 隐私权是患者基本权利之一。原则上所有检验结果都属于该患者隐私权的一部分，未经本人同意，不得公开，所以检验结果原则上只发送给检验申请者，科室的护士或医生工作站应设有密码等保密措施。有时从对患者保护角度出发，可能不宜将检验结果直接发给本人，因此，还应将与此有关的说明与指导写进检验报告单发放程序内。

人类免疫缺陷病毒（HIV）抗体检测（HIV 核酸定性和定量检测）阳性、梅毒血清学检测阳性、淋病双球菌血清学检测阳性的结果，招工、招生时乙型肝炎血清标志物阳性的结果，应直接报送检验申请者本人。根据疾控要求和相关法律法规传染病阳性结果，经确认无误后上报医务部或疾控部门。

临床实验室应有保护患者隐私权的规定及处理程序，应明确规定一般检验结果、特殊检验结果的报告方式及途径，但不要复杂化，以免延误对患者及时诊治及处理。

七、检验结果的查询

检验结果的查询，也是临床实验室服务项目内容之一。常见以下情况：①检验报告单丢失；②对患者病情综合分析时，需要以往的检验结果做参考；③在检验结果报告发出之前，需要核对以往或相关的检验结果，以决定检验报告是否发出。

一般查询方式是根据患者病案号、姓名、检验项目、送检日期、样品类型等进行查询。LIS 与 HIS 系统联网，具有较强的查询功能，可查询近期的或全部检验项目的结果。如需补发检验报告单时，应注明"补发"字样。

八、检验咨询与临床沟通

提供检验咨询和与临床科室的沟通在检验后也同样重要。优质的检验咨询和良好的沟通都可以提高临床医疗的质量，防止误诊漏诊等的发生。关于检验结果的解释，对患者进一步检查的检验项目的选择和协助医生查找病因等都属于检验后检验咨询的范畴。与临床的沟通可以以电话或内部邮件的方式，也可以召开沟通会、工作会或专题讲座等方式，检验人员参与会诊也是与临床沟通交流的途径。根据实际情况选择有效的方式与临床沟通，更好地为诊疗服务。相关的内容在本书的第十章有详细介绍。

知识拓展

实验诊断报告模式分级

为了以简明准确的方式展示检测结果所反应的临床意义，将实验诊断报告模式分为五级。一级：检测报告，即传统检验报告模式，将检验结果直接回报给临床医生。二级：直接检验诊断报告，通过形态学观察并结合特征的检测给出结论性的描述，例如，临床微生物检测报告。三级：分项检验诊断报告，将检测结果按照相应分类标准分类之后，对某一类别之内所有结果进行分析，给出结论性的描述。四级：综合检验诊断报告，按照某一种疾病对所有检测结果进行归纳；或将这一疾病的诊断、鉴别诊断和并发症判断等相关的检测结果进行综合分析，给出结论性的描述。五级：动态变化检验诊断报告，将检测结果按照疾病诊断、治疗和预后的时间变化为主线，绘制时间和指标曲线图，可以直观反应病理变化过程，给出结论性的描述。

第三节　检验后样品的处理

PPT

建立检验后样品的保留、储存和处理程序并记录。包括样品的识别、采集、保留、索引、获取、安全性、储存、维护和安全处理等。以备医生、患者对检验结果有疑惑时进行复查核对，规范检验后样品处理制度。

一、样品储存目的

检验后样品储存的最主要目的就是为了必要时的复查。检验结果只能代表本次样品的某项指标水平；也就是说，每份检验报告仅对送检样品负责。当对检验结果提出质疑时，只有对原始样品进行复检，才能说明初次检验是否有误。此外，样品保存也可用于附加检验项目，也有利于科研工作或流行病学调查。

二、样品储存原则

样品储存原则包括如下内容：①建立样品储存的规章制度，专人专管，敏感或重要样品可加锁重点保管。②保存前要进行必要的收集和处理，如分离血清、加防腐剂等。③做好样品标识并有规律存放，将样品的原始标识一并保存。④对保存样品要定期清除，减少不必要的资源消耗。

三、储存样品的种类与条件

根据不同临床样品的特性及其用途确定保留时间。检验样品最常见的是血液、尿液、粪便。尿液及粪便很少保存，且保存价值亦不大。血液的保存因检验项目内容的不同，其保存条件、保存时间也各不相同。细胞形态学分析的骨髓、细胞涂片及病理组织等样品，需要以档案片的形式进行长期保存。此外，人工制备物，如组织块、染色切片、电泳带、免疫固定和免疫印迹、核酸提取物、微生物培养物、培养分离的微生物菌落等也需要保存。

不同分析物其稳定性是不同的。通常血液样品放置4~8℃冰箱保存，临床生化、临床免疫检验项目的样品保存不应超过1周；抗原、抗体的样品可保存较长时间，必要时可冷冻保存；激素类测定3天；凝血因子、血细胞、尿液、脑脊液、胸腹水等一般不作保存。出于法律责任考虑，某些类型的样品，如组织学检验、基因检验、儿科检验的样品保留更长的时间。

各实验室可根据实验室的具体情况，依据分析物在样品中的稳定性，按照规定来确定保存时限。超过时限的样品应定期处理，防止无必要的资源浪费。

在LIS系统中应建立样品保存信息管理模块，具备监控样品的存放及按生物安全要求销毁处置时间，并能通过信息快速定位找到样品的存放位置。保存的样品可按日期分别保存且有明显标识，到保存期后即可按相关要求处理。

四、样品储存时间

检验报告发出后的样品保留时限应参考相关行业要求，以便复查，或与重新采集的样品对比分析。临床医生对检验结果如有疑问，应在48小时内反馈给临床实验室。为了避免医疗纠纷，要保存相关数据。实验室要根据有关规定制定相应的样品储存时间。应考虑到不同检验项目，不同样品保存的时间和条件不同，一些分析物在保存期内会发生变异。超出存储时间的标本要定期清除，可以在LIS中建立样品的存放信息模块，对标本进行自动化的管理和销毁。

五、废弃样品的处理

建立《临床实验室医疗废弃物处理制度》。临床实验室的样品具有生物危害因子。因此处理这些样品及容器、检验过程中接触这些样品的材料，要符合国家、地区、地方的相关法律或条例的要求。根据《医疗卫生机构医疗废物管理办法》及《医疗废物管理条例》相关规定建立实验室医疗废物处理程序和实验室生物安全管理程序，对临床实验室的样品、培养物、污染物要储存于专门设计的、专用的、有"生物危害"标识的储存桶或黄色专用袋内，在从实验室取走前进行高温高压或化学法消毒，定期交付给当地有资质的医疗废物处理机构进行处理，以防止污染，保护环境，保护工作人员的身体健康。有关医疗废物处理方法见第八章临床实验室生物安全管理的内容。

PPT

第四节　检验后质量指标

一、质量指标

质量指标（quality indicator，QI）是一组对内在特征满足要求程度的度量。质量指标可以度量影响实验室服务和检测质量的因素或过程，衡量实验室满足用户要求的程度，是传统质量控制方法的有益补充。质量指标包括检验前、中、后等过程的检验质量指标。相关内容在本书第三章第二节中有详细介绍。

二、检验后质量指标

质量指标重点度量的是可能对检验报告结果有影响的关键步骤。在检验后阶段包含结果报告及时性、结果报告正确性、危急值报告、实验室满意度、废弃物处理等方面。表7-2是检验后质量指标的典型案例。在实际的工作中会根据实验室的具体情况进行调整或扩展。临床实验室用质量指标可以监控和追踪临床实验室的服务质量，明确差距和改进方向。

表7-2　检验后质量指标

质量指标	指标计算方法
常规报告周转时间（TAT）符合率	符合 TAT 规定的常规标本个数/总的常规标本个数×100%
急诊报告周转时间（TAT）符合率	符合 TAT 规定的急诊标本个数/总的急诊标本个数×100%
错误报告率	发出的错误报告/报告总数×100%
报告召回率	召回报告数/报告总数×100%
危急值通报率	通报的危急值数/需要通报的危急值数×100%
危急值通报及时率	规定时间内通报危急值的检验项目数/需要通报的检验项目数×100%
患者采样服务满意度	对采样满意的患者数/调查的患者总数×100%
临床对实验室服务的满意度	对实验室满意的临床医生、护士数/调查的临床医生、护士总数×100%
实验室废弃物处理规范度	符合《医疗废弃物管理条例》处理废弃物次数/处理废弃物总次数×100%

?思考题

答案解析

情景描述：李某，男，47岁，近日家庭聚会过量饮酒后，突发持续性上腹部疼痛，伴有恶心、呕吐、腹胀及发热，马上去医院进行急诊检查治疗。急诊科医生对其进行腹部触诊时，发现腹肌紧张，中上腹有压痛、反跳痛。怀疑其为急性胰腺炎，进行 CT 检查见胰腺肿胀，排除胃肠穿孔、肠梗阻等急腹症。急诊医生申请实验室检查项目及检查结果见表7-3。

表7-3　实验室检查项目及检查结果

项目	结果
血清淀粉酶	312U/L
血清脂肪酶	278U/L

续表

项目	结果
C反应蛋白	206mg/L
白细胞计数	$13.9 \times 10^9/L$
血糖	9.41mmol/L
甘油三酯	11.3mmol/L
肝肾功能	转氨酶增高
血清离子	Ca^{2+}、Na^+、K^+下降

该医院的危急值项目及报告限同表7-1。

问题：

（1）以上检验结果是否存在危急值，检验人员该如何处置？

（2）检验人员向临床医师报告危急值的方式有哪些？

（3）危急值报告体系评估应该包括哪些内容？

（孙美艳）

书网融合……

重点小结   题库   微课/视频1   微课/视频2

第八章　临床实验室安全与风险管理

✎ 学习目标

1. 通过本章学习，掌握临床实验室的生物安全防护要求及操作规程；熟悉临床实验室的主要危害源及生物安全相关知识、临床实验室质量与生物安全风险管理相关知识；了解国家生物安全的法律法规、实验室其他安全管理、实验室应急预案。

2. 具有初步识别并防控临床实验室质量与生物安全风险的意识。

3. 养成安全底线思维，筑牢安全防线。

临床实验室安全至关重要，它包括质量安全、生物安全、消防安全、危险化学品安全等，是实验室正常运行的基础。随着现代检验技术的发展、临床诊疗的需要，新的检验项目不断推出。临床实验室配置多种仪器设备，检测来自人体的血液、体液、组织等标本，报告检验结果。临床实验室对患者诊疗提供帮助的同时，也会产生潜在的质量和生物安全风险。近年来，国内外监管部门越来越重视临床实验室安全问题，制定和发布了一系列管理标准、法律法规，对临床实验室质量、环境、设施、设备以及生物安全管理等均提出明确的要求。通过学习质量、生物因子、消防、危化品相关的临床实验室安全防护要求和实验室安全相关的法律法规及相关知识，可使实验室技术人员了解我国临床实验室安全涉及的法律法规，熟悉实验室相关要求，掌握临床实验室相关操作规程。

第一节　临床实验室安全概述及相关法律法规

PPT

一、临床实验室安全的基本概念和类别

临床实验室安全（laboratory safety）是指采取一系列措施保护临床实验室工作人员、患者和公众免受各种潜在风险因素的影响，这些风险因素包括生物、化学、物理和放射性风险，以及与设备使用和网络安全相关的风险等。

（一）生物安全

《生物安全法》对生物安全的定义是：国家有效防范和应对危险生物因子及相关因素威胁，生物技术能够稳定健康发展，人民生命健康和生态系统相对处于没有危险和不受威胁的状态，生物领域具备维护国家安全和持续发展的能力。

临床实验室日常需处理大量可能含有细菌、病毒和真菌等传染源的标本。在充分的防护条件下规范地操作对于预防实验室内感染、生物因子意外泄漏等至关重要。根据实验室处理的生物制剂类型和所需的防护措施而进行生物安全防护水平区分（biosafety level，BSL），通常分为 BSL-1 至 BSL-4 四个等级。每个级别都有特定的安全要求，包括使用生物安全柜和个人防护设备等。

（二）消防安全

实验室消防安全管理是确保实验室安全运行的重要组成部分。实验室发生火灾的原因通常包括：

超负荷用电、电器保养不良、电缆的绝缘层破旧或损坏、供气管或电线过长、仪器设备在不使用时未关闭电源、使用不是专为实验室环境设计的仪器设备、使用明火、供气管老化锈蚀，易燃、易爆品处理、保存使用不当，不相容化学品没有正确隔离、易燃物品和蒸汽附近有能产生火花的设备等。临床实验室需针对性采取措施预防火灾事故的发生，保护实验室人员的安全，同时也保护实验室的设备和财产不受损失。

实验室应经常性对实验室成员进行火灾发生时的应急演练和消防器材使用等方面的培训。在实验室每个房间、走廊以及过道中应设置显著的火警标志、说明以及紧急通道标志。实验室应安装自动烟雾检测器和警报系统，每个监测和警报装置都应与总警报系统相连。易燃结构的建筑应提供洒水装置系统。消防器材应放置在靠近实验室的门边以及走廊和过道的适当位置。这些器材应包括软管、桶（用于装水和沙子）以及灭火器。灭火器要定期进行检查和维护，使其在有效期内。不同类型和用途的灭火器见表 8 - 1。

表 8 - 1   灭火器的类型和用途

种类	可应用于	不可应用于
水	纸、木质纤维	电路和电器火灾，易燃液体、金属燃烧
二氧化碳	易燃液体和气体，电火灾	碱金属、纸
干粉	易燃液体和气体，碱金属、电路和电器火灾	可重复使用的仪器和设备，但其残渣难以清除
泡沫	易燃液体	电火灾

（三）用电安全

临床实验室配置大量用电设施和设备，实验室用电安全是实验室安全管理中的重要环节。用电安全措施包括：建立规范的用电安全规章制度，严格执行操作规范。定期检查和规范使用电器设备，避免超负荷用电。所有电器设备都必须由取得正式资格的维修人员定期进行检查和测试，包括接地系统。在实验室电路中要配置断路器和漏电保护器。断路器不能保护人，只是用来保护线路不发生电流超负荷从而避免火灾。漏电保护器作为末级漏电保护，用于保护人员避免触电。实验室的所有电器均应接地，最好采用三相插头。实验室的所有电器设备和线路均必须符合国家电气安全标准和规范。触电事故发生后，首先应迅速切断电源，使用干燥的衣服、木棒等绝缘物拉开触电者或电线，并进行现场急救。确保实验室人员接受有关电气安全的培训，并了解如何正确使用电气设备和在紧急情况下的应对措施。这些措施可以有效地预防电气事故的发生，保障实验室人员的安全以及实验室的正常运行。

（四）化学品安全 🅔微课/视频 1

临床实验室经常会使用到多种危险化学品，根据现行中华人民共和国国家标准 GB 13690—2009《化学品分类和危险性公示通则》，危险化学品可分为理化危险、健康危险、环境危险物质三大类。除了通过以易于识别的形式标记所有危险化学品，还应让技术人员充分了解这些化学品的暴露途径、可能危害、储存及操作要求。可以从化学品生产商和（或）供应商那里得到有关的物质安全资料卡（materials safety data sheets，MSDS）或其他有关化学危害的资料。在使用这些化学品的实验室中，应方便查阅上述资料，可以将其作为安全手册或操作手册的一部分。以下为危险化学品相关的重要特征、操作和处置规范。

1. 暴露途径　通过吸入、接触、食入、针刺及破损皮肤等方式暴露于危险化学品。

2. 可能危害　暴露于化学危害源会直接影响人体健康。已知许多化学品都有不同的毒性作用，可能对肺脏、血液、肝脏、肾脏、胃肠道、呼吸道以及其他器官和组织造成不良影响或严重损害，有些化学品还具有致癌性或致畸性。此外，还可能导致包括协调性差、嗜睡及类似的症状。

3. 储存　实验室应该只保存满足日常使用量的化学品，大量的化学品应储存在专门指定的房间或建筑物内。化学品不应按字母顺序存放，而应分类存放，如无机试剂可分为酸类、碱类、盐类等，盐类试剂又可按阳离子分类，分为钠盐、钾盐、镁盐、铵盐等。一般试剂溶液可按分类情况和浓度大小顺序排列，专用试剂溶液可按照分析项目分组存放。对于使用具有剧毒性或制毒作用的危险化学品，如叠氮钠、丙酮等，实验室所在医疗机构应在当地公安机关备案，并使用专门的保存库，实行双人双锁管理，认真做好出入库及使用的登记。

易燃易爆化学品的存放应格外注意。爆炸物品不得与其他物品混合储存，必须单独隔离并限量贮存；可燃物质应放置于经批准的贮藏柜内，不得与氧化剂混合储存，远离热源或火源，避免阳光直射，贮存量应符合国家规定；工作区内存放的可燃性液体应尽可能少，保存于密闭容器内防止漏出，除使用时均应盖好；含易燃压缩气体的气瓶应根据防火和保险条例存放，气瓶阀门在不使用时必须关闭；存放可燃气体的地方应安装防爆灯和防爆开关；可燃气体或液体的操作应在适用的排风罩或排风柜中进行。

4. 化学品溢出的措施　实验室化学品的大多数生产商都会发行描述化学品溢出处理的示意图，溢出处理的示意图和工具盒都能买到。应该将适当的示意图张贴在实验室中显著的位置。当发生大量化学品溢出时，应该采取下列措施。

（1）通知有关的安全负责人；

（2）疏散现场的闲杂人员；

（3）密切关注可能受到污染的人员；

（4）如果溢出物是易燃性的，则应熄灭所有明火，关闭该房间中以及相邻区域的煤气，打开窗户（可能时），并关闭可能产生电火花的电器；

（5）避免吸入溢出物品所产生的蒸气；

（6）如果安全允许，启动排风设备；

（7）提供清理溢出物的必要物品，包括：化学品溢出处理工具盒、防护服、铲子和簸箕、用于夹取碎玻璃的镊子、拖把，擦拭用的布、纸和桶，用于中和酸及腐蚀性化学品的碳酸钠或碳酸氢钠，沙子（用于覆盖碱性溢出物）、不可燃的清洁剂等。

总之，对化学危害应有足够可行的控制措施并确保其有效可用，保存监督结果记录。同时，要求所有人员认真执行安全操作规程，对实验室内所用的每种化学制品的废弃和安全处置应有明确的书面程序，使这些物质安全及合法地脱离实验室控制。

（五）噪声

长期受过度噪声影响对人体健康是一种隐患。有些类型的实验室仪器（例如某些激光系统以及饲养动物的设施）能产生显著噪声，造成技术人员的暴露。可以通过噪声检测来确定噪声的危害程度。噪声水平能控制后达标的地方，可以采用工程控制（例如在嘈杂仪器周围或在嘈杂区域与其他工作区域之间采用隔音罩或屏障的方法）。在不能控制的地方以及在技术人员会有过度噪声暴露的地方，就要制定听力保护方案（包括在噪声危害区域工作时的听力保护）以及用于确定噪声对技术人员影响的医学监测方案。

二、我国涉及临床实验室安全的相关法律、法规和标准

（一）我国有关实验室安全的法律法规

1. **《中华人民共和国生物安全法》** 该法于 2020 年 10 月 17 日公布，自 2021 年 4 月 15 日起施行，于 2024 年 4 月 26 日修订。该法涵盖了生物安全风险防控体制；防控重大新发突发传染病、动植物疫情；生物技术研究、开发与应用安全；病原微生物实验室生物安全；人类遗传资源与生物资源安全；防范外来物种入侵；应对微生物耐药；生物安全能力建设；法律责任；国际合作。该法律的实施标志着中国生物安全领域进入依法治理的新阶段。

2. **《中华人民共和国传染病防治法》** 该法于 1989 年 2 月 21 日公布，同年 9 月 1 日开始施行，于 2004 年 8 月 28 日修订，2013 年 6 月 29 日被修正。本法规定我国流行的传染病分为甲类、乙类和内类三种并实行分类管理，修订后的法律增加了防止传染病病原体扩散、加强病原微生物菌（毒）种的管理及加强卫生监督等有关生物安全的管理要求。

3. **《中华人民共和国消防法》** 该法于 1998 年 4 月 29 日通过，并在 2008 年 10 月 28 日进行了修订。消防法规定了建筑物消防安全管理、易燃易爆危险品的储存与使用规范等具体条款。消防法还对消防产品的生产、销售和使用提出了要求，规定消防产品必须符合国家标准或行业标准，禁止不合格产品和国家明令淘汰产品的流通。

4. **《病原微生物实验室生物安全管理条例》** 该条例于 2004 年 11 月 12 日公布，分别于 2016 年 2 月 6 日和 2018 年 3 月 19 日修订。本条例对于中华人民共和国境内从事病原微生物的实验室及其相关实验活动的生物安全管理做了明确规定，同时也明确了国务院卫生主管部门、国务院兽医主管部门以及其他有关部门的生物安全监督职责。修订后的法律增加了国家各级对三、四级实验室生物安全的监督及管理要求。

5. **《医疗废物管理条例》** 该条例于 2003 年 6 月 4 日开始施行，并于 2011 年 1 月 8 日修正。条例对医疗卫生机构和医疗废物集中处置单位建立健全医疗废物管理责任制、加强从事医疗废物工作的人员培训和管理、加强医疗废物的登记管理以及防止医疗废物的扩散和泄漏等方面进行了明确规定，目的在于加强医疗废物的安全管理，保护环境和公众健康。

（二）我国有关实验室安全的标准和规范

1. 中华人民共和国国家标准 GB 19489—2008《实验室－生物安全通用要求》 该标准在 2008 年修订，并于 2009 年 7 月 1 日起实施。该标准是我国实验室生物安全强制执行的标准，对不同级别生物安全实验室或动物实验室的布局、设施要求、安全设备要求、个人防护、实验室生物安全标准操作规程及实验室其他安全等做了详细的描述。

2. 中华人民共和国卫生行业标准 WS 233－2017《病原微生物实验室生物安全通用准则》 于 2017 年 7 月 24 日发布，2018 年 2 月 1 日实施，规定了病原微生物实验室生物安全防护的基本原则、分级和基本要求。

3. 《人间传染的病原微生物名录》 原中华人民共和国卫生部于 2006 年 1 月 11 日印发并施行，名录中对已知的 380 种病原微生物的危害程度以及运输包装进行了分类，明确了其实验活动所需的生物安全实验室级别，可作为实验室从事相应实验活动的依据。2023 年 8 月 18 日国家卫生健康委进行了修订，其中对部分病毒的危害程度分类进行了调整，并相应调整实验活动和运输管理要求；同时，修改部分病毒的名称，调整了部分病毒的病毒学地位。细菌类病原微生物改为 190 种，真菌类病原微生物改为 151 种。

4.《可感染人类的高致病性病原微生物菌（毒）种或样本运输管理规定》（卫生部令第 45 号）
原中华人民共和国卫生部于 2005 年 12 月 28 日发布，于 2006 年 2 月 1 日起施行，适用于可感染人类的
高致病性病原微生物菌（毒）种或标本的运输管理。

5.《病原微生物实验室生物安全环境管理办法》（国家环境保护总局令第 32 号）　于 2006 年 3 月
8 日发布，并于 2006 年 5 月 1 日起施行。本办法适用于中华人民共和国境内的实验室及其从事实验活
动的生物安全环境管理。

6. 中华人民共和国卫生行业标准 WS/T 442—2024《临床实验室生物安全指南》　于 2024 年 4 月
2 日发布，用于代替 WS/T 442—2014。该标准规定了医疗机构临床实验室生物安全设施、设备和管理
等的基本要求。适用于生物安全防护水平为二级的临床实验室，但不适用于生物安全三级和四级实
验室。

PPT

第二节　临床实验室生物安全基本知识

临床实验室生物安全涵盖多方面的内容，贯穿整个实验过程，从标本的制备开始到所有潜在危险
材料的处理结束。全面了解临床实验室生物安全管理，首先需熟悉生物安全的基本知识，如生物因子
危害程度分级、生物污染的原因、种类和获得性感染的途径、生物安全实验室分级及适用范围、临床
实验室生物安全标识等内容。

一、生物因子危害程度分级

（一）病原微生物分类

国务院 2004 年发布的《病原微生物实验室生物安全管理条例》中，根据病原微生物的传染性、感
染后对个体或群体的危害程度，将病原微生物分为以下四类。

1. 第一类病原微生物　能够引起人类或动物非常严重疾病的病原微生物，以及我国尚未发现或者
已经宣布消灭的微生物。

2. 第二类病原微生物　能够引起人类或动物严重疾病，比较容易直接或者间接在人与人、动物与
人、动物与动物之间传播的微生物。

3. 第三类病原微生物　能够引起人类或动物疾病，但一般情况下对人、动物或者环境不构成严重
危害，传播风险有限，实验室感染后很少引起严重疾病，并且具备有效治疗和预防措施的微生物。

4. 第四类病原微生物　通常情况下不会引起人类或者动物疾病的微生物。

注：第一类、第二类病原微生物统称为高致病性病原微生物。

（二）危害程度分级

实验室生物危害因子就是所研究的病原微生物及其毒素，根据其致病性、传播方式和防治措施等
将生物危害程度分为 4 级。

1. 危害等级 I（低个体危害，低群体危害）　不会导致健康工作者和动物致病的细菌、真菌、病
毒和寄生虫等生物因子。

2. 危害等级 II（中等个体危害，有限群体危害）　能引起人或动物发病，但一般情况下对健康工
作者、群体、家畜或环境不会引起严重危险的病原体。实验室感染不导致严重疾病，具备有效治疗和
预防措施，并且传播风险有限。

3. 危害等级Ⅲ（高个体危害，低群体危害） 能引起人或动物严重疾病或造成严重经济损失，但通常不能因偶然接触而在个体间传播，或使用抗生素、抗寄生虫药治疗的病原体。

4. 危害等级Ⅳ（高个体危害，高群体危害） 能引起人或动物非常严重的疾病，一般不能治愈，容易直接、间接或因偶然接触在人与人、人与动物、动物与动物间传播的病原体。

以上所列的生物因子风险程度分级仅考虑了生物因子对个体风险和群体风险的特性，为控制特定的生物危害，国家或地区可提高对特定生物因子的防护等级。

二、生物污染的原因、种类和获得性感染的途径

临床实验室的生物污染可由不同种属的致病因子造成，包括细菌、病毒、真菌及寄生虫等。这些由实验室病原微生物引起的实验室人员和非实验室人员感染称为实验室感染。除对人存在危害外，生物污染对象还包括空气、水、物体表面等。

（一）人体感染

病原微生物可通过呼吸道、消化道和皮肤黏膜进入人体而引起感染。感染原因及途径如下。

1. 呼吸道途径 实验操作可使含病原微生物的液体形成气溶胶，如使用接种环、平板划线接种细菌、制作涂片、打开培养物、采集血液标本、离心等。

2. 消化道途径 实验室技术人员在实验室内进餐、吸烟、将污染的物品或手指接触口腔等，可引起病原微生物消化道途径的传播。

3. 直接接触 实验室技术人员因粗心或操作错误引起意外事故的发生，如针尖刺伤、破碎玻璃割伤、动物咬伤等。

4. 皮肤黏膜 有些病原微生物可通过皮肤黏膜进入体内。

（二）空气污染

在临床实验室的工作中，不可能完全避免气溶胶的产生，如果气溶胶不能有效安全地控制在一定范围内，便可导致实验室内空气污染。实验室布局不合理、排风受阻等因素会增加空气污染风险。

（三）水污染

在临床实验过程中会产生大量污水，污水中可能含有细菌、病毒和寄生虫卵等致病微生物。实验过程中产生的污水必须经过严格的消毒灭活处理，达到排污标准后方可进行排放。当人们接触或食用含有致病因子污水污染的水或食物时，就可能引起疾病或导致传染病的暴发。

（四）物体表面污染

在临床实验室活动中，感染性物质溢出和溅出后处理不当、实验室内及仪器清洁或消毒不彻底、穿戴被污染的工作服和鞋等可造成实验室物体表面的污染，病原微生物相关感染途径见表 8-2。

表 8-2 病原微生物实验室相关感染途径

病原微生物	感染途径			
	皮肤或黏膜接触	吸入	食入	接触动物
细菌				
炭疽芽孢杆菌	+	+	+	+
百日咳杆菌	+	+	?	?
疏螺旋体属	+		+	
布鲁氏菌属	+	+	?	+

续表

病原微生物	感染途径			
	皮肤或黏膜接触	吸入	食入	接触动物
弯曲菌属	+		+	+
衣原体属	+	+	?	?
波纳特立克次体	+	+		+
土拉弗菌	+	+	+	+
钩端螺旋体属	+	+	+	
结核分枝杆菌	+	+		
类鼻疽伯克霍尔德菌		+		
立克次体属	+	+		+
肠沙门氏菌	+		+	+
梅毒螺旋体	+	+		
霍乱弧菌	+		+	
弧菌属其他菌	+		+	+
鼠疫耶尔森菌	+	+	+	+
病毒				
汉坦病毒	+	+	+	+
肝炎病毒（乙肝、丙肝）	+			
单纯疱疹病毒	+			
猴疱疹病毒	+			+
人类免疫缺陷病毒	+			
拉沙病毒	+	+	+	+
马尔堡病毒	+			+
埃博拉病毒	+			+
细小病毒属		+		
狂犬病毒	+			
委内瑞拉马脑炎病毒	+	+		+
水泡性口炎病毒	+	+		+
流感病毒（甲流、乙流）		+		
真菌				
皮炎芽生菌	+	?		
厌氧球孢子菌	+	+		
新型隐球菌	+	?		+
荚膜组织胞浆菌	+	+		
分支孢菌	+			+
皮真菌				+
寄生虫				
利士曼（原）虫属	+			+
疟原虫属鼠弓形体	+			

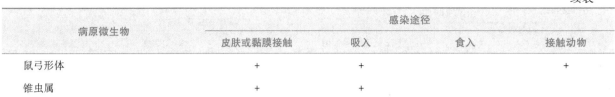

病原微生物	感染途径			
	皮肤或黏膜接触	吸入	食入	接触动物
鼠弓形体	+	+		+
锥虫属	+	+		

注:? 代表不确定

三、生物安全实验室分级及适用范围

根据 WS 233—2017《病原微生物实验室生物安全通用准则》、GB 19489—2008《实验室生物安全通用要求》《人间传染的病原微生物目录》（国卫科教发〔2023〕24 号），将从事体外操作的实验室生物安全防护水平分为四级，一级防护水平最低，四级防护水平最高。分别以 BSL-1、BSL-2、BSL-3、BSL-4 表示，不同级别生物安全实验室相关配置见表 8-3。

表 8-3　不同级别生物安全实验室相关配置

实验室级别	病原微生物	危害程度分级	实验类型	防护用品	生物安全设备
BSL-1	第四类	I	基础教学、研究	工作服、口罩、手套	洗眼装置、喷淋装置、负压排风柜（根据具体实验配备）
BSL-2	第三类	II	初级卫生服务、诊断、研究 II 级	工作服、口罩、手套、必要时穿戴防护服、鞋套、面屏等	洗眼装置、喷淋装置、消毒灭菌装置、生物安全柜
BSL-3	第二类、部分一类	III	特殊的诊断、研究	特殊防护服、口罩、头套、手套、护目镜、内鞋套、外鞋套、隔离衣，必要时配备呼吸支持装置	传递窗配备消毒灭菌装置、消毒灭菌装置、生物安全柜、生物安全型高压蒸汽灭菌器
BSL-4	第一类	IV	危险病原体研究	同 BSL-3 实验室，必要时配备正压个人防护服	同 BSL-3 实验室、同时配有紧急支援气罐

（一）BSL-1 实验室

如用于教学用的普通微生物实验室，实验室结构和设施、安全操作规程、安全设备适用于对健康成年人已知无致病作用的微生物。

（二）BSL-2 实验室

按照实验室是否具备机械通风系统，将 BSL-2 实验室分为普通型 BSL-2 实验室和加强型 BSL-2 实验室。BSL-2 实验室结构和设施、安全操作规程、安全设备适用于对人或环境具有中等潜在危害的微生物，如肝炎病毒、肠道病毒、金黄色葡萄球菌、肺炎链球菌、新生隐球菌、黄曲霉菌等。

相较于普通型 BSL-2 实验室，加强型 BSL-2 实验室通过机械通风系统等措施加强实验室生物安全防护，实验室排风系统使用高效过滤器，核心工作间气压相对于相邻区域为负压，送风口和排风口布置应符合定向气流的原则，利于减少房间内涡流和气流死角。实验室或其所在的建筑内应配备压力蒸汽灭菌器或其他适当的消毒、灭菌设备。

（三）BSL-3 实验室

BSL-3 实验室应在建筑物中自成隔离区或为独立建筑物，主要研究会引发人类严重的、可能致死的二类及个别一类病原体，实验人员在有工作经验、有相关资质的人员监督下处理此类致病因子。涉及到的实验有 SARS 冠状病毒、狂犬病毒、艾滋病毒的培养，大量活菌如炭疽芽孢杆菌、布鲁氏菌属、鼠疫耶尔森菌等的制备、离心及冻干等。实验室的送风应经过高效过滤器过滤，禁止使用循环回风，排风只能通过高效过滤器过滤后经专用的排风管道排出。实验室严格控制人员进入，非实验室工作人员禁止入内。

（四）BSL－4 实验室

BSL－4 实验室应设置在独立的建筑物或建筑物内独立的隔离区域，不得设在城市商业区或居民小区内，应远离公共场所。BSL－4 实验室分为正压服型实验室和安全柜型实验室。在正压服型实验室中，技术人员应穿着配有生命支持系统的正压防护服。在安全柜型实验室中，所有微生物的操作均在Ⅲ级生物安全柜中进行。实验室结构和设施、安全操作规程、安全设备适用于对人体具有高度的危险性、通过气溶胶途径传播或传播途径不明、目前尚无有效疫苗或治疗方法的致病微生物及其毒素。埃博拉病毒、类天花病毒、亨德拉病毒的培养操作需在 BSL－4 实验室进行。实验室技术人员在处理该类致病因子方面应受过全面的训练，同时在有相关资质技术人员的监督下开展工作。实验室的排风需通过两级高效过滤器过滤后排放，同时可以在原位对送风高效过滤器进行消毒灭菌和检漏。实验室严格控制人员进入，非实验室工作人员禁止入内。

四、临床实验室生物安全标识

临床实验室中存在着感染性物质、危险化学品等潜在危害，通过加贴相关标识进行危险性识别，向实验室工作人员传递安全信息。员工应接受培训，熟悉各种警示标识的作用并严格遵守，以预防和减少各种危害的发生，达到保障安全和健康的目的。实验室以外的维护人员、合同方、分包方应知道其可能遇到的任何危险。实验室管理层负责危险标识系统的定期评审和更新，以确保其适用现有已知的危险。根据中华人民共和国国家标准 GB 13690 —2009《化学品分类和危险性公示通则》、GB/T 24774 —2009《化学品分类和危险性象形图标识通则》以及 WS 589—2018《病原微生物实验室生物安全标识》的规定，现将实验室各种危害警示标识总结如下。

（一）生物危害专用标识

在处理危险度 2 级或更高危险级别的病原微生物时，在实验室的入口处应贴有生物危害专用标识，不同等级生物安全实验室有相应的标注，如生物安全三级实验室标记"BSL－3"，如图 8－1 所示。

（二）生物危害警示标识

易发生感染的场所，如生物安全二级及以上实验室入口、菌（毒）种及样品保藏场所入口、感染性物质的运输容器表面等，应贴有生物危害警示标识，如图 8－2 所示。

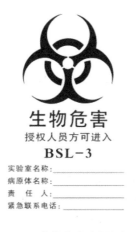

图 8－1　生物危害专用标识

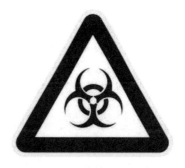

图 8－2　生物危害警示标识

（三）危险化学品标识

危险化学品是临床实验室常用到的化学试剂，主要有以下几种：爆炸品，如叠氮钠（NaN₃）等；压缩气体，如二氧化碳、氧气等；易燃液体，如甲醇、氯苯等；氧化剂，如氯酸铵、高锰酸钾等；腐蚀品，如硫酸、硝酸和盐酸、氢氧化钠等；剧毒化学品，如氰化物等。常用的危险化学品标识如图 8-3 所示。

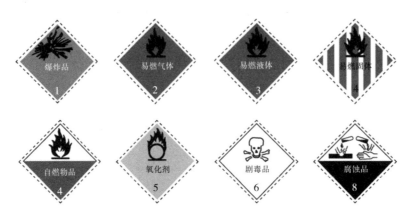

图 8-3　危险化学品标识

（四）医疗废物专用标识

医疗废物处置中心、医疗废物暂存间、医疗废物处置设施附近以及医疗废物容器表面等，应贴有"医疗废物"专用标识，如图 8-4 所示。

（五）其他 微课/视频 2~4

其他临床实验室常见警示标识、禁止标识参加本章视频微课。

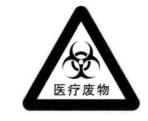

图 8-4　医疗废弃物专用标识

PPT

第三节　临床实验室生物安全防护及处理

临床实验室的生物安全防护及处理贯穿整个实验过程，包括实验室的设计与建造，实验运行中的生物安全防护，实验运行后的医疗废物管理以及整个流程的灭菌与消毒。

一、临床实验室设计要求

新建实验室或计划对已建的实验室进行结构改造时，应达到 WS/T 442—2024《临床实验室生物安全指南》中的设计原则及基本要求，具体内容可以参照第二章。

二、临床实验室生物安全防护

实验室生物安全防护类型：一级屏障（primary barrier），也称一级隔离，是对操作对象和操作者之间的隔离，通过安全设备、个体防护装置等防护设施实现。二级屏障（secondary barrier），也称二级隔离，是生物安全实验室和外部环境的隔离，通过建筑技术（如建筑结构、平面布局、通风空调和空气净化系统、污染空气及污染物的过滤除菌）、严格的管理制度和标准化的操作规程达到防止有害生物微粒从实验室散逸到外部环境的目的。

（一）生物安全柜

1. 生物安全柜种类　生物安全柜（biological safety cabinet，BSC）又称为负压过滤排风柜，防止操作者和环境暴露于实验过程产生的生物气溶胶。GB 41918—2022《生物安全柜》规定，依据气流及隔离屏障设计结构将生物安全柜分为Ⅰ级、Ⅱ级、Ⅲ级三个等级（表 8 - 4）。对于直径 0.3mm 的微粒，其高效空气过滤器（high efficiency particulate air filter，HEPA）过滤效率不低于 99.99%。

注：水平和垂直方向流出气流的工作柜（超净工作台）不属于生物安全柜，也不能应用于生物安全操作。

表 8 - 4　Ⅰ级、Ⅱ级、Ⅲ级生物安全柜差异

生物安全柜类型	流入气流平均流速（m/s）	下降气流	外排接口	排风系统
Ⅰ级	0.7~1.0	/	实验室或大气	经过 HEPA
Ⅱ级　A1 型	≥ 0.40	部分流入气流与部分下降气流的混合空气，经过 HEPA 过滤	实验室或大气	经过 HEPA
A2 型	≥ 0.50		实验室或大气	经过 HEPA
B1 型	≥ 0.50	大部分未污染的流入气流，经过 HEPA 过滤	排入大气	经过 HEPA
B2 型	≥ 0.50	实验室空气，经过 HEPA 过滤	排入大气	经过 HEPA
Ⅲ级	不适用		排入大气	经过两道 HEPA

（1）Ⅰ级生物安全柜　参见图 8 - 5 所示，Ⅰ级生物安全柜是有前窗操作口的生物安全柜，操作者可通过前窗操作口在生物安全柜操作区进行实验。用于对人员和环境进行保护。前窗操作口向内吸入的负压气流用以保护人员的安全；排出气流经 HEPA 过滤可保护环境不受污染。

（2）Ⅱ级生物安全柜　也是有前窗操作口的生物安全柜，操作者可通过前窗操作口在生物安全柜进行实验，安全柜对操作过程中的人员、标本及环境进行保护。Ⅱ级生物安全柜按排放气流占系统总流量的比例及内部设计结构分为 A1、A2、B1、B2 四种类型。

Ⅱ级 A1 型生物安全柜参见图 8 - 6 所示，内置的风扇通过前窗操作口吸入室内空气到达前面的进风网栅，气流在前窗操作口的流速至少应达到 0.40m/s，下降气流为生物安全柜的部分流入气流和部分下降气流

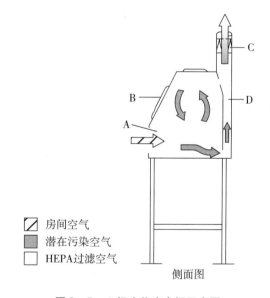

　房间空气

　潜在污染空气

　HEPA过滤空气

侧面图

图 8 - 5　Ⅰ级生物安全柜示意图

A. 前开口；B. 窗口；

C. 排风 HEPA 过滤器；D. 压力排风系统

的混合空气，经过 HEPA 过滤后送至工作区，污染气流经过 HEPA 过滤后可以排到实验室或大气中。A1 型生物安全柜不能用于挥发性有毒化学品和挥发性放射性核素的实验。

Ⅱ级 A2 型生物安全柜：气流在前窗操作口的流速至少应达到 0.50m/s，下降气流为部分流入气流和部分下降气流的混合空气，经过 HEPA 过滤后送至工作区，污染气流经过 HEPA 过滤后可以排到实验室，或经生物安全柜的外排通道排到大气中，生物安全柜内所有生物污染部位均处于负压状态或者被负压通道和负压通风系统包围。A2 型生物安全柜可用于进行以微量挥发性有毒化学品和痕量放射性核素为辅助剂的微生物实验，但必须连接功能合适的排气罩。

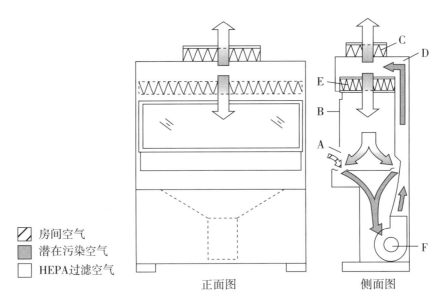

图 8 - 6　Ⅱ级 A1 型生物安全柜示意图

A. 前开口；B. 窗口；C. 排风 HEPA 过滤器；D. 后面的压力排风系统；E. 供风 HEPA 过滤器；F. 风机

　　Ⅱ级 B1 型生物安全柜参见图 8 - 7 所示，气流在前窗操作口的最低平均流速为 0.50m/s，下降气流大部分由未污染的流入气流循环提供，经过 HEPA 过滤后送至工作区，大部分被污染的下降气流经过 HEPA 过滤后排入大气中，生物安全柜内所有生物污染部位均处于负压状态或者被负压通道和负压通风系统包围。Ⅱ级 B1 型生物安全柜可用于微量挥发性有毒化学品和痕量放射性核素为辅助剂的微生物实验。

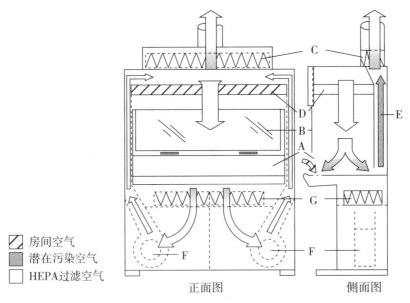

图 8 - 7　Ⅱ级 B1 型生物安全柜示意图

A. 前开口；B. 窗口；C. 排风 HEPA 过滤器；D. 供风 HEPA 过滤器；

E. 负压压力排风系统；F. 风机；G. 送风 HEPA 过滤器

安全柜需要有与建筑物排风系统相连接的排风接口

　　Ⅱ级 B2 型生物安全柜：气流在前窗操作口的最低平均流速为 0.50m/s，下降气流来自经过 HEPA 的实验室或室外空气，流入气流和下降气流经过 HEPA 过滤后排到大气中，不允许回到生物安全柜和实验室中。所有污染部位均处于负压状态或者被负压通道和负压通风系统包围。Ⅱ级 B2 型生物安全柜可以用于以挥发性有毒化学品和放射性核素为辅助剂的微生物实验。

（3）Ⅲ级生物安全柜 参见图8-8所示，具有全封闭、不泄漏结构的生物安全柜。人员通过与柜体密闭连接的手套在生物安全柜操作区内实施操作。生物安全柜内对实验室的负压应不低于120Pa。下降气流经高效空气过滤器过滤后进入生物安全柜。排出气流经两道高效空气过滤器过滤后排放到室外。

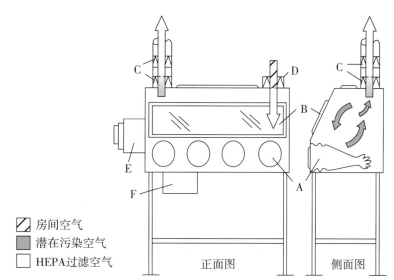

图8-8 Ⅲ级生物安全柜（手套箱）示意图

A. 用于连接等臂长手套的舱孔；B. 窗口；C. 两个排风HEPA过滤器；
D. 送风HEPA过滤器；E. 双开门高压灭菌器或传递箱；F. 化学浸泡槽
安全柜需要有与独立的建筑物排风系统相连接的排风接口

2. 生物安全柜使用要求 根据SN/T 3901—2014《生物安全柜使用和管理规范》，正确使用和管理实验室生物安全柜。

（1）摆放位置 生物安全柜的背面、侧面与墙壁的距离应不小于0.3m，以保证气流的有效流动。顶部与吊顶的距离最佳距离为0.6m，最小距离不得小于0.3m，以便于进行HEPA的检测和维护。

（2）使用前准备 进行实验前应事先将所有必需的物品置于安全柜内，可产生气溶胶的设备（例如混匀器、离心机等）应靠近安全柜的后部放置。有生物危害性的废弃物袋、盛放废弃吸管的盘子以及吸滤瓶等体积较大的物品，应该放在安全柜内的某一侧。

（3）使用过程中 只有经过培训且合格的技术人员才能操作生物安全柜。正式实验前，应使生物安全柜的风机事先运行至少3~5分钟，以净化柜内空气，去除各种粒子。同时，操作人员手臂放进安全柜内约1分钟，再开始实验操作。在工作台面上的实验操作应该按照从清洁区到污染区的方向进行。

（4）使用后处理 实验结束时，将所有物品清除表面污染后移出安全柜，使用70%的乙醇或其他中性消毒剂（不应使用含氯的消毒剂）清除生物安全柜内的污染，关闭柜门打开紫外灯。

（5）其他注意事项 生物安全柜在移动、更换高效空气过滤器以及实验室研究内容完全改变前必须清除污染，最常用的方法是采用甲醛蒸气熏蒸，生物安全柜里应避免使用明火，接种环灭菌可使用微型炉或"电炉"；生物安全柜内部发生了生物危险材料溢出时，应在安全柜处于工作状态下马上清理，并按照相关程序处理；生物安全柜发生报警时，应立即停止工作，在查明原因并解决问题前不应再使用此安全柜。

3. 生物安全柜的检测 生物安全柜应定期进行运行性能和完整性进行检测，安装完毕后、位置移动后、每次检修后也应进行相关检测。生物安全柜的检测应由有资质的单位进行。生物安全柜防护效果的评估包括：安全柜的完整性、人员、产品及交叉污染保护、HEPA 的泄漏、向下气流的速度、正面气流的速度、负压/换气次数、气流的烟雾模式警报和互锁系统、电气安全和光照度等。还可以选择紫外线强度、噪声水平、振动性、集液槽泄漏、柜体稳定性等性能的测试。

（二）其他常用安全设备

除了生物安全柜，临床实验室常用的安全设备还包括高压灭菌器、离心机等设备。

1. 高压灭菌器　具有有效的加热灭菌功能，可以确保感染性物质在废弃或重复使用时的安全，具体的使用及注意事项详见本节后续内容。

2. 离心机　应带有防气溶胶的密封盖或在安全罩里使用。

3. 移液器　实验室进行吸取操作时通常使用移液器，采用移液器可以避免操作人员吸入病原体。选择移液器的原则应以满足其设计和使用不应该产生其他的感染性危害，同时易于灭菌和清洁为准。在生物安全柜中操作可以防止吸入气溶胶。

4. 超声处理器　超声处理器可能释放气溶胶，应该在生物安全柜中进行操作，或者在使用期间用防护罩盖住，在使用后应该清除护罩和超声处理器的外部污染。

5. 微型加热器　选择配有硼硅酸玻璃或陶瓷保护罩，但由于微型加热器会扰乱生物安全气流，因此应置于柜中靠近工作表面后缘的地方。

6. 匀浆器、摇床、搅拌器　处理危险度较高的微生物时，相应的设备应置于生物安全柜内。

7. 洗眼装置、紧急喷淋装置　临床实验室技术人员应熟练掌握洗眼装置、紧急喷淋装置的使用，并定期检查和清理，周期性地启动阀门，保证水流畅通、流量适宜。

（三）个体防护　📱微课/视频5

个体防护内容应包括防护用品和防护操作程序。所有实验人员必须经过个人防护培训并考核合格后方可进入实验室工作，实验操作应严格遵守个人防护原则。

1. 个人防护用品　实验室所用任何个人防护装备应符合国家有关标准要求，在危害评估的基础上，按不同级别的防护要求选择适当的个人防护装备。个人防护设备主要有实验室防护服、护目镜、安全眼镜和面罩、手套、鞋、呼吸装置（必要时）。

2. 人员防护要求

（1）在实验室工作时，任何时候都必须穿着连体衣、隔离服或工作服，不得在实验室内穿露脚趾的鞋子，在实验室内用过的防护服不得和日常服装放在同一柜子内。

（2）在实验室进行实验时应戴上合适的手套，手套用完后，应先消毒再摘除，随后采用七步洗手法洗手。

（3）为了防止眼睛或面部受到泼溅物、碰撞物或人工紫外线辐射的伤害，必要时可戴安全眼镜、面罩（面具）或其他防护设备。

（4）严禁穿着实验室防护服离开实验室或进入生活区域。

三、医疗废物管理

临床实验室废弃物处理应符合国务院颁布的《医疗废物管理条例》及 2003 年原卫生部颁布的《医疗卫生机构医疗废物管理办法》的相关规定。医疗废物分为感染性废物、病理性废物、损伤性废物、药物性废物和化学性废物。实验室废物管理的目的，一是将操作、收集、运输、处理废物的危险减至最低；二是将其对环境的有害作用减至最小。具体要求如下。

1. 人员　实验室管理者应确保由经过培训的人员采用适当的个人防护装备处理危险废物。

2. 容器 所有不再需要的样品、培养物和其他生物材料应弃置于专门设计的、专用的、带有标记的、用于处置危险废物的容器内。生物废物容器的装量不能超过其设计容量的四分之三，各类废弃物不能混合收集。

3. 锐器盒 锐器（包括针头、小刀、金属和玻璃）应直接弃置于黄色一次性锐器收纳盒内，锐器盒整体为硬质材料，锐器盒上应印制医疗废物警示标识。

4. 存放 不允许积存垃圾和实验室废物。已装满的容器应定期从工作区运走。在去污染或最终处置之前，应存放在指定的安全地方，通常在实验室区内。未被试剂或体液污染的实验室垃圾和日常纸类废物可按非危险废物操作和处理。每天至少适当且安全地处置一次。

5. 实验室内处置要求 所有弃置的实验室微生物样品、培养物和被污染的废物在从实验室区取走之前应使其本质上达到生物学安全（可通过高压消毒处理或其他被批准的技术或包装在适当的容器内实现）。

6. 包装和运输 只要包装和运输方式符合相应法规要求，可允许运送未处理的废物至指定机构。

7. 分类处理 对已知未受污染的实验室废物可按非危险废物进行操作并处理。

四、消毒与灭菌

消毒和灭菌均是用物理、化学或生物方法杀灭或去除传播媒介上的病原微生物使其达到无害化的处理过程。区别是消毒可杀死微生物但不一定能消灭细菌芽孢，一般的消毒剂即可完成该过程；而灭菌可杀死一切微生物（包括细菌芽孢），通常首选物理方法进行灭菌。消毒灭菌效果可受多种因素的影响，如消毒剂的性质和使用方法、微生物种类敏感性及环境因素（温度、酸碱度）等。实验室清除污染应根据实验工作类型以及所操作感染性物质的特性来决定。

（一）清除局部环境的污染 🅔 微课/视频6

1. 消毒方法 需要联合应用液体和气体消毒剂来清除实验室空间、用具和设备的污染。

2. 液体消毒 含氯消毒剂（次氯酸钠、漂白粉、次氯酸钙等）可用于墙面、地面、物体表面、玻璃器皿及污水等的消毒灭菌。含有 1.0g/L 有效氯的溶液适用于普通的环境卫生设备，但是当处理高危环境时，建议使用高浓度（5.0g/L）溶液，并适当延长消毒时间。含氯消毒剂有刺激性气味，对金属有腐蚀性，性质不稳定，一般现配现用。

3. 气体消毒 可以通过加热多聚甲醛或煮沸福尔马林所产生的蒸气熏蒸来清除房间和对湿、热敏感且易腐蚀的物品或仪器的污染，应由培训后的专业人员来进行此项工作。

4. 替代消毒 3%过氧化氢溶液可作为漂白剂的替代物用于清除实验环境及实验台表面的污染，优点是无毒、高效、速效等，但长期使用可能对金属表面造成腐蚀。采用过氧化氢溶液对小空间进行气雾熏蒸同样有效，但需要专门的蒸气发生设备。

▶ 知识拓展 ┄┄┄

常用消毒剂的分类及其应用

适用于杀灭细菌繁殖体、结核分枝杆菌、真菌、亲脂类病毒：有效成分为 400 ~ 700mg/L 的含氯消毒剂，作用时间大于 10 分钟；有效成分为 100 ~ 250mg/L 二氧化氯溶液，作用时间 30 分钟。

适用于杀灭所有细菌（含芽孢）、真菌、病毒：有效成分为 2000 ~ 5000mg/L 的含氯消毒剂，作用时间大于 30 分钟；有效成分为 500 ~ 1000mg/L 二氧化氯溶液，作用时间 30 分钟；有效成分为 1000 ~ 2000mg/L 过氧乙酸溶液，作用时间 30 分钟；3% 的过氧化氢溶液，作用时间 30 分钟。

注意事项：含氯消毒剂、过氧化氢、过氧乙酸对人体有刺激作用，二氧化氯对金属有腐蚀作用。

（二）清除生物安全柜的污染（甲醛熏蒸法）

清除Ⅰ级和Ⅱ级生物安全柜的污染时，首先需确定型号、大小、循环参数及甲醛的降解、吸收及安全柜的完整性和消毒时间，使用能让甲醛气体独立发生、循环和中和的设备。将适量的多聚甲醛（空气中的终浓度达到0.8%）放在电热板上面的长柄平锅中（在生物安全柜外进行控制）。然后将含有比多聚甲醛多10%的碳酸氢铵（确保完全中和甲醛）置于另一个长柄平锅中（在生物安全柜外进行控制）。采取一定措施保证安全柜气体不发生泄漏进入房间。在多聚甲醛完全蒸发时断电，使生物安全柜静置6小时以上。然后将放置第二个平锅的加热板插上插头通电，使碳酸氢铵蒸发。然后断电，接通生物安全柜电源两次，每次启动大约2秒让碳酸氢铵气体循环，静置30分钟，最后清洁生物安全柜。

（三）洗手/清除手部污染

推荐使用脚控或肘控式的水龙头，如果没有条件彻底洗手或洗手不方便，应该用75%乙醇擦手来清除双手的轻度污染。手部消毒建议采用以醇类为主的免洗液或手消毒液进行，如75%乙醇或0.5%氯己丁醇溶液等。必要时用0.2%过氧乙酸溶液浸泡，或用0.2%过氧乙酸棉球、纱布块擦拭。

（四）热力消毒和灭菌

加热是最常用的清除病原体污染的物理手段。干热灭菌法是通过使微生物脱水干燥致使蛋白质变性而灭菌的方法，没有腐蚀性，故可用来处理实验器材中许多可耐受160℃或更高温度2~4小时的物品。干热灭菌法包括焚烧、烧灼及干烤。同样温度下，湿热灭菌法的效力更强。高压蒸汽灭菌法是最有效的灭菌方式，灭菌后的物品必须小心操作并保存，以保证在使用之前不再被污染。

1. 焚烧　在处理未清除污染的动物尸体、解剖组织或其他实验室废弃物时，焚烧是一种有效的方法。只有在实验室可以控制焚烧炉的条件下，才能用焚烧代替高压灭菌来处理感染性物质。没有焚烧炉的医疗机构，应将需要焚烧的材料按要求运输到指定的地点进行焚烧处理。

2. 高压灭菌　压力饱和蒸汽灭菌（高压灭菌）是对实验材料进行灭菌的最有效和最可靠的方法，可采用以下列组合以确保正确装载的高压灭菌器的灭菌效果：①134℃、3分钟；②126℃、10分钟；③121℃、15分钟；④115℃、25分钟。具体操作要求如下。

（1）应由经过专业培训且有相应资格证的人员负责高压灭菌器的操作和日常维护，维护程序应包括：由有资质人员定期检查灭菌器柜腔、门的密封性以及所有的仪表和控制器。高压灭菌操作应有严格的记录，高压灭菌效果的检测结果应及时观察并记录，并妥善保存记录，如发现异常情况立即报告安全负责人。

（2）应使用饱和蒸汽，并且其中不含腐蚀性抑制剂或其他化学品，这些物质可能污染正在灭菌的物品；所有要高压灭菌的物品都应放在空气能够排出并具有良好热渗透性的容器中；灭菌器柜腔装载要松散，以便蒸汽可以均匀作用于装载物。

（3）当灭菌器内部加压时，互锁安全装置可以防止门被打开，而没有互锁装置的高压灭菌器，应当关闭主蒸汽阀并待温度下降到80℃以下时再打开门，操作者打开门时也应当戴适当的手套和面罩来进行防护；当高压灭菌液体时，由于取出液体时可能因过热而沸腾，宜采用慢排式设置。

（4）在进行高压灭菌效果的常规监测中，生物指示剂或热电偶计应置于每件高压灭菌物品的中心。最好在"最大"装载时用热电偶计和记录仪进行定时监测，以确定灭菌程序是否恰当。

（5）应当注意保证高压灭菌器的安全阀没有被高压灭菌物品中的纸等堵塞，灭菌器的排水过滤器（如果有）应当每天拆下清洗。

（五）紫外线杀菌

紫外线可杀灭多种微生物，包括细菌繁殖体、病毒、支原体等。但它穿透力较弱，仅能杀灭直接照射到的微生物，应定期检测紫外灭菌能力。因此，消毒时应充分暴露消毒部位，保持紫外灯、房间内和照射物品表面清洁。紫外线主要用于无菌实验室（如细胞实验室）的空气消毒、不耐热物品的表面消毒。由于杀菌波长的紫外线对人体皮肤和眼角膜有损伤作用，因此应避免紫外线对人体直接照射。

（六）消毒机

空气消毒机是利用物理、化学或其他方法杀灭或去除室内空气中微生物并能达到消毒要求，具有独立动力、能独立运行的装置。根据实际需求及应用场景选择不同的消毒机。

第四节　临床实验室风险管理

PPT

医疗风险无处不在，已成为共识。风险是危害发生的概率和该危害严重度的组合。风险管理活动是通过对临床实验室信息分析，并就特定风险点作出风险应对策略。临床实验室应用风险识别、风险分析、风险评价、风险应对和风险监控标准和指南，并结合自身情况，建立基于风险管理的标准化临床检验工作流程。该流程有利于规范临床检验工作，发现潜在的问题和缺陷，减少出现差错乃至事故的概率，降低风险的不利影响，从而提高实验室及患者的安全性。

一、临床实验室风险管理相关标准与指南

（一）GB/T 22576《医学实验室质量和能力的要求》（等同采用国际标准 ISO 15189：2022）

该标准一个重要特征就是更加强调风险管理。风险管理的要求与 GB/T 43278—2023 的原则一致，旨在引导实验室建立"以患者为中心"的质量文化，围绕患者健康、安全持续改进质量管理体系。依据新版文件建立的质量管理体系通过策划和实施应对风险的措施，强化对患者的关注，最终目的是保证患者的健康和安全，做到这一点的前提就是要把风险管理理念融入到质量管理体系。

新版标准要求临床实验室为应对风险和改进机遇而策划和采取措施，该方式的优点包括：提高管理体系的有效性，减少无效结果的概率，减少对患者、实验室员工、公众和环境的潜在危害。实验室构建管理体系的组织要求、管理体系要求、资源要求、检验过程要求等均体现风险管理的理念。文件的技术性附录部分列举质量管理体系实施风险管理的具体步骤、方法。

（二）GB/T 24353—2022《风险管理指南》（等同采用了 ISO 31000：2018）

该标准是当前风险管理的原则与实施指南。该标准给出了风险管理的相关定义、术语和原则，是其他有关风险管理标准和文件的基础。ISO 31000/GB/T 24353 介绍了风险管理的原则、框架和过程。

（三）GB/T 42062—2022《医疗器械－风险管理对医疗器械的应用》（等同采用了 ISO 14971：2019）

该标准包含的要求为制造商提供了风险管理的框架，涉及管理风险的过程，主要是对患者的风险，但也包括对操作者、相关人员、相关设备和环境的风险，可以系统地应用于管理与医疗器械使用有关的风险。该标准专门为用于建立风险管理原则的医疗器械/系统的制造商而制订。对其他制造商，如在其他的卫生保健行业，该标准可用作建立和保持风险管理体系和过程的资料性指南。

（四）GB/T 43278—2023《医学实验室－风险管理在医学实验室的应用》（等同采用 ISO 22367：2020）

1. 结构　该标准为临床实验室提供了一个风险管理的框架，其经验、见解和判断可用于管理与实验室检验相关的风险。风险管理过程涵盖临床实验室服务的全部范围：检验前、检验中和检验后过程，也包括检验的设计和开发。

2. 目的　风险管理是复杂的，因为每个利益相关方可能对危害的风险赋予不同权重。本文件与GB/T 42062/ ISO 14971 和全球协调工作组（GHTF）指南相一致，旨在促进实验室、IVD 制造商、监管机构、认可机构和其他利益相关方之间进行风险沟通与合作，使患者、实验室和公众健康受益。

3. 过程　风险管理是一个经策划的、最好通过结构化框架实施的系统性过程。该标准旨在帮助临床实验室将风险管理融入其日常组织、运行和管理中。

（五）GB/T 27921—2023《风险管理 – 风险评估技术》（等同采用 ISO/IEC 31010：2019）

该标准阐述了风险管理的原则，为 GB/T 24353 的实施提供了技术支持，用于指导实验室选择并正确使用合适的风险评估工具。GB/T 27921 标准介绍了一系列的风险评估技术：头脑风暴法、失效模式和效应分析（FMEA）、效应和危害度分析（FMECA）、危险与可操作性分析（HAZOP）、危险分析与关键控制点法（HACCP）、风险矩阵、因果分析、风险指数、故障树分析（FTA）、蒙特卡罗模拟分析（Monte Carlo simulation）等。在其他国际标准中，对于这些技术工具的概念和应用有更详细的说明。该标准并未涉及风险评估的所有技术。在该标准中未予介绍的技术并不意味着其无效。此外，一种方法在某些具体情况下适用，并不意味着这种方法在任何情况下均适用。标准也具有通用性，可以为众多行业及各类系统提供指导。

（六）CLSI EP18 识别和控制实验室错误来源的风险管理技术

美国临床和实验室标准协会（CLSI）制定了识别和控制实验室错误来源的风险管理技术（EP 18 – A2），用于体外诊断检测系统的质量管理体系。它提出在用户和制造商之间建立伙伴关系，提供了一个故障源矩阵，并给出质量监控/问题识别方法的建议。它也适用于各种设备和设置，可识别、分析并进行故障源管理（潜在故障模式），帮助设备制造商、监管机构、认证认可机构和实验室主管确保结果正确。该文件主要面向 IVD 制造商，但也可作为希望了解风险管理技术和流程的临床实验室人员的重要参考。

（七）CLSI EP 23 基于风险管理的实验室质量控制计划

该文件阐述了利用国际公认风险管理原则为临床实验室检测建立和维持质量控制计划（QCP）的良好实验室规范。实验室应通过实施 QCP 管理风险，保证检测结果质量适合临床使用。其方式为监控检测过程中的错误发生，引入控制程序以减少错误发生。EP 23 为临床实验室的检测系统制定质量控制计划提供指南。EP 23 描述了利用国际共识的风险管理原理建立和维持临床实验室检测的良好实验室实践。该指南主要指导实验室理解合理有效的质量控制程序，内容包括：收集风险管理信息、制定个性化质量控制计划（IQCP）、监控 IQCP 的效果。

二、临床实验室质量风险管理

临床实验室的质量和生物安全风险是危险发生的概率及其后果严重性的综合。风险是实验室质量管理体系固有的，所有检验系统、过程和功能都存在风险。风险管理是包括风险评估、风险控制、风险监控一系列过程。风险评估是指评估风险大小以及确定是否可容许的全过程。风险控制是在风险评估基础上为降低风险而采取的综合措施。实验室应建立并维持风险评估和风险控制制度，应明确实验室持续进行风险识别、风险评估、风险控制的具体要求。基于风险管理的理念可确保在整个质量管理体系的设计和使用过程中识别、评价和控制这些风险，通过早期识别和采取措施能够主动而不是被动预防或减少不良事件影响。通过识别和应对整个管理体系和所有过程的风险，才能提高用户和患者的安全性，获取医务人员的信心。

（一）临床实验室质量风险分类

实验室已经发生的不符合项、错误和事故都属于风险，包括但不局限于以下种类。

1. 检验前过程的风险　不正确的患者身份认证，不正确的或丢失诊断信息，医嘱的错误理解，不正确的患者准备，不正确的收集容器或防腐剂，收集容器标签错误，不正确的样品混匀方式，不正确的采集时间，不正确的运输条件或时间。

2. 检验过程的风险　有差异的质控结果，程序上的不一致，设备或试剂错误，完成时间（周转时间）延长，注意时间延迟可能发生在整个实验室周期中。

3. 检验后过程的风险　不正确的结果，不正确的结果传送，含糊不清的报告，患者结果匹配错误，报告分发对象错误，关于结果解释局限性的信息丢失。

4. 人员的风险　人员资质和数量，实验室、医务人员、IVD 医疗器械制造商或负责设备安装和维护人员资质，人员的健康（疫苗接种），员工的健康和安全保障和救护措施，员工培训，外来人员的管理。

5. 文件和记录控制的风险　文件和记录的完整性、时效性，文件和记录的便捷性，记录的修改，文件和记录的保存。

6. 供应商的风险　实验室和供应商的责任，性能要求和变更的所有权，新的可用信息的传达，实验室及供应商实施风险管理的范围。

7. 不符合的识别和控制　与实验室检验相关的每一项不符合，已识别的不符合项，包括使用错误和偶发事件。

8. 投诉评价和调查　从临床医生、患者、实验室员工或其他方收到的投诉或其他反馈的管理程序要求对每项投诉进行评价，以确定其是否涉及不良事件、已知风险、未知风险或风险水平的变化。

9. 管理变更的风险　实验室人员、过程和（或）服务的变更会引入新的风险、消除现有风险或改变风险水平。变更可包括：①操作人员或监督人员离岗；②变更试剂（即使是不同供应商提供的名义上相同的材料）；③变更实验室设备；④过程中看似微小变化的累积效应；⑤变更供应商；⑥供应商做出的变更；⑦预期用途、预期用户或预期使用环境的变更。

（二）风险识别

风险识别是结合本实验室实际情况，对实验室活动进行全面、综合的分析评价，识别出各环节中存在的不确定因素，明确差错来源。这是风险评估的第一步，也是关键的一步。如果一个特定的风险没有识别确定，就不可能找出减少该风险的措施。许多事故的发生都可归因于识别风险的失败，而非风险评估和风险管理的失败。

实验室风险识别的目的是发现、识别和描述可能有助于或阻止实验室实现其目标的风险，无论是否可控，实验室都应积极识别。

1. 过程的风险识别　假设所用方法都经过确认，而且实验室也有能力操作，那么检测过程也必须是正确的，过程的风险识别可包括是否有合适的设备、人员、资质做检测等。

2. 抽样的风险识别　抽样检测的样品必须具有代表性，如果根据不具代表性的样品做检测，以得出来的检测结果作为依据时，就会存在风险。

3. 信息系统的风险　由于工作的疏忽，使用了没有经过确认的信息软件，带来不可控的后果，所以使用任何信息系统前，都必须进行核查。

4. 设备的风险　设备没有按照标准规范要求进行校准和维护存在风险。虽然实验室内部有一年校准一次的规定，但是如果服务商提供的信息不准确，也会出现风险。

（三）风险评价

风险因素确定后，就需要对所存在的风险进行评价。比如在不采取任何措施的情况下，实验室从事某种致病微生物活动的风险有多大，采取一系列风险减少措施后风险有多大。这一阶段最重要的就是科学、合理地收集所有相关信息和资料，对所存在的风险因素进行评价，找出减少风险的措施，得出风险概率，为决策者提供科学的依据。

1. 风险评价依据 风险评价应以国家法律、法规、标准、规范以及权威机构发布的指南、数据等为依据。对已识别的风险进行分析，形成报告。

2. 风险评价人员 风险评价应由具有经验的不同领域的专业人员（不限于本机构内部的人员）来执行。

3. 风险评价内容 实验室应在风险识别的基础上，并结合但不限于以下情况进行风险评价：①病原体生物学特性或防控策略发生变化时；②开展新的实验活动或变更实验活动（包括设施、设备、人员、活动范围、规程等）；③操作超常规或从事特殊活动；④本实验室或同类实验室发生感染事件、感染事故；⑤相关政策、法规、标准等发生改变。

4. 风险再评价 风险评价过程还应收集与危险程度相关的新资料以及来自科学文献等其他相关的新信息，以便必要时进行再评价。实验室由于工作条件、人员变化等方面的变化而发生条件改变，安全风险的来源和程度会随之变化，要及时对实验室风险进行适时重新评价，以保证风险评价报告的及时性，以及有关管理规程、标准操作程序的可行性。

5. 风险矩阵表 风险矩阵表是风险评价的常用工具（如表8-5），应用可接受性准则，得到可接受或不可接受的危害概率和危害严重度的组合，可特定于某一检验程序及其特定的预期用途，或者具有相似特征和预期用途的一类检验程序。得到的可视性风险图表也是一种有效的风险沟通手段。

表8-5 风险矩阵表

可能性P等级 严重度L等级	1 不可能发生	2 几乎不发生	3 很少发生	4 偶尔发生	5 可能发生	6 经常发生
1（无影响）	IV	IV	IV	IV	IV	III
2（轻微的）	IV	IV	III	III	III	II
3（较小的）	IV	III	III	II	II	II
4（较大的）	IV	III	II	II	II	I
5（重大的）	IV	III	II	II	I	I
6（特大的）	III	II	II	I	I	I

注：I区，不可接受的风险；II区，如果风险尽可能降低，则可接受风险；III、IV区，广泛可接受的风险。

（四）风险控制

依据风险评估结论采取相应的风险控制措施。实验室风险评价和风险控制活动的复杂程度决定于实验室所存在危险的特性，适用时，实验室不一定需要复杂的风险评价和风险控制活动，应与实际情况相结合。首先决定是否有必要降低风险，再确定风险控制的方式，再具体实施风险控制措施，实施后验证风险控制措施的有效性和剩余风险和是否产生新风险。

风险控制一般通过消除风险源、改变风险性质、改变风险后果的原则进行，主要有以下方式。

1. 避免风险 通过决定不启动或者不继续引发风险的活动方式来避免风险。有些测试其实不值得做，因为风险太大或者成本太高，或者有安全和健康的风险。

2. 承担风险 包括进行新检测或者培养技能做新检测，在做新检测时，为避免风险，必须要确保校准，包括设备维护、人员培训，才能进行妥善的质量控制，只有这些都到位，才能降低引入新检测带来的失败风险。

3. 移除风险源 不要把有风险的物质放在高风险的位置，比如把风险物置于容易被撞到或被风吹到的地方，而这些都是可以经过妥善控制来移除的风险。

4. 分担风险 比如买保险，因为保险公司会对风险做分析，然后进行评估，所以实验室也需要买保险。尤其一些风险比较高的实验室，如果操作不当，可能会造成人员伤亡，因此买保险可以分担风险。

5. 保留风险 要通过对风险的监控，来了解如果不做任何事情减低风险的后果是什么，这是经过知情判断做出决定。所以实验室的活动，要把权益相关人和经济效益相平衡。

6. 记录风险并持续监控风险 风险控制的理由不仅是出于经济的因素，还应结合实验室的义务，自愿性承诺和利益相关方的意见。如果没有可用的处理方式，或者处理方式不能充分地应对风险，则应记录此风险并持续监控此风险，还有记录剩余风险因素并对其进行控制和评价，并在适当情况下进一步处理。

（五）风险监控

风险监控是一个反复持续的过程，实验室在风险控制措施完成，确认剩余风险可接受之后，还需要建立风险监控体系，设置监控内部指标和外部指标来识别风险状况。

1. 风险监控方式 制定和选择风险监控的方式，然后看这种监控方式是否有效，再决定是否可以接受剩余的风险，如果剩余的风险不可接受，还要采取进一步措施。

2. 质控图方式 使用质控图是常用的实验室检验质量风险的监控方式，设定一个限值，如果超出了限值，就要对其进行分析，然后看其是否有失控的趋势。

3. 风险控制的监控 风险控制未必能完全消除风险带来的后果，所以要评判剩余风险的不确定性是否能接受，如果不能接受，就要采取进一步监控处理。

4. 监控的处理方法 风险监控还要选择最适合的处理方法，去平衡目标的相关潜在收益，此目标收益与实施的成本、工作量或运行的劣势相关，在处理具有边际效用的风险时，代价是昂贵的，如有不好的后果，它就是一种风险。

5. 投诉和调查 投诉评价和调查活动产生的信息和数据宜纳入风险监控，并在整个检验过程中持续进行。

6. 剩余风险的监控 监控剩余风险，定期进行评价，制定补充应对措施，必要时增加制定应急预案。在对与检验或服务相关的已知危险情况逐个进行评估，并在确定的风险控制措施得到实施和验证之后，实验室应基于单个剩余风险的综合影响，并使用风险管理计划中制定的标准确定每项检验或服务的总剩余风险是否可接受。

三、生物安全风险管理

生物安全是指为有效防范和应对危险生物因子及相关因素威胁，生物技术能够稳定健康发展，人民生命健康和生态系统相对处于没有危险和不受威胁的状态，生物领域具备维护国家安全和持续发展的能力。生物安全是临床实验室安全的重要组成部分，国家对病原微生物实行分类管理，对实验室实行分级管理。

临床实验室的生物安全风险管理应贯穿于实验室设计、建造、运行和管理的全过程。要求临床实验室制定生物安全风险管理程序，以持续进行风险识别、风险分析和风险评价，实施必要的风险应对措施。在此基础上，还应建立良好的沟通和咨询机制，确保沟通和咨询贯穿于风险管理的全过程。临床实验室应与利益相关方（如实验室工作人员、外来人员等）进行充分沟通，获得相关信息。风险评估完成后，还应针对风险评估结果与利益相关方进行充分交流，以便有效实施风险控制。

风险评估应由对所涉及的病原微生物、设施设备、检验流程和生物安全管理等熟悉的专业人员进行。风险评估所依据的资料及拟采取的风险应对措施、安全操作规程等应以国家法律法规及主管部门、世界卫生组织、国际标准化组织等机构或行业权威机构发布的指南、标准等为依据。任何新技术在使用前应经过充分验证，适用时，应得到相关主管部门的批准。以生物安全风险评估报告为重要依据，制定并采取风险应对措施，建立并完善生物安全管理体系和安全操作规程及相关记录，并落实到实验室运行和管理的各个环节。

（一）生物安全风险评估

1. 评估过程　生物安全风险评估包括风险识别、风险分析和风险评价三个过程，风险评估过程可利用来自利益相关方的信息。

2. 评估内容　实验室应针对检验工作的全过程，结合标本类型、检验项目及可能存在的病原微生物等，对实验活动的潜在风险逐一进行识别，对其特性进行定性描述。风险识别的内容应包含但不限于以下方面：①病原微生物及其特性；②标本类型及来源；③检验前、中、后过程；④相关人员；⑤设施设备；⑥实验室环境；⑦医疗废物；⑧安全管理；⑨必要时，化学、物理、辐射、电气、水灾、自然灾害等。

3. 风险分析　实验室应依据《人间传染的病原微生物目录》中病原微生物危害程度分类，根据临床检验过程中各种感染性材料（包括原始标本、培养物、医疗废物等）和实验活动的特点，对风险涉及事件发生的可能性及其后果的严重性进行分析，并据此确定风险等级，一般包括低、中、高三个风险等级。

4. 评估结果　实验室应依据风险分析结果，对照风险准则，根据自身实际情况判定风险是否可接受，形成风险评价结果。当风险可接受时，应保持已有的生物安全措施；当风险不可接受时，应采取风险应对措施。

5. 风险评估的调整　对于新的实验活动以及新识别出的风险，需要时，实验室应及时修订补充相应的风险准则，以便在风险评估中适时做出风险评价的调整。

6. 病原微生物相关的生物安全评估　病原微生物实验活动风险评估是整个病原微生物实验室不可缺少的一项管理活动，是实验室生物安全的重要保证，其对生物安全具有重大的指导价值。风险评估和风险控制能有效减少工作人员暴露危险、降低环境污染可能、预防生物安全事故等。当实验活动设计致病性生物因子时，应识别但不限于下列危险因素。

（1）实验活动涉及致病性生物因子已知或未知的特性，如：①危害程度分类；②生物学特性；③传播途径和传播力；④感染性和致病性，易感性、宿主范围、致病所需的量、潜伏期、临床症状、病程、预后等；⑤与其他生物和环境的相互作用、相关实验数据、流行病学资料；⑥在环境中的稳定性；⑦预防、治疗和诊断措施，包括疫苗、治疗药物与感染检测用诊断试剂。

（2）涉及致病性生物因子的实验活动，如：①菌（毒）种及感染性物质的领取、转运、保存、销毁等；②分离、培养、鉴定、制备等操作；③易产生气溶胶的操作，如离心、研磨、振荡、匀浆、超声、接种、冷冻干燥等；④锐器的使用，如注射针头、解剖器材、玻璃器皿等。

（3）实验活动涉及到遗传修饰生物体（GMOs）时，应包括重组体引起的危害。

（4）涉及致病性生物因子的动物饲养与实验活动，如：①抓伤、咬伤；②动物毛屑、呼吸产生的气溶胶；③解剖、采样、检测等；④排泄物、分泌物、组织/器官/尸体、垫料、废物处理等；⑤动物笼具、器械、控制系统等可能出现故障。

（5）感染性废物处置过程中的风险，如：①废物容器、包装、标识；②收集、消毒、储存、运输等；③感染性废物的泄漏；④灭菌的可靠性；⑤设施外人群可能接触到感染性废物的风险。

（6）实验活动安全管理的风险，包括但不限于：①消除、减少或控制风险的管理措施和技术措施及采取措施后残余风险或带来的新风险；②运行经验和风险控制措施，包括与设施、设备有关的管理程序、操作规程、维护保养规程等的潜在风险；③实施应急措施时可能引起的新的风险。

（7）涉及致病性生物因子实验活动的相关人员，如：①专业及生物安全知识、操作技能；②对风险的认知；③心理素质；④专业及生物安全培训状况；⑤意外事件/事故的处置能力；⑥健康状况；⑦健康监测、医疗保障及医疗救治；⑧对外来实验人员安全管理及提供的保护措施。

（8）实验室设施、设备，如：①生物安全柜、离心机、摇床、培养箱等；②废物、废水处理设施、设备；③个体防护装备。

还需考虑其他设施可能的风险，包括：①防护区的密闭性、压力、温度与气流控制；②互锁、密闭门以及门禁系统；③与防护区相关联的通风空调系统及水、电、气系统等；④安全监控和报警系统；⑤动物饲养、操作的设施设备；⑥菌（毒）种及标本保存的设施设备；⑦防辐射装置；⑧生命支持系统、正压防护服、化学淋浴装置等。

（9）实验室生物安保制度和安保措施，重点识别所保存或使用的致病性生物因子被盗、滥用和恶意释放的风险。

（10）已发生的实验室感染事件的原因分析。

（二）生物安全风险应对

1. 应对依据　实验室可按照 GB 19489、WS 233 和 RB/T 040 等标准关于风险应对或风险控制的要求，针对风险评估所识别出的不可接受风险制定风险应对措施，以降低或规避风险。

2. 应对目的　实验室制定风险应对措施时，应首先消除危险源，然后再降低风险发生的可能性或严重程度，最后采用个体防护装备。

3. 应对过程　开展风险应对时，应充分考虑实验活动各环节的工作流程、人员组织结构及实验环境等因素，通常采用如下步骤：①制定风险应对计划；②实施风险应对措施；③评价风险应对措施的有效性；④评估残余风险的可接受度；⑤如果残余风险不可接受，应停止实验，重新进行风险评估并采取进一步的风险应对措施。

（三）监督检查和再评估

1. 工作机制　实验室应建立监督检查和持续改进风险管理的工作机制，以确保相关要求得到及时有效实施。

2. 周期　实验室应定期开展风险评估或对风险评估报告进行复审，评估周期应根据实验活动及风险特性确定，通常至少每年应对风险评估报告复审一次。

3. 需再评估的情况　以下情况（不限于）需要进行再评估：①当相关法律、法规和标准等发生变化时；②当实验室发生事件、事故时；③开展新的实验活动或拟改变经评估过的实验活动（包括相关的设施、设备、人员、方法、活动范围、管理等）；④根据风险管理的需要，认为应该再评估时。

4. 病原微生物相关风险的再评估　下列情况应对病原微生物实验活动风险进行再评估。

（1）在生物安全实验室建造之前的风险评估主要用于帮助生物安全实验室设计者与使用者确定实验室的规模、设施与合理布局，其评估结果可能不够详细，与实际使用有差距。因此，在生物安全实验室正式启用前，应根据实际工作进行再评估。

（2）当收集到资料表明所从事病原微生物的致病性、毒力或传染方式发生变化或防控策略发生变化时，应对其资料及时变更，并对其实验操作的安全性进行重新评估。

（3）开展新的实验室活动或欲改变经评估过的实验室活动（包括相关的设施、设备、人员、活动范围、管理等），应事先或重新进行风险评估。

（4）在实验活动中分离到原评估报告中未涉及的高致病性病原微生物，应进行风险再评估。

（5）当实验活动涉及操作超常规病原体或某些特殊活动时应进行及时再评估。

（6）生物安全实验室操作人员进行实验活动中，发现其实验过程中存在原评估报告中未发现的隐患，或者在检查与督察过程中发现存在生物安全问题，应进行再评估。

（7）在实验活动中发生微生物逃逸、泄漏或人员感染等意外情况时，应立即进行再评估。

（四）记录和报告

临床实验室应对风险管理全过程进行记录，风险评估报告应至少包括：①风险评估报告名称；②编写、审核、批准信息；③评估目的；④评估范围；⑤评估依据；⑥评估程序和方法；⑦评估内容；⑧评估结论。

生物安全风险评估报告见数字版资料。

第五节　临床实验室连续性与应急预案

PPT

国家标准 GB/T 22576《医学实验室质量和能力的要求》（等同采用国际标准 ISO 15189：2022）对临床实验室的连续性和应急预案做出了要求和规定，实验室应确保已经识别与紧急情况或者其他导致实验室活动受限或无法开展等状况有关的风险，并制定协调策略，包括计划、程序和技术措施，以便在实验室工作中断后可以继续运行。还应定期测试预案，并演练响应能力。

临床实验室应根据国内外规范与标准和自身的具体情况，需要在连续性和应急预案的建立、培训、演练、实施和效果验证方面做出明确规定。预案应与紧急情况的严重程度相适应。

一、组织和管理

为了保证实验室连续性应急预案和应急事故处理措施有效实施，临床实验需要在组织和管理上建立必要的要求和规定，应包括如下内容。

1. 法律地位　临床实验室（包括独立医学检测实验室）或其医疗机构应有明确的法律地位和从事相关活动的资格。

2. 生物安全委员会　临床实验室所在的医疗机构应设立生物安全委员会，负责咨询、指导、评估、监督实验室的生物安全相关事宜。临床实验室负责人应至少是所在机构生物安全委员会有职权的成员。

3. 管理层职责　临床实验室管理层应负责安全管理体系的设计、实施、维持和改进。

（1）为临床实验室所有人员提供履行其职责所需的适当权力和资源；

（2）制定涉及生物安全机密信息泄漏的防范政策和程序；

（3）明确临床实验室的组织和管理结构，包括与其他相关部门的关系；

（4）规定所有人员的职责、权力和相互关系；

（5）安排有能力的人员，依据临床实验室人员的经验和职责对其进行必要的培训和监督；

（6）指定一名安全负责人，赋予其监督所有活动的职责和权力，包括制定、维持、监督临床实验室安全计划的责任，阻止不安全行为或活动、直接向决定临床实验室政策和资源的管理层报告的权力；

（7）指定各专业组的安全负责人，其负责制定并向临床实验室管理层提交生物安全防护计划、风险评估报告、安全及应急措施、专业组人员培训及安全监督计划、安全保障及资源要求；

（8）指定所有关键职位的代理人。

4. 安全管理体系 临床实验室安全管理体系应与实验室规模、实验室活动的复杂程度和风险相适应。

5. 文件管理 临床实验室生物安全的政策、过程、计划、程序和指导书等均应形成文件并传达至所有相关人员。临床实验室管理层应保证这些文件易于理解并可以实施；生物安全管理体系文件通常包括管理手册、程序文件、安全手册及操作规程、记录等文件，应有供现场技术人员快速使用的安全手册；应指导所有人员使用和应用与其相关的安全管理体系文件及其实施要求，并评估其理解和运用的能力。

二、紧急情况响应预案制定

（一）应急响应预案的建立

1. 预案的来源 实验室管理层应利用风险管理的理论和方法识别紧急情况或其他可导致实验室活动受限或不可获得的风险情况，此类风险有别于常规风险管理所涉及的管理和技术相关内容，是一旦发生就会对实验室的检验过程的安全和质量都有较大影响的紧急风险，比如气象异常、自然灾害、消防、疫情、生物安全、放射污染、化学泄漏等。预案的建立是以临床实验室保持连续性运行为目的的。

2. 预案的类型和内容 应根据实验室自身条件（充分结合地理位置、气候、环境和人员因素）建立应对不同类型风险适用的应急预案，所需应急预案的种类和数量应由实验室管理层对潜在重大风险识别后决定。建立的应急预案需要包含对应的协调策略、计划、程序和技术措施等。应急预案还需要充分体现当应急情况引起检验中断后，如何让实验室和检验工作快速恢复，充分保障用户的需求。建立必要的预案清单，包括需要的资源以及关键人员联系方式等。

3. 预案对人员的要求 建立紧急情况应对方案的同时还应基于实验室所有相关人员的需要和能力，因此在人员的配置和配套条件上应给予充分支持，包括必要需配备有经验的人员和保障措施。同时应保证实验室全部相关人员能得到培训和参与演练，确保在应急情况下能正确响应。对于不具备响应能力的人员得到有效的保护和指引，能配合响应。在应急预案中需要明确人员权责，协调好不同部门之间的关系并做好沟通。

（二）临床实验室应急预案的内容

1. 常见应急预案 临床实验室应建立符合自身需要的一系列应急预案，一般包括消防安全应急预案、生物安全应急预案、重大气象灾害应急预案（台风等）、电力系统故障应急预案、信息系统故障应急预案、突发重大传染病应急预案、化学物品和试剂泄漏应急预案、放射物质泄漏应急预案等。应急程序应至少包括负责人、组织、应急通讯、报告内容、个体防护和应对程序、应急设备、撤离计划和路线、污染源隔离和消毒、人员隔离和救治、现场隔离和控制、风险沟通等内容。

2. 流程要求 所有连续性应急预案应在流程上清晰明确、步骤互相衔接，易于执行，对于可能涉及应急响应的仪器和设备（如消防设施等）要做好培训和技术指引，确保响应时能发挥作用。

三、应急预案实施

（一）预案的培训与演练

1. 培训和演练的计划 实验室应做好应急测试和演练的计划，并定期进行响应能力的训练。如果应急种类的训练可行时应做好计划，定期进行测试，如果不可行也需定期进行模拟。培训和演练的周期应基于应急预案的有效性和更新、人员构成等情况。

2. 培训和演练的执行 实验室还应对实验室相关人员提供适当的资料和培训，制定计划并严格执行。培训应针对实验室建立的应急预案的种类，分门别类，定期覆盖。除了常见的消防和生物安全应急预案外，还应重视其他种类的应急预案。演练的设计需要包括以下的框架：程序（路线图、人员安排）、方针、计划（脚本、方法、角色、场地等）。

（二）预案的响应

1. 预案的实施 预案的实施首先要明确权责，确定预案的启动、执行、分配等的权限。在紧急预案建立并做好培训之后，一旦出现类似预案的紧急情况，实验室根据权限和指令做出符合预案要求的反应，将紧急情况的损失控制在最小，并充分保障服务对象的需求，尤其对于老年、幼年、残疾和重症的患者更需做好保障工作，提前做好准备。

2. 预案的响应和连续性要求 实际响应要以保障实验室连续性工作为目标，在保障人员安全的情况下尽快恢复实验室工作，保证实验室工作的连续性。

（三）预案响应的效果评估

当出现应急预案响应的紧急情况，实验室应采取与紧急情况严重程度和潜在影响相符的行动，最大程度预防或减轻紧急情况的后果，尽快恢复实验室的连续性工作。避免出现响应不及时、响应措施效果不好等情况，也应避免过度响应造成浪费。在执行了紧急预案后对响应预案的后果进行评估，分析预案是否存在考虑不周，实验室人员是否执行到位，部门和人员之间的协调和合作效果如何，预案执行后的效果是否达到预防或减轻紧急情况的预期。通过对效果的分析可重新完善和发布新的紧急预案，并在今后的培训和演练中进行加强和改进。

四、常见应急事故与处理

由于人员、设备或不可抗拒因素，临床实验室发生意外事件是难以避免的。每个实验室应结合本单位实际情况，建立处置意外事件的应急方案并体现在实验室安全手册中，使所有技术人员熟知，并持续修订，使之满足实际工作的需要。

（一）制定意外事故应对方案时应考虑的因素

1. 高危操作 高危险工作的操作，如高致病性病原微生物的鉴定、暴露或感染人员的转移等。

2. 高危区域 高危险区域的地点，如菌种库、配电区等。

3. 高危人群 明确处于危险的个体和人群。

4. 人员责任 明确临床实验室责任人员及其责任。

5. 治疗和隔离 列出能接收暴露或感染人员进行治疗和隔离的单位。

6. 设备和物资 列出涉及到的设备、试剂、物资供应及放置地点，如防护服、消毒剂、化学和生物学的溢出处理盒等。

（二）临床实验室易发生的应急事故的处理方法

1. 刺伤、切割伤或擦伤 受伤人员应当脱下防护服，清洗双手和受伤部位，使用适当的皮肤消毒剂，必要时进行医学处理，并上报给实验室生物安全员；要记录受伤原因和相关的微生物，并应保留完整适当的医疗记录。

2. 潜在感染性物质的食入　应脱下受害人的防护服并进行医学处理，并上报给实验室生物安全员，详细记录食入材料和事故发生的细节，并保留完整适当的医疗记录。

3. 潜在危害性气溶胶的释放（在生物安全柜以外）

（1）所有人员必须立即撤离相关区域，任何暴露人员都应接受医学咨询。

（2）应当立即通知实验室负责人和生物安全员。

（3）为了使气溶胶排出和使较大的粒子沉降，在一定时间内严禁人员入内，如果实验室没有中央通风系统，则应推迟进入实验室

（4）应张贴"禁止进入"的禁止标识，过了相应时间后，在生物安全员的指导下清除污染。

（5）必要时，应穿戴适当的防护服和呼吸保护装备。

4. 容器破碎及感染性物质的溢出

（1）应当立即用布或纸巾覆盖并吸收溢出的感染性物质。

（2）向上面倾倒合适的消毒剂，倾倒时从溢出区域周围向中心处理，作用一定时间后清理掉破损物品。

（3）必要时，对溢出的区域再次清洁并消毒。

（4）最后将整个处理过程中涉及到的材料置于防漏、防穿透的废弃物处理容器中。

（5）处理人员或实验室生物安全员做好处理记录，并存档。

5. 未装可封闭离心桶的离心机内盛有潜在感染性物质的离心管发生破裂

（1）如果机器正在运行时怀疑发生破裂，应关闭机器电源，让机器密闭30分钟使气溶胶沉积。

（2）如果机器停止后发现破裂，应立即将盖子盖上，并密闭30分钟。

（3）发生这两种情况时都应通知生物安全员，随后的所有操作都应戴结实的手套（如厚橡胶手套），必要时可在外面戴一次性手套。

（4）清理玻璃碎片时应当使用镊子，或用镊子夹着的棉花来进行。所有破碎的离心管、玻璃碎片、离心桶、十字轴和转子都应放在无腐蚀性的、已知对相关微生物具有杀灭活性的消毒剂内。未破损的带盖离心管应放在另一个有消毒剂的容器中，然后回收。

（5）离心机内腔应用适当浓度的同种消毒剂擦拭，并再次擦拭，然后用水冲洗并干燥。

（6）清理时所使用的全部材料都应按感染性废弃物处理。

6. 在可封闭的离心桶（安全杯）内离心管发生破裂

（1）所有密封的离心桶都应在生物安全柜内装卸。

（2）如果怀疑在安全杯内发生破损，应该松开安全杯盖子并将离心桶高压灭菌，或者可以采用化学方法消毒。

（三）其他要求

1. 外部人员安排　在制定的应急预案中应包括消防人员和其他服务人员。应事先告知他们哪些房间有潜在的感染性物质。必要时安排这些人员参观实验室，让他们熟悉实验室的布局和设备。

2. 外来救助人员的警告　发生自然灾害时，应就实验室建筑内和（或）附近建筑物的潜在危险向当地或国家紧急救助人员提出警告。只有在受过训练的实验室工作人员的陪同下，他们才能进入这些区域。

3. 感染物质处理　感染性物质应收集在防漏的盒子内或结实的一次性袋子中。由生物安全人员依据规定决定继续利用或是最终丢弃。

思考题

情景描述：近日，某医院院感科在例行院感督察中，发现医学检验科分子诊断实验室医疗废物容器医疗废弃物有溢出（超过规定容积的四分之三），同时也发现感染性废物和损伤性废物进行了混合收集。

初步判断与处理：根据上述事实，院感科对医学检验科提出整改意见，并进行全院通报。该实验室检验人员解释医院提倡开源节流，装满废弃物可以节约成本，同时，处理损伤性废弃物时不小心掉落到感染性废弃物容器中。

问题：

（1）该实验室人员的解释是否合理？该实验室检验人员处理废弃物存在哪些风险？

（2）该行为是否违反了医疗卫生机构医疗废物管理办法？

（3）实验室负责人应如何从制度上防范类似行为的发生？

（徐　宁　丛延广　李宝林）

书网融合……

重点小结

题库

微课/视频 1

微课/视频 2

微课/视频 3

微课/视频 4

微课/视频 5

微课/视频 6

第九章　临床实验室信息管理

1. 通过本章学习，掌握实验室信息系统的基本功能，实验室信息系统的管理；熟悉实验室信息管理的基本概念，实验室信息系统的管理要求，实验室信息系统故障的应急处理；了解实验室信息系统的形成与发展，实验室信息系统的架构与组成，实验室信息系统的基本要素，实验室信息系统的升级与维护。

2. 具有持续学习、探究学习的能力，实际操作和分析问题、解决问题的能力。

3. 养成高效率高质量服务患者和临床的意识、科研技术创新思维、主动沟通合作和共同进步的团队精神。

临床实验室信息管理是随着实验室管理需求和信息技术应用相融合发展起来的，主要对患者检验申请、标本识别、标本分析、质量控制、结果报告以及设备与试剂耗材等各个方面的相关数据进行信息化管理，并逐渐向标准化、智能化、区域化、远程服务以及大数据应用等方向发展。临床实验室通过信息管理可以优化检验流程，提升检验规范化、标准化，提高检验质量和工作效率，减少医疗差错。实验室信息管理必须规范化，应符合相关法律法规、行业标准和实验室质量管理相关认证/认可等的要求。

第一节　实验室信息管理的基本概念

PPT

GB/T 22576《医学实验室 质量和能力的要求》（等同采用国际标准 ISO 15189：2022）中提到，实验室应获得开展实验室活动所需的数据和信息。ISO/IEC 27001：2022《信息安全、网络安全和隐私保护–信息安全管理体系–要求》附录 A "信息安全控制参考" 也列出了确保信息保密性、完整性和可用性的信息安全控制、策略和最佳实践。为保证检验质量，提高管理效率，满足临床实验室信息管理的规范，了解和掌握临床实验室信息管理基本概念是非常有必要的。

一、数据

数据（data）是对事实、概念或指令的一种可供加工的特殊表达形式，它可以是数字、声音、图像、文字、动画、影像等。如定量测定时用数值表示的检验结果，定性测定时的阴、阳性结果，也可以是文字描述的骨髓检验报告、细菌培养鉴定等。

二、信息

信息（information）是有用的数据，它反映事物的客观状态和规律，影响人们的行为与决策。根据人们的目的按一定要求进行加工处理所获得的有用数据就成了信息。数据和信息是内容与形式的关系，内容不能脱离形式而存在，因而信息也不能脱离数据而传递。

三、信息管理与信息管理系统

信息管理（information management，IM）是人们为了有效地开发和利用信息资源，以现代信息技术为手段，对信息资源进行计划、组织、领导和控制的社会活动。简而言之，信息管理就是人们对信息资源和信息活动的管理，即在整个管理过程中，人们收集、加工和输入、输出的信息总称。当前，社会经济迅猛发展，各类信息层出不穷，需要功能齐全、高效率及高性能的系统对信息资源及信息活动进行管理，即信息管理系统。

在过去20多年间，临床实验室仪器技术的进步导致各类样品数量激增，以及为支持临床和公共卫生需求而对实验室数据的需求和依赖更大，而保存纸质记录和纸质结果报告是低效的，难以支撑实验室的业务需求。因此，对采用实验室信息系统（laboratory information system，LIS）的需求就有了巨大的增长。LIS应用的增加使最终用户能够更加清楚地表达详细的系统需求，从而引导人们开发出更有吸引力的、更可行的LIS选项。

四、实验室信息系统与医院信息系统

实验室信息系统是指对涉及检验申请、条码打印、样品采集、运送、接收、信息录入、检验、结果报告等整个检验过程的一类用来进行实验室管理和处理实验室过程信息的应用软件。LIS是随着现代管理学、临床医学、检验医学、信息学、机械电子学以及通信技术等多学科交叉应用而发展起来的，它是以临床实验室科学管理理论和方法为基础，借助计算机技术、网络技术、现代通信技术、数字化和智能化技术等现代化手段，对实验室样品管理、实验数据（采集、传输、存储、处理、发布）、人力资源管理、仪器设备与试剂管理、环境管理、安全管理、信息管理等各种实验室信息进行综合管理，从整体上提高实验室综合效能的复杂人机系统。

医院信息系统（hospital information system，HIS）是指利用计算机硬件技术、网络通讯技术等现代化手段，对医院及其所属各部门的人流、物流、资金流进行综合管理，对在医疗活动各个阶段产生的数据进行采集、存储、处理、提取、传输、汇总、加工生成各种信息，从而为医院的整体运行提供全面的、自动化的管理及各种服务的信息系统。换言之，HIS是以支持医院日常医疗、服务、经营管理、决策为目标，用于信息收集、处理、存储、传播的医院内部各相关部门的集合，是现代化医院建设中重要的基础设施之一。

LIS通过与HIS连接，直接读取HIS中的检验申请，同时，LIS可以向HIS返回检验结果信息，LIS与HIS的无缝连接实现了院内信息的互联互通，从整体上提高医院的管理水平和工作效率。

五、实验室信息系统的形成与发展

随着数据库技术、计算机通讯技术等不断发展，LIS从简单的样品信息记录和数据存储工具逐步成为高度集成、智能化的实验室信息系统，其发展主要经历了以下几个阶段。

（一）第一阶段的实验室信息系统

20世纪60年代，数据库技术的出现方便了信息的管理，随后计算机被逐渐引入医院管理和医疗活动。第一阶段的LIS具备以下几项特点。

1. 输入方式　信息输入方式以人工键盘输入为主。

2. 数据交换　LIS和HIS外的其他系统如收费系统、记账系统、病历档案系统和管理系统等大多是相互独立的小型计算机系统，相互之间很难进行数据交换。

3. 应用 对数据信息的存储、检索和处理不够理想。

4. 研发 LIS 主要由仪器厂家来研发。

（二）第二阶段的实验室信息系统

20 世纪 80 年代中期，微型计算机以其小巧、高性价比的优点，在各个领域得到普及。第二阶段的 LIS 具备以下几项特点。

1. 实现信息输入自动化 方便迅速地将自动化分析仪检测的数据结果通过接口直接传送给计算机，由 LIS 汇总所有人工和仪器的信息打印出检验报告单。大大减少人工抄写的工作量，避免了人为误差的产生，提高了质控水平。

2. 扩大应用范围 分布式通讯方式到 20 世纪 80 年代末有了很大发展，它使得 LIS 和 HIS 都有了改进，实现了实验室与仪器之间的自动化信息传递和 HIS 与各部门的信息交换。

3. 普及应用 数据库程序设计语言的发展使数据库管理程序的设计更加简单，一些经过培训的医学科研人员，可以编写应用程序，推动了 LIS 和 HIS 的普及应用。

（三）第三阶段的实验室信息系统

20 世纪 90 年代中后期以来，依托 Windows 系列平台、Client/Server 结构体系、可视化编程语言（如 C++、Power Builder、Delphi 等）、大型数据库（如 Oracle、SQL Server）等技术发展起来的第三阶段的 LIS 有以下几项特点。

1. 信息运用 各实验室之间、实验室和医院其他部门之间以及医院和医院之间，采用电缆、光缆、卫星通讯等技术，可以实现大于一个医院范围的信息收集 – 存储传递 – 分析 – 检索运用。

2. 亚专业子系统 围绕着检验技术需求进行开发，形成了不同亚专业的子系统。如：针对骨髓形态学检查特点，开发图形报告系统；针对样品采集的需求，开发样品采集和贴码系统以及实现样品的自动分拣等。

3. 自动化系统 建立了全实验室自动化系统并日益完善，将各种分析仪器与检验前处理设备及检验后处理设备相连接，实现自动化采血管的选择、贴标、分拣、运送、样品处理、检验和存储，构成流水线作业，实现检验过程的自动化。

（四）第四阶段的实验室信息系统

21 世纪初，第四阶段的 LIS 发展趋势逐渐走向标准化、智能化、区域化、远程服务以及大数据的应用，其具备以下几项特点。

1. 标准体系 国内外形成比较完善的 LIS 标准体系，如 CLSI 的 AUTO8、AUTO10、AUTO11、GP19、LIS01 至 LIS09 等文件。遵循统一标准，有利于提高 LIS 开发、实施、培训、运行及维护的质量和效率，实现检验结果共享和交换。

2. 自动审核系统 LIS 实现了实验室检测结果的自动审核，基于规则和人工智能的自动审核在实验室检测结果的异常识别和预警中发挥重要作用，减少人为差错，提高了审核效率。

3. 区域化 LIS 的区域化是指协助一个区域内临床实验室间相互协调并完成日常检验工作，并在区域内实现检验数据集中管理和共享，通过对质量控制的管理，最终实现区域内检验结果的互认，为区域医疗提供临床实验室信息服务的计算机应用程序。

4. 报告获取方式 LIS 为患者提供了自助打印、网络查询、手机查询、短信、邮件等多种实时、快速的检验报告获取方式。

LIS 区域化建设在检验结果互认中的作用

为进一步提高医疗资源利用率，减轻人民群众就医负担，保障医疗质量和安全，2022 年 3 月，国家卫生健康委联合国家医保局、国家中医药局等部门印发了《医疗机构检查检验结果互认管理办法》，着力于推动区域资源共享、检查检验结果互认。该办法第三十四条明确了各地卫生健康行政部门应当充分运用信息化手段，对医疗机构检查检验结果互认和资料共享情况进行实时监测，对问题突出的医疗机构提出改进要求，这对医疗机构的信息化建设提出了更高的要求，尤其需要关注区域内医疗机构临床实验室的 LIS 标准化建设。目前，国内多个省市已经实现区域内 LIS 资源的互联互通，为检验结果互认奠定了基础。

PPT

第二节 实验室信息系统的架构与组成

LIS 是医疗机构临床实验室信息管理的主要信息化工具，能将自动化仪器与计算机组成网络，使数据存取、报告审核、数据统计分析等过程实现智能化、自动化和规范化管理。现将 LIS 的架构与组成、技术标准与设计依据进行简要介绍。

一、实验室信息系统的架构

LIS 的网络体系架构主要有以下两种类型。

（一）客户端/服务器系统

目前国内的 LIS 大多数采用客户端/服务器系统（C/S）架构的管理。前端的用户向数据库服务器发出一个检验结果查询请求，数据库应用会把这个请求通过网络传送给服务器，然后数据库系统将执行实际的数据检索并把实际检索到的检验结果传回去。这种处理方式所带来的优势在于把处理任务划分给两个系统，减少了网络上的数据传输量，从而降低对前端硬件的要求，只需将后端系统硬件配置好，就能够充分利用后端的资源。

（二）浏览器/服务器系统

浏览器/服务器系统（B/S）架构是互联网发展的主流趋势，已有一些 LIS 采用了 B/S 架构。互联网的快速发展改变了数据处理的方式，前端只需要标准的网络浏览器，后端建立好 Web 服务器，即可通过简单、直接的方式进行数据库的管理，不再需要每次重新配置前端的软件环境，在 Web 服务器上更新软件即可。随着 LIS 与互联网的结合，患者可以在手机或计算机上查询到个人的检验报告，医生随时可以对患者的检验报告进行参考利用。通过实验室数据的共享，新的检验数据可以与患者在不同时期、不同医院的检验数据进行对比分析，从而更加准确地诊断病情，同时专家可以根据检验结果进行远程诊断。

二、实验室信息系统的组成 微课/视频 1

LIS 是由计算机、通信设备和网络的硬件、软件以及通信协议标准组成，主要分为硬件和软件部分。

（一）**构成 LIS 的网络硬件**

主要包括：计算机及其外部设备，如服务器、工作站、打印机、条形码打印机、刷卡器、条形码阅读器等；网络设备，如网络适配器、交换机、路由器、集线器等；辅助设备，如备份机、空调等。计算机设备所在环境要求通风、电压稳定、配有灭火器和电流保护装置。

1. 服务器（server） 服务器在 LIS 中承担着核心的任务，是在网络环境下提供网上客户机共享资源（包括查询、存储、计算等）的设备，具有高可靠性、高性能、高吞吐能力、大内存容量等特点，并具备强大的网络功能和友好的人机界面。

2. 工作站（workstation） 工作站即普通电脑，在网络中主要是充当客户端的角色，提供本地的计算机服务。

3. 网络适配器（network adapter） 又称网卡或网络接口卡，它是使计算机联网的设备。网卡插在计算机主板插槽中，负责将用户要传递的数据转换为网络上其他设备能够识别的格式，通过网络介质传输。

4. 集线器（hub） 主要功能是对接收到的信号进行再生整形放大，以扩大网络的传输距离，同时把所有节点集中在以它为中心的节点上。当以集线器为中心设备时，网络中某条线路产生了故障，并不影响其他线路的工作。集线器与网卡、网线等传输介质一样，属于局域网中的基础设备。

5. 网关（gateway） 在传输层上实现网络互联，是最复杂的网络互联设备，仅用于两个高层协议不同的网络互联，其结构和路由器类似，不同的是互联层。网关是一种充当转换重任的计算机系统或设备，既可以用于广域网互联，也可以用于局域网互联，通常在使用不同的通信协议、数据格式或语言，甚至体系结构完全不同的两种系统之间起到翻译器的作用。同时，网关也可以提供过滤和安全功能。

6. 网络传输介质 指在网络中传输信息的载体，常用的传输介质分为有线传输介质和无线传输介质两大类。有线传输介质是指在两个通信设备之间实现的物理连接部分，它能将信号从一方传输到另一方，有线传输介质主要有双绞线、同轴电缆和光纤。无线传输介质是指在两个通信设备之间不使用任何物理连接，而是通过空间传输的一种技术。无线传输介质主要有微波、红外线和激光等。

7. 条形码设备 条形码是指印在纸或其他特殊介质上的黑白相间隔、粗细不同的系列标识线条，通过条形码阅读器可方便地将条形码信息读入到计算机中。例如医生开出检验申请单，系统同时就会打印出带有患者资料及申请项目等信息的条形码贴在样品采集器上，然后将样品送到临床实验室，在临床实验室就可以通过条形码扫描仪轻松将此样品的患者标识信息及申请检验信息读入计算机，大大减轻了人工操作量及提高了数据的准确性。全自动化仪器也提供条形码阅读装置，只要在试管上贴相应的条形码，仪器就自动进行相关项目的检测。

（二）**LIS 的软件**

主要包括：操作系统、应用软件、数据库系统和通信软件等。

1. 操作系统 连接硬件部分和应用软件之间的桥梁，是分配调度资源的系统软件，常用的操作系统包括 Microsoft Windows、Linux 等。

2. 应用软件 如用户程序及其说明性文件资料。

3. 数据库系统 是组织和管理系统内存储数据的一种计算机软件，能够实现数据从现实世界映射到逻辑与物理交织的计算机世界，不同的用户可以依据需求进行数据的存取，具有查询、管理数据分配、备份等功能，常用的数据库系统主要有 Oracle、MYSQL、SQL Sever 等。

4. 通信软件 用于管理各个计算机之间的信息传输。

三、实验室信息系统的技术标准及设计依据

我国 LIS 在发展历程中，存在不同公司、厂商 LIS 产品层次不一、各有特色等问题。一方面存在 LIS 开发标准不一、数据名定义不同、理解不同、内涵不同的现象，使信息之间的交换变得困难；另一方面，自定义字典库随意性大，基本字典库的维护，如人员、费用、科室等医院基本项目，各个医院只根据自己的现有应用水平以较简便的方法进行定义，无统一的标准和规则可遵行，这就导致数据难以共享，数据利用不充分。

目前，临床实验室信息系统的技术标准及设计依据主要有《医院信息系统基本功能规范》（卫办发〔2002〕116 号）、GB/T 22576《医学实验室 质量和能力的要求》（等同采用国际标准 ISO 15189：2022）和 ISO/IEC 27001：2022《信息安全、网络安全和隐私保护 – 信息安全管理体系 – 要求》等，这些标准均有专门章节或条款对 LIS 做规范化、标准化的要求，内容涉及计算机软硬件、检验数据全过程管理、信息安全性和保密性等，建立并不断完善适合实验室自身特点和现状的 LIS，对提高临床检验质量和效率具有积极的促进作用。

1. 医院信息系统基本功能规范 为加快医院信息化建设和管理，原卫生部于 1997 年颁布并于 2002 年修订了《医院信息系统基本功能规范》（卫办发〔2002〕116 号），该规范共 24 章，其中，第 6 章为临床检验分系统的设计规范。该规范的修订极大地推动了我国各级医院信息化建设，强调了《医院信息系统基本功能规范》不仅是对开发厂商的评审标准和依据，同时也是各级医院进行信息化建设的指导性文件，以及用于评估医院信息化建设程度的基本标准。

2. 实验室认证认可相关标准 《医学实验室 质量和能力的要求》中，7.6 数据控制和信息管理的通用要求规定实验室应获得开展实验室活动所需的数据和信息。其引用的 GB/T 43278—2023《医学实验室 风险管理在医学实验室的应用》A.13"实验室信息系统的控制"描述了与计算机化实验室信息系统相关的风险。《信息安全、网络安全和隐私保护 – 信息安全管理体系 – 要求》附录 A"信息安全控制参考"规定了临床实验室信息系统安全管理，确保信息保密性、完整性和可用性。

3. 卫生信息传输标准（health level seven，HL7） 由美国国家标准学会（ANSI）批准颁布，广泛地应用于卫生领域的卫生信息数据交换，是不同系统之间电子数据传输协议的国际标准，适用于医疗机构、医用仪器、设备数据信息传输的设计标准。"health level seven"直译为健康第七层，原意指在国际标准化组织的开放系统互连的网络七层模型中，HL7 作为第七层即应用层的相关标准，它也是模型的最高层。应用层关注定义数据的交换，互换的同步和检查应用程序通信的错误，还支持如安全检查、参与者身份的识别、可用性检查、交换机制协商和最重要的数据交换结构等功能。HL7 标准侧重于描述不同系统之间的接口，这些系统用于发送或接收住院登记、出院或转院数据、查询、资源、患者预约、医嘱、检查结果、临床观察、账单、主文件的更新信息、病历、预约、患者转诊和患者保健等。HL7 采用消息传递方式实现不同软件模块之间的互连。HL7 在 LIS 中主要应用有：①LIS 数据格式标准；②LIS 与 HIS 接口标准；③不同 LIS 间接口标准；④分析仪与 LIS 通信接口标准。

4. 观测指标标识符逻辑命名与编码系统（logical observation identifiers names and codes，LOINC） 当前大多数实验室在标识检验项目或观测指标时采用的是自己内部独有的代码，这样临床医疗护理系统也只能采用结果产生和发送方的实验室或检测指标代码，否则，就不能对其接收到的这些结果信息加以完全的"理解"和正确归档。而当存在多个数据来源情况下，除非花费大量财力、物力和人力将多个结果产生方的编码系统与接受方的内部编码系统加以对照，否则上述方法就难以奏效。因此 LOINC 数据库提供了一套通用名称和标识码（约 34000 条标准的检验项目名称与代码），用于标识实验室检验项目和临床观察指标的医嘱和结果概念，来解决上述问题。

PPT

第三节　实验室信息系统的要素和功能

随着信息技术和网络技术的快速发展，实验室信息系统的功能内涵也在不断拓展，给临床实验室管理的组织、决策都带来全新的影响。以下对实验室信息系统应具备的基本要素和功能进行介绍。

一、实验室信息系统的基本要素

一个较好的实验室信息系统应具备包括但不限于以下的基本要素。

1. 实验室管理自动化　LIS 为实验室的各种操作和管理职能提供了智能化、行之有效的自动化手段和基础，从而最大限度地提高实验室自动化管理水平。从检验项目申请、标本采集确认和转运交接记录、检测、结果录入、数据计算和判定、结果审核、发布检验报告、危急值报警，到临床科室接收检验结果，以及进行统计分析等，均可通过 LIS 自动进行。

2. 数据采集自动化　LIS 应具备实验室绝大多数仪器分析数据的自动采集功能，为各种常见分析仪器与 LIS 间的直接连接提供自动化条件。当仪器本身带 PC 工作站或能够连接互联网时，则可以采用开放式的数据接口技术与 LIS 之间进行数据通信。

3. 数据处理自动化　LIS 可根据用户要求进行自动化数据处理，按照实验室的设定对采集的数据自动进行系列计算、自动转换计量单位，采用各种数字格式对某些图表及有关数据、多谱图及图像等自动进行分析处理，以满足实验室的要求。LIS 特定的计算与自检功能，有效地消除了人为因素，也可保证分析结果的可靠性。

4. 数据传输准确性　LIS 系统稳定性应得到保证，应有防止数据传输错误的管理程序，在系统维护或更新时，也能保证数据的准确性和完整性。

5. 信息系统安全性　LIS 应能够预防存储资料的丢失、篡改和窃取，防止计算机病毒的入侵，同时必须注意对患者检验结果隐私权的保护，以及内部管理资料的保密性等。

6. 操作平台开放性　LIS 应可在各种操作系统平台运行，如 Microsoft Windows、Linux 等；可使用任何遵守 ODBC 标准的数据库，如 Oracle、MYSQL、SQL Server 等；应能和各种第三方设备、软件相连接，使其成为各种信息系统集成，成为各级管理信息系统的重要组成部分。

7. 可扩充及可修改性　随着实验室业务的不断发展，工作量和信息量的改变与增加，以及越来越多的各种管理功能需要，均要求信息系统的建设要充分考虑其可扩充性及可修改性。

8. 用户界面便捷性　用户界面（user interface，UI）是 LIS 与用户交互的窗口。一个良好的用户界面应当简洁、直观，易于操作。界面设计应充分考虑实验室工作人员的工作流程，提供快捷的操作路径和人性化的交互体验。

9. 满足实验室质量管理的相关要求　LIS 系统设计宜遵循国家标准 GB/T 22576《医学实验室　质量和能力的要求》等的有关要求。

二、实验室信息系统的基本功能　📱微课/视频2

LIS 可与 HIS、电子病历系统（electronic medical record，EMR）等不同医疗信息系统进行数据交换和集成，可对检验全流程全要素进行信息化管理，提高检验质量管理的规范化、标准化程度，也可有效辅助临床医疗决策。实验室日常工作需要包括但不限于以下的 LIS 基本功能。

1. 标本全流程管理功能　LIS 与 HIS、移动护理系统等交互，构建了医疗数据互通的闭环管理平台。医生可以方便开具电子申请单。标本采集准备时，可以根据检验项目方便地从系统库中获取标本类型、容器类型、采集量和操作提示等信息。标本信息登录、检测等均可通过 LIS 与仪器的连接实现自动化。结果审核、报告发出等均可在 LIS 完成。从 LIS 可以查询和实时追踪标本采集、运输、签收、分发、检测和报告等各个环节的周转时间（turn–around time，TAT），也可对不合格标本处理过程、标本保存和销毁进行实时记录。通过 LIS 进行标本全流程管理，可以优化 TAT，降低差错发生率，提高检验各环节的医疗质量。

2. 文件管理功能　LIS 中宜有现行实验室规章制度、质量管理体系文件、标准操作规程（SOP）、实验室技术文档以及其他相关文件等电子版资料，方便员工的学习、培训和执行。实验室应有文件控制管理措施，能设置进入 LIS 查阅、添加、修改、打印等的相应权限级别，并可自动对文件访问进行实时记录。

3. 人员管理功能　LIS 中宜有实验室工作人员的资质、培训、考核、能力评估和健康档案等记录，方便根据岗位要求和身体健康情况等作出适宜的工作安排和及时调整。LIS 涉及多种授权管理，如项目设置、收费设置、报告审核、信息发布等，宜在 LIS 中设置工作人员的相应权限，规范 LIS 的应用。

4. 设备管理功能　LIS 中宜有检测设备的档案信息，包括设备名称、型号等基本信息和性能验证、校准数据等记录。LIS 中宜设有简便的设备维护、保养和故障记录表格，尽量以列表勾选方式进行登记，也便于统计分析。宜尽量选择具备双向通讯功能的检测设备，除提高自动化程度，还可通过 LIS 实时了解设备的运行状态。

5. 试剂和耗材管理功能　LIS 可关联物资管理系统，对试剂和耗材进行全流程闭环管理。LIS 可自动统计每天的使用量，可对库存量、有效期、近效期等进行提醒，提供新申购量参考数据，亦可尽量减少过期浪费。LIS 可关联检测设备上的试剂和耗材，避免过期使用的风险；还可设置低剩余量提醒，尽量避免因装载量不足而带来的检测中断。

6. 质量控制管理功能　LIS 应有质量控制管理功能或能与其他质量控制管理软件衔接。室内质控和室间质评管理的详细内涵参见本书"第六章检验过程质量管理"。LIS 的应用极大提高了实验室质量控制管理方便性和及时性。

7. 数据管理功能　LIS 可对检验全过程产生的各种数据进行自动采集并记录保存在系统中，同时传输到医院信息科的数据库中备份。系统可以对疑问数据及时溯源，降低人为误差，杜绝人为捏造或随意修改检测数据的现象，确保数据的原始性和准确性。存储记录可包括原始数据、分析结果、图表和文档。通过 LIS 可方便统计分析各种数据，为质量控制、经济核算和行政决策等各项相关管理需要提供依据。数据的查询、统计和运用，应符合实验室信息管理要求。

8. 质量指标管理功能　WS/T 496—2017《临床实验室质量指标》制定总则：临床实验室应通过建立检验前、检验中和检验后全过程服务质量的指标，以改进临床实验室的服务质量。质量指标项目包括标本标签不合格率、标本类型错误率和实验室前 TAT、实验室内 TAT、LIS 故障数、LIS 传输准确性验证符合率、危急值报告率、危急值通报及时率等。LIS 的应用极大方便了这些指标的录入、监测、统计、分析和上报。

9. 报警提示功能　可根据自己实验室管理需要，在 LIS 设置字体颜色变换、弹窗或发出声音等形式进行"报警"提示，也可以通过"大屏显示"（在实验室适宜墙壁上安装电视屏，并与 LIS 系统连接），实现标本 TAT 监控、危急值报告预警等功能。标本 TAT 监控可设置门急诊标本超时未签收、病房标本超时未签收、危急值未处置、20 分钟倒计时未审核标本、10 分钟倒计时未审核标本、超时未审核等项目。

PPT

第四节　实验室信息系统的管理

实验室信息系统的管理是实验室全面质量管理不可或缺的重要组成部分，应规范管理以保证系统的正常运行、信息安全和数据准确性。随着信息技术的进步，实验室信息系统的功能不断完善，对信息系统的升级和维护要求也不断提高。

一、实验室信息系统的管理要求　微课/视频 3

ISO 15189：2022《医学实验室　质量和能力的要求》中信息系统管理条款规定：用于收集、处理、记录、报告、存储或检索检验数据和信息的系统应在引入前由供应商进行确认，并由实验室验证其功能等。实验室应有保证信息安全和数据准确性的管理措施。

1. 人员管理　实验室应规定信息系统管理的权限和责任。实验室应制定信息系统使用人员和新上岗人员的培训与考核计划，并对信息系统操作能力、信息安全防护和执行信息系统应急预案的能力进行评估。根据人员资质、能力和工作需要，授予相应的信息系统使用权限级别。

2. 设施和环境条件管理　为保证计算机系统正常运作，应提供必要的环境和操作条件；计算机及附加设备应保持清洁，放置地点和环境应符合厂商的规定（如通风、静电、温度、湿度）。应为实验室信息系统（LIS）服务器和数据处理有关的计算机配备不间断电源（UPS）和（或）双回路电源，以防止断电造成 LIS 中数据的损坏或丢失。

3. 信息安全管理　信息安全管理包括但不仅限于以下几项。

（1）管理措施　实验室及信息部门应建立并实施管理程序，始终保护所有计算机和信息系统中数据的完整性，防止意外或非法人员获取、修改或破坏。

（2）禁用非法软件　不得在实验室计算机中安装非法软件。USB 接口和光驱使用应有授权。

（3）访问其他系统权限　如果实验室计算机系统可访问其他部门计算机系统，应设有适当的计算机安全措施，防止非授权访问。

（4）其他系统来访权限　应设有适当的计算机安全措施，防止通过其他计算机系统（如病历系统）非授权获得任何患者实验室信息以及非授权进行修改。

（5）人员信息识别　LIS 应能识别并记录接触或修改过患者数据、控制文件或计算机程序的人员信息。

（6）数据保护　应保护机构内部和外部通过网络传输的数据，以免被非法接收或拦截。

（7）备份措施　实验室应建立有效的备份措施防止硬件或软件故障导致患者数据丢失。应定期检查备份的有效性。

4. 信息保密性管理　实验室应作出具有法律效力的承诺，对在实验室活动过程中获得或产生的所有患者信息承担管理责任。患者的信息管理应包括隐私和保密性。除非患者和（或）用户公开的，或实验室与患者有约定的，其他信息都被视为专有信息，应予保密。实验室依据法律要求或合同授权透露保密信息时，应将所提供的信息通知到患者，除非法律禁止。

5. 数据准确性管理　应有防止数据传输错误的管理程序，核验检验报告单查询终端（如 HIS、报告查询客户端等）和 LIS 内的最终检验报告结果与原始输入数据（包括复检数据）是否一致，并及时记录。应定期核验数据在处理及存储过程中是否出现错误。当计算机系统变更时，如 LIS 和 HIS 软件升级或者更换数据中心服务器等，应再核验数据的准确性。

二、实验室信息系统的管理

实验室信息系统的管理涉及实验全过程全要素，各个环节均需有相应的信息化管理要求和措施。以下主要对标本全流程、条形码应用、试剂和耗材、室内质控、POCT 和输血的信息化管理进行介绍。

（一）标本全流程管理 🅔 微课/视频 4 🅔 微课/视频 5

LIS 对标本全流程的信息化管理主要包括检验前、检验中和检验后三个过程，具体可以细分如下。

1. 检验前的信息化管理 此过程涉及检验医嘱开具和标本的采集、运输、签收、初步处理等多个环节。LIS 的使用极大方便了医护和检验人员的流程处理，提高了管理效率，并可显著减少检验前差错的发生。

（1）申请管理 目前，绝大多数医院的 HIS 已经实现电子医嘱，医生在医生工作站就可以对门诊或住院病区的患者开具检验电子申请单。检验项目选择有下拉式菜单、选择式输入、智能化选择等多种方式。

（2）收费管理 按医院管理要求，在检验申请、医嘱执行、条码打印、标本采集确认、实验室接收标本或检验完成等阶段中，选择一个时间点执行检验收费。通过直接或调用 HIS 的收费功能完成检验收费。患者可自助完成检验费用结算操作，如诊间结算、自助机结算或第三方交易平台，减少就诊排队次数。

（3）采样管理 在标本采集管理界面，应能提示采集要求等注意事项。采集人员在准备容器时，能直观显示患者准备、采集部位、容器选择和添加物、采集/分装次序、标本类别和数量、特定采集时间等信息，从而保证标本的采集质量。通过患者标识、申请时间等条件，检索、确认检验申请，确认患者身份，避免标本采集错误。系统记录标本的采集日期和时间、采集操作者和工号，登录 LIS 的计算机 IP 或者手持终端（personal digital assistant，PDA）等记录信息，特殊项目可记录采集部位、采集量等附加信息。记录采样时的特殊情况，如昏厥、哭闹、抽血不畅等，包括重新采样。备注从标本采集至实验室接收之间的处理要求，如运送、冷藏、保温、立即送检等。标本标签宜采用信息量较多的条形码标签。对于各种原因需要重新采样的标本，可以通过 LIS 快速查询患者联系方式。

（4）标本流转 需记录每次标本交接的日期和时间、运送人员和工号以及运输方式，主要通过扫描条形码实现自动实时记录到 LIS 中。可查询运送过程中的标本数量及具体信息。将时间节点控制应用到标本流转环节，为管理者提供有效的 TAT 监控分析数据。支持在各节点中或对某个特殊环节设置预警功能，提示运输时限要求。一旦有急诊标本，从医嘱下达、护士采集、采集后转运、临床实验室标本接收站等实时报警提示。标本一旦采集，提供超时未处理标本的预警，提供漏查项目的预警。

（5）标本签收 确认接收标本，记录接收标本的日期和时间、接收人和工号、登录 LIS 的计算机 IP 信息。提示需要优先处理的标本。支持不合格标本拒收回退，记录操作者、拒收原因、处理情况、处理时间。支持对不合格标本重新采样时提供新的唯一标识。可查询和打印检验任务清单，内容包括唯一标识、顺序号、姓名、患者标识、标本名称、检验项目等。

（6）检验前准备 按照标本分组编制标本号，对于标本分装后形成的新标本，给予新编标本号。支持查询和打印检验任务清单，微生物等标本可根据实际需要打印检验工作单和多张条形码标签。提示检验前准备信息，对于特殊标本，有快速处理模式。实时记录前处理设备在处理标本时的状态，如标本识别、离心、去盖、分装的状况和位置等。能提供标本处理的报警信息。系统支持对不合格标本处理、原因记录，并通知临床相关部门。

2. 检验中的信息化管理 此过程涉及标本检测（包括复检）的标准化操作、设备的校准和维护保养、试剂和材料的性能验证、室内质控和室间质评等。详细管理内涵参见本书"第六章检验过程质量管理"。信息化管理可以实现实时掌握检验过程各环节的状态，有助于发现异常情况并及时处理。质控管理主要参见本节"信息化室内质控管理"。

LIS 在应用过程中，除工作站操作界面外，还有一个重要的功能就是数据通讯。数据通迅主要有单向通讯和双向通讯两种方式：①单向通讯，仪器只向接口程序发送检验数据，不接收接口程序发出的任何指令；②双向通讯，仪器不仅向接口程序发送检验数据，还能接受从接口程序发出的指令。要实现条码化标本进入仪器后自动识别和自动测定，检测仪器必须具备双向通讯功能。为实现与不同品牌、不同型号检测仪器数据的自动接收和对仪器请求信号的自动应答，LIS 采用的通用软件模块应配备可修改的参数配置文件，并支持 RS-232、TCP/IP 等底层通讯协议。

3. 检验后的信息化管理　此过程涉及检验结果审核、报告发布、检测后标本保存、咨询等。详细管理内涵参见本书第七章"检验后质量管理"。

（1）检验后处理　LIS 支持获授权人员对检验结果进行系统性的分析。修改检验结果应有显示标记并进行记录，记录内容包括修改原因、原始数据、修改人员、修改时间等。应对修改已通过审核结果的权限进行控制，经批准后召回检验报告并联系医生、患者等相关人员，记录召回原因、原始数据、修改人和修改时间等。LIS 应能监控危急值项目，能在计算机发出报告前发现危急值结果，并实时发出预警。应能直接在 LIS 界面完成危急值通报并实时记录，提高通报及时率和准确性。能根据已有检验项目结果和指定的计算公式自动获得计算项目结果。参考区间应可区分性别、年龄以及生理周期，年龄段应支持新生儿、婴幼儿、儿童、成人、中年和老年等。异常结果使用醒目标记，如采用不同颜色、字体进行区别。宜提供附加的数据处理，可将多台仪器数据并入一个报告、多个标本号检验结果并入一个报告，如葡萄糖耐量试验等。能自动进行申请项目与检验结果的一致性关联，尽量避免多做、少做或者错做。

（2）自动审核　实验室可在 LIS 或仪器自带的审核系统中设置自动审核（auto verification，AV）程序，制定程序时可参考相关卫生行业标准，如 WS/T 616《临床实验室定量检验结果的自动审核》，将审核规则输入并进行验证。应参照专业复检规则进行充分的验证，确认自动审核结果的准确率。系统根据规则判断项目结果的合理性和正确性，实现对检验结果的自动初审筛查。自动审核应有标识与人工审核进行区分。自动审核通过时，可自动发布结果。自动审核不通过时，显示原因、触犯的规则，进一步提示处理办法，由检验者处理、审核后，再发布结果。支持自动审核逻辑规则的增加、删除、修改和验证。

（3）标本保存　LIS 支持对标本处理全过程实时监控，可追溯到各阶段的操作人员。支持对已保存标本的复查和进一步追加检验，记录保存人、保存时间、保存位置等。销毁标本时，记录销毁人、销毁时间。

（4）查询统计　可自动监测各阶段的 TAT，如实验室前 TAT、实验室内 TAT 等。可监控、查询、统计和分析检验前、中、后有关的各类质量指标。

（二）条形码应用管理

条形码技术应用是 LIS 功能发挥不可或缺的重要条件。条形码又称条码（bar code），是由一组规则排列的条、空组成的符号，可供机器识读，用以表示一定的信息，包括一维条码和二维条码。一维条码（one-dimensional bar code，linear bar code）：仅在一个维度方向上表示信息的条码符号，又称一维码。二维条码（two-dimensional bar code，2D code）：在二个维度方向上都表示信息的条码符号，又称二维码。

临床实验室常见打印的全信息条形码上可清楚标示患者姓名、检验项目、标本类型和开单科室等信息，参见图 9-1 所示。而有的实验室则采用预制条形码模式，标本容器在出厂时已贴有制作好的条形码；优点是不需要在使用时再打印及粘贴，在标本采集时通过 LIS 扫码赋予该条码患者及检验项目等相关信息；缺点是工作人员不能直接在条码上看到完整的信息，人工处理标本的各环节均需在扫码后才能显示。临床实验室常见的预制条形码如图 9-2 所示。为了预制条形码的顺利使用，实验室宜提前与厂家进行充分的沟通，可以根据自己的使用要求进行定制。条形码应用可保证标本在整个检验过程有唯一性标识。标本标签、回执单、接收单和报告单等均应采用同一个唯一性标识；一条检验申请，有多个标本或需执行多次时，每个标本应有自己的唯一标识；一条申请需要对多种不同标本进行测试时，如内生肌酐清除率试验，有血清、24 小时尿两个标本，相关的每个标本应有唯一标识，这样才能确保系统的规范化管理需求。门诊一般以患者 ID 号作为唯一标识，病区则以患者的住院号为唯一标识。回执单内容包含患者资料、医嘱号、条形码、检验项目、取单日期和时间点、地点等信息。回执单信息宜尽量实现通过手机等方式取得，方便患者，且可实现无纸化、减少浪费。

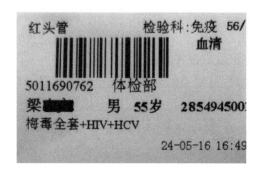

图 9-1　全信息条形码

图 9-2　预制条形码

二维码是用某种特定的几何图形按一定规律在平面二维方向上分布、黑白相间、记录数据符号信息的图形。二维码比一维码能存更多的信息，也能表示更多的数据类型，已广泛用于临床实验室的试剂管理、检验预约、报告单解读、咨询、考勤记录、培训考核、意见征集和微信公众号科普等多个方面。

目前实验室的全自动分析仪基本使用条形码管理。实验室应基于自身现有仪器所能识读的条形码种类来选择将要应用的条形码。根据分析设备对条形码的识别能力、试管规格需求，建议条码高度为 12~16mm，宽度 50~70mm，检验医嘱号 1~13 个字符。打印条形码的不干胶选用厚度薄、黏性好、防静电处理的材料。

（三）试剂和耗材管理

ISO 15189：2022《医学实验室　质量和能力的要求》试剂和耗材条款要求，实验室应建立试剂和耗材的库存管理系统。LIS 可对接第三方医用物资管理系统，可对试剂、耗材进行全流程闭环管理，包括申请、审批、入库、领用、库存超限、有效期预警、近效期报警、厂商与供应商信息、已订购未到试剂提示和库存盘点等管理功能。可根据本实验室以往试剂每日（或每周）平均消耗量自动地推算出今后某一段时间的补充量，以免盲目补充而积压浪费，或出现不能及时准确预测今后补充量而未能及时补充试剂、影响工作的现象。入库时，由工作人员核对试剂类别、名称、数量是否准确；核对试剂的运输条件是否满足试剂说明书的要求；进行外观验收并检验试剂是否在有效期内，检查合格后打印条形码张贴每个试剂盒，识别并将医疗器械行业的唯一性标识（UDI）入库。试剂上机使用刷条形码时，如存在有效期更近的试剂，系统应能进行提示，避免先使用远效期试剂。试剂通过刷条形码上机，可以记录每个标本使用试剂的批号、开启时间、失效时间及开启人。LIS 应保存每一批试剂和耗材的性能验证记录。LIS 可记录试剂或耗材直接引起的不良事件。管理者可通过系统及时了解库存量、单位时间消耗量等信息。

（四）信息化室内质控管理

实验室室内质控软件系统是实验室质控管理的最有力工具。LIS 本身所带质控软件系统宜具备多种分析图表、实时监控、常见报告选择、失控报告及电子化记录、室内质控室间化比对和电子化文档管理等功能。如采用第三方质控软件应能与 LIS 充分融合。质控软件应使用方便，且能根据实验室要求进行不断完善。良好的实验室质控管理系统应符合 WS/T 641—2018《临床检验定量测定室内质量控制》等标准，宜具备包括但不限于以下的功能。

1. 基础数据设置　维护仪器、质控品、测试项目、质控规则、试剂和校准品等的相关信息设置应方便、齐全。

（1）仪器设置　设置相关仪器的品牌、型号等信息。

（2）质控品批号设置　设置质控品名称、批号、厂商、基质、效期等信息。

（3）测试项目设置　设置仪器开展的项目名称、试剂类型、方法学、单位、温度等信息。

（4）质控规则设置　定量项目根据统计学 SPC 质控规则；半定量项目采用非统计学质控规则（阴性只能为阴性，阳性只能为阳性且上下波动不超过一个梯度）；定性项目采用阴阳性一致作为质控规则。

（5）维护试剂批号及校准品批号　设置试剂和校准品的批号对应到质控数据中。

（6）质量目标录入　设置各个项目的变异系数（CV）作为质量目标。

2. 数据导入　连接 LIS 仪器的质控数据可以自动导入，未连接 LIS 的仪器且无法通过路由器无线网络等采集的数据和手工项目的数据允许手动录入。

3. 均值和标准差的设置　包含均值、标准差和 CV 三个参数的维护。

（1）自动累计均值和标准差　根据接收到系统的质控数据自动换算均值和标准差。

（2）自动固定均值、标准差和 CV　选择不同时段的质控数据自动计算均值、标准差和 CV。

（3）自动计算加权 CV　自动统计多个批号的加权 CV。

（4）重新累计均值和标准差　均值出现偏倚时，重新计算均值和标准差。

4. 质控状态实时监控　实时监控每个质控项目的在控和失控情况。

（1）质控数据的审核　对质控数据进行一级审核和二级审核。

（2）浏览所有质控状态　可在一个界面浏览所有质控的在控和失控情况。

5. 失控处理　对失控项目进行分析并处理。

（1）填写失控报告　从失控点切换到失控报告填写界面，进入失控处理流程。失控记录表设计应尽量考虑方便操作，将失控规则、常见失控原因、处理措施等列于表中，可直接在失控报告界面勾选，易于统计分析。

（2）患者标本回顾　能够根据设置的偏倚范围自动判断是否通过且附在失控报告上。

（3）记录备注　对当前数据点进行备注和动作记录。

6. 质控图　根据质控数据绘制不同的质控图表。

（1）单项目 L－J 图　把单个项目多个浓度的 L－J 图展示在同一个界面，如图 9－3 所示。

（2）多项目 L－J 图　把多项目多浓度的 L－J 图展示在同一个界面。

（3）Z 分数图　根据 Z 分数值来描绘两个水平或多个水平浓度的质控图，如图 9－4 所示。

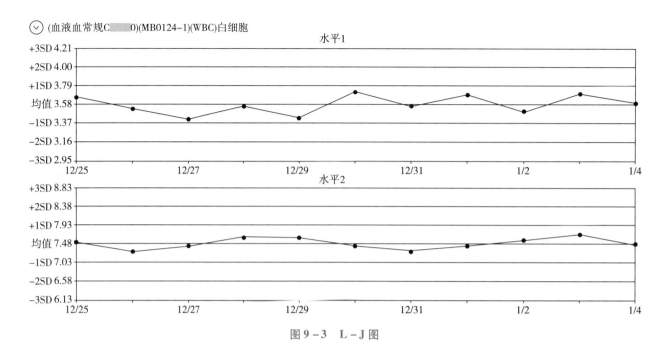

图 9 - 3 L - J 图

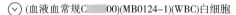

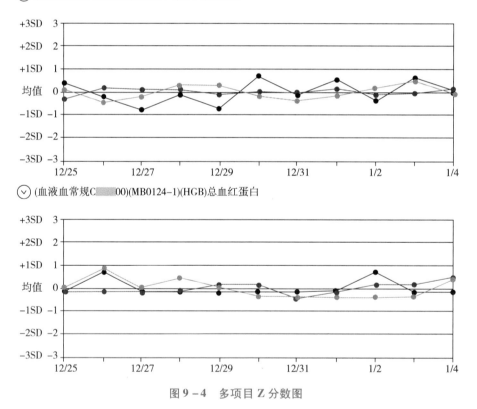

图 9 - 4 多项目 Z 分数图

（4）Youden 图 把两个浓度水平的平均值分别在图上作垂直和水平线，将图分成 4 个象限，测定结果的点应均匀地分布在这四个象限中，可以直观地看出系统误差的大小与方向，也可以看出测定值的离群情况，如图 9 - 5 所示。

（5）条形图 把每个月的累计均值、CV 绘制成条形图，如图 9 - 6 所示。

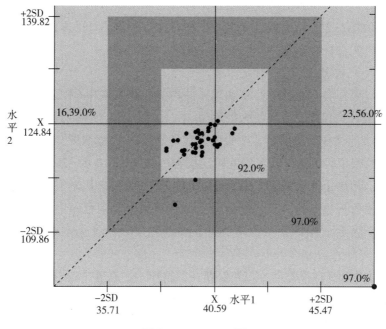

图 9 - 5　Youden 图

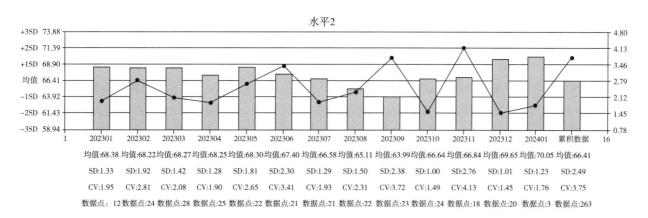

图 9 - 6　条形图

7. 室内/室间比对　有实验室室内/室间不同仪器之间的数据比对程序。

8. 质控报告　有多种类别的质控数据分析报告。

（1）室内质控 L-J 图　统计分析定量项目的月度 L-J 图。

（2）室内质控 Z 分数图　统计分析定量项目的月度 Z 分数图，如图 9-7 所示。

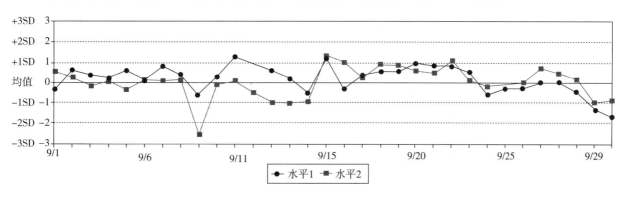

图 9 - 7　月度 Z 分数质控图

（3）室内质控定性点图　统计分析定性项目的月度定性点图。

（4）年度 CV/均值汇总表　汇总统计年度各个项目在每个月累计的 CV/均值。

（5）失控汇总表　汇总失控数据。

（6）单个详细失控记录表　汇总失控记录表。

（7）月度汇总表　汇总各个项目的月度和累计的均值、标准差和 CV 及失控数等。

（8）失控总览　统计失控项目及各类失控原因。

9. 性能验证方案　能选择对应项目，按验证方案提示输入实验结果，"计算"生成性能验证评价报告，并保存留档。精密度验证报告和正确度验证报告根据 WS/T 408—2024《定量检验程序分析性能验证指南》方案设计。不确定度验证报告根据 GB/Z 43280—2023《医学实验室　测量不确定度评价指南》设计。线性验证报告根据 EP6－A2 文件设计。临床可报告范围程序用于临床可报告范围验证。仪器间比对记录程序用于两台仪器间结果比对验证。详细方案介绍参见本书"第六章检验过程质量管理"。

10. 文档管理　对以上所有报告进行归档保存在数据库中，在客户端软件上可随时查阅。

11. 形成电子签名　可以添加各组员的电子化的签名记录。

（五）信息化 POCT 质量管理

国家卫生健康委全面提升医疗质量行动计划中的提高检验质量条款，强调重点关注 POCT 质量管理。以 LIS 为基础，结合互联网与物联网技术构建信息化 POCT 质量管理系统，是实现在 LIS 平台对全院 POCT 进行远程管理的重要条件。以下主要从信息化 POCT 质量管理建设宜具备的一些要求进行介绍。

1. POCT 质量管理系统的设计标准和规范要求　ISO 15189：2022《医学实验室　质量和能力的要求》明确规定，应将 POCT 相关要求纳入实验室管理体系。GB/T 29790—2020《即时检验　质量和能力的要求》规定了适用于 POCT 的专用要求。《即时检测（POCT）信息化质量管理中国专家共识》对 POCT 质量管理的信息要求作了推荐。信息应用技术标准和规范包括：卫生信息交换标准（HL7）、无线局域网媒体访问控制和物理层规范、GB/T 37044—2018《信息安全技术物联网安全参考模型及通用要求》等。

2. 基本技术要求　主要涉及数据交互、管理系统安装与技术要求。

（1）检测数据交互要求　主要包括以下三个方面。①支持有线传输模式：检测设备可通过有线网络或串口传输等模式与管理系统进行数据交互及指令接收。②支持无线传输模式：检测设备可通过 PDA、平板电脑等，或通过蓝牙、窄带物联网（narrow band internet of things，NB－IoT）等无线传输技术接入网络，与管理系统进行数据交互及指令接收。③支持手工录入模式：检测设备不具备数据传输功能，或传输功能出现故障时，可通过手工数据录入方式实现数据传输。

（2）管理系统安装部署　管理系统的应用程序、数据库宜分别部署于不同服务器，通过应用程序服务器访问数据库，由应用程序服务器提供终端访问服务，避免终端程序直接访问数据库。

（3）管理系统技术要求　主要包括以下七个方面。①支持 HL7 传输协议：可与 LIS、HIS 等系统对接，实现业务数据交互。②支持与互联网、物联网等连接：可通过监控设备或手机等支持视图界面管理，全方位多维度实时监控全院 POCT 设备日常运行状态。③支持数据预警：系统可根据预设检测数据的预警判定标准进行逻辑判断，并实现预警信息的实时传输。④支持远程信息管理：有质控失控提醒及试剂耗材近效期识别等，也可通过系统实现对设备的远程锁定或关机。⑤支持数据统计分析：支持多维度查看及检测数据比对。⑥支持原始数据管理：应根据相关法律法规与医疗机构需求，进行规范化数据存储和系统日志查询等。⑦系统具备可扩展性：应可根据医疗机构的发展需求进行系统升级和功能扩展，还应支持与电子病历系统（EMR）等其他医疗信息系统的集成，实现数据的共享和交换，提高医疗服务的整体效率和质量。

3. 基本管理功能　开展 POCT 对人员、文件、设备、试剂耗材、室内质控和报告等均有相应的管理规定，详细要求参见本书第十二章等。以下主要从管理系统宜具备的信息化基本功能进行介绍。

（1）人员管理　主要包括以下三个方面。①人员资质：系统应具备支持人员培训功能，能够支持线上、线下或者现场的培训及考核管理；操作人员必须考核通过；根据授权情况赋予不同级别人员权限，用于在线管理。②人员识别：使用 POCT 设备前，操作人员先在系统登录个人信息；系统能够自动识别验证资质情况，未取得授权资质人员无法通过，系统能够进行提醒。③人员档案：系统应能够维护 POCT 相关人员的个人档案信息，包括岗位、培训、考核和权限等。

（2）文件管理　管理系统宜具备文件保存与维护、文件识别、文件编辑等信息化管理功能。

（3）设备管理　管理系统宜具备设备信息、设备状态等信息化管理功能。系统能够识别并区分每台设备的编号、所属科室以及操作人员等信息，能够实时对所有 POCT 设备当前的联网状态、定标状态、质控状态、测试参数状态等运行信息进行监控管理，必要时还可以远程对设备进行控制。

（4）试剂耗材管理　管理系统宜具备试剂耗材相关信息的传输、识别和近效期提醒等信息化管理功能，能够实时监控全院 POCT 上机试剂耗材使用状态，提高各使用科室对试剂耗材的有效管理。

（5）检测前管理　主要包括以下两个方面。①患者识别信息管理：通过患者腕带二维码等与申请单信息关联，系统能够有效获取患者相关信息，并最终传输入管理软件与 LIS 或 HIS。②标本采集管理：系统能够准确传输采样时间，能通过可视设备识别标本类型及标本状态，通过申请单可以查询患者相关信息。

（6）室内质量控制管理　主要包括以下五个方面。①质控规则设计：系统应能进行质控规则的设定，至少包括随机误差（如 1_{3s}，R_{4s} 等）与系统误差（如 2_{2s}，10_x 等）；系统应能自动绘制质控图；在控或失控判定宜采用 Westgard 质控规则。②质控状态监管：系统能够依据设定的质控规则，识别各设备的质控状态，便于远程质控监管。③失控后管理：系统能识别室内质控失控，触发相应提醒并上传至质控管理终端；系统发现质控失控时宜能自动管理失控设备；失控原因分析及处理程序与临床实验室的失控管理相似。④质控记录：系统宜支持质控数据自动传输并记录保存，室内质控数据包括设备编号、试剂批号、质控品批号、质控数值、失控原因和检测人员等。⑤质控数据汇总：系统能针对使用科室、设备、时间等维度进行室内质控数据汇总并导出。

（7）检测后管理　主要有以下三个方面。①结果报告：系统汇总的信息应包含所有 POCT 报告要素。②危急值管理：系统危急值处理相关功能应与医院 LIS 相同，能识别检测结果异常值与危急值并具有提醒功能，能通过系统权限识别危急值报告人员、处理人员以及时间、处置措施等。③结果记录：系统宜能实时传输检测结果至 LIS 或 HIS 中进行保存，并能区分 POCT 结果与临床实验室结果；能允许授权人员进行数据补录，同时在数据发生修改与删除时，系统能实时记录时间与相关人员。

（8）设备比对　主要包括以下两个方面。①与临床实验室设备比对：系统应能辅助 POCT 设备与临床实验室设备进行比对工作；比对结果需满足相关标准与共识要求，如 WS/T781-2021《便携式血糖仪临床操作和质量管理指南》；当比对失败时，管理系统能够识别不合格设备并提醒，系统软件可锁定并暂停该设备使用；未通过比对的 POCT 设备需查找原因并进行整改，比对成功后方可重新启用。②设备间一致性比对：系统宜能进行同一检测项目不同台 POCT 设备间的平行比对。

（9）质量指标评估　管理系统宜具备对质量指标进行监控与统计功能。系统宜能通过数据的实时统计或周期性计算进行 POCT 质量指标评估，指标超出设定标准时，系统能实时通知 POCT 相关管理人员。

（10）记录　管理系统宜具备自动记录联网 POCT 质量管理相关功能，包括质量管理记录、人员管理记录、设备管理记录、患者检测记录等。

（六）信息化临床输血质量管理

《医疗机构临床用血管理办法》《临床输血技术规范》等对临床输血安全有着严格的规定。电子病历系统应用水平分级等相关信息化等级评审和医院等级评审标准中，对输血质量管理有着明确的要求。临床输血涉及多部门多节点，每个细节都可能影响输血质量安全，输血流程如图 9-8 所示。以 LIS 平台为核心的临床输血质量管理系统可以促进输血全流程有效闭环，保障患者输血安全。以下主要对医疗机构内信息化输血质量管理建设宜具备的一些要求进行介绍。

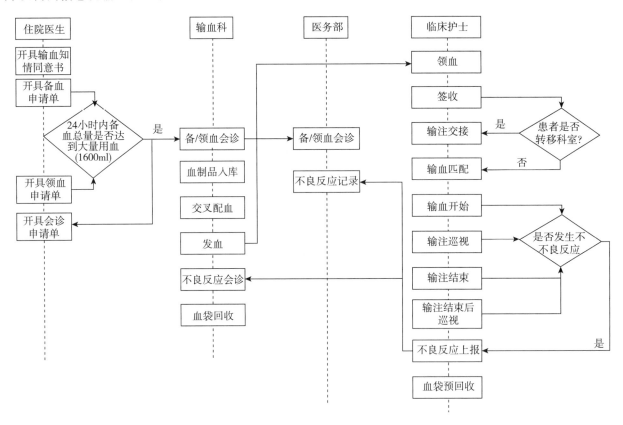

图 9-8　输血流程图

1. 医生环节　临床输血质量管理系统应能方便医护人员操作。医生输血申请系统嵌入电子病历端，且能与 LIS 和 HIS 等系统数据交互，能够自动获取患者主要病历信息、血液信息、检验信息和医生信息等。医生各种输血相关申请可以直接通过系统发送，减少纸质传递时间和避免手工交接可能带来的差错。

（1）权限管理　用血申请采用账号密码进行分级审核权限管理，可以较好地解决纸质申请分级管理的难题，有效提高输血申请单合格率。

（2）备血申请　主要有以下几类。①常规备血申请：由中级职称以上医生申请，否则系统会提示验证失败，并提醒没有输血申请权限；必须签署输血知情同意书，否则系统申请无法通过，并能进行相应提醒。②大量用血申请：申请方法同常规备血，系统能后台自动判断是否达到大量用血申请条件，经科主任审核和输血科主任确定后，报医务科备案。③紧急用血申请：在常规备血申请单上勾选"转紧急用血"，对于紧急申请输血科系统应有弹窗、声音及红颜色显示等明显提醒，保证抢救用血优先权。④特殊用血申请：特殊情况时，如非同型输注需启用特殊用血审批，必须填写会诊申请单，经输血科等会诊，由医务部批准。

（3）领血申请 系统设置应有利于用血科室的简便快捷申请，并可随时了解输血科对已申请备血的审核进度、备血量、核发量等情况。手术室领血申请能与手术麻醉系统对接，自动获取患者手术间，能够在相容性标签上显示手术间。

（4）输血不良反应上报 如有输血不良反应发生，医生收到报告后进入管理系统填写不良反应处置程序并上报。

2. 输血科环节 输血科输血管理包括血库管理、备血管理、发放血液、血袋回收和实验室质控等，系统应具备这些环节的管理功能，且能根据用户需要进行功能拓展。

（1）血库管理 包括但不仅限于以下的管理。①入库管理：系统宜支持从血站领取血液的批量入库、单袋入库等模式，能自动记录血制品转运过程及保存温度等信息；血液入库前要查看血袋包装情况，并核对供血者姓名、血型、血液品种、容量、有效期、血袋编号/条形码编号等血袋标签信息；应对每袋血液进行血型复核，确定无误后将血型录入管理系统。②温控管理：系统应能接收并记录温控系统自动发送的数据，宜具备温控预警功能；冰箱温度失控原因及处理措施宜能在系统中形成统一报表，方便管理。③环境监测：可通过互联网＋物联网等方式对血液存放环境进行实时监测；不同类别、不同血型的血袋宜分层存放或在不同冰箱存放，标识应明显；贮血冰箱定期消毒与细菌监测，记录应完整保存。④库存预警：对血制品库存进行分级管理及预警管理；在 A、B、O、AB 四种血型的不同血液成分库存量数据表中，系统宜能根据设定存量不足的严重程度呈现字体或表格颜色差异明显的不同预警信息，如红色代表严重不足、橙色代表中度不足、黄色代表轻度不足、绿色代表正常；预警信息有助于发现血液库存不足并及时补充，提高安全存量等级。⑤近效期管理：管理系统宜具备每一袋库存血液近效期预警功能，可设定不同显色表示不同的近效期，如绿色－48 小时内、蓝色－24 小时内、橙色－12 小时内、红色－6 小时内等，方便工作人员识别。⑥出库管理：发血过程通过扫码自动记录到管理系统。⑦寄存管理：有时会遇到血袋领取后，因患者临时出现发热等原因暂时不适宜输血，此时为保证血液质量将该袋血返回输血科血库保存，待患者适宜输血时再领取回去；应在系统中详尽记录此寄存情况，完善输血闭环。

（2）配血管理 包括但不仅限于以下的管理。①备血审核：根据库存动态预警管理制度对输血申请单和领血申请单进行审核，库存充足时系统可自动审核，库存不足则需要人工审核。②标本查找：系统宜具备标本关联的辅助功能，有供者找标本、标本找供者等查找方式，可以在众多标本中快速找到相关联的受者标本与供者标本。③交叉配血：交叉配血试验必须严格按照SOP；进行交叉配血结果审核时，通过管理系统完成血袋信息和血型等核对，随后才能进行发血单审核。④配血后核对：查询患者标本信息，系统能自动与血袋信息关联，并将核对结果（包括标本条码号、献血码和产品码等验证信息）醒目标示出来，确保血袋信息与标本的患者信息真正相匹配。⑤标签粘贴：配血成功后，系统能自动将发血报告单条形码和供者血液二维码等关联形成输血相容性标签信息，如图 9－9 所示；打印标签并粘贴到配血成功的血袋上。⑥预配血管理：系统能够支持预配血管理，即交叉配血后，血液先保存在输血科，需要输血时再领取；产妇较常需要做预配血，以备分娩大出血时可以迅速领用。⑦供者筛查管理：供者筛查主要用于一些用血困难的特殊情况，如 RhD 阴性患者的供者血液选择；先从血站申请领取供者血液标本，与患者血液进行输血前相容性检测，如配血成功才向血站领取该袋血液；所有相关信息均记录在血库管理系统中。

（3）发放血液 与取血医护人员双方核对信息无误后发放。

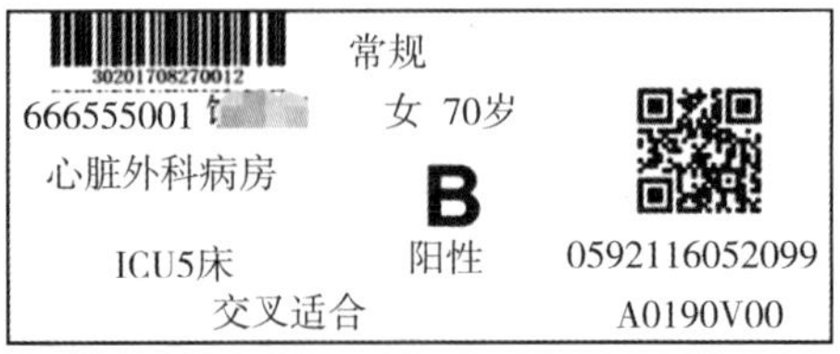

图 9 – 9　输血相容性标签

（4）输血不良反应会诊　输血科收到输血不良反应报告后，应积极协助进行原因分析。常见不良反应原因如异体血浆蛋白引起的过敏反应、血浆蛋白 IgA 抗原抗体反应、过敏体质受血者发生的 I 型超敏反应等，宜在系统中列表供选择。

（5）血袋回收　系统支持临床血袋预回收管理；保留 24 小时无不良反应出现即可丢弃。

（6）质量管理　包括但不仅限于以下的管理。①日常管理：输血科检测项目主要有血型鉴定、交叉配血、不规则抗体筛查和输血相容性试验等，应严格作好室内质量控制和室间质评；质控管理要求与临床实验室相似。②特殊结果报告：应制定出现血型定型困难、疑难配血的标本立即报告及记录程序；稀有血型、不规则抗体阳性及配血不相合等应及时报告。③结果比对：ABO 血型、RhD 血型和抗体筛查结果应与患者或者献血者以前的结果进行比较，如存在差异，实验室应分析原因，采取相应措施，确保结果准确，并记录相关情况。

（7）输血数据分析　通过管理系统分析平台，统计分析各种输血相关数据供管理参考。

3. 护士环节　护士输血管理包括标本采集、标本交接、领血管理、血袋签收、输血执行等。

（1）标本采集　备血血样采集前、后，进行 PDA 床旁患者腕带二维码双核对，信息自动获取到输血申请单，减少采样错误发生。

（2）标本交接　由护士或专门人员将受血者血样送至输血科（血库），双人进行逐项核对并交接，交接过程可即时记录到管理系统。

（3）领血管理　护士领血时与血库人员双人核对。分别扫描血袋上的条形码和二维码，相关信息能自动记录到系统中；扫完一个配血单的所有血袋后，系统自动弹出领血验证界面，领血人凭个人账号和密码登录并确认提交。领取血袋的全过程记录在管理系统中均可方便查到。

（4）血袋签收　领血人与病区护士双人核对，扫描发血报告单上条形码和血袋上条形码，扫描后自动获得患者信息和血袋信息。通过血袋信息与配血信息条码关联，确保患者信息与血袋信息一致。

（5）输血执行　输血时，由两名医护人员到患者床旁进行身份核对。通过扫描血袋条形码、患者腕带来确认该血袋是否属于该患者。护士在输血过程中巡视，如出现不良反应，通过 PDA 登记不良反应症状并上报，必要时可以中断输血。

（6）输血结束　如未出现不良反应，输注完成后将血袋送到输血科预回收，则本次输血结束，完成闭环管理。

三、实验室信息系统的升级与维护

在 LIS 使用过程中，常碰到一些不能完全满足实验室期望的运行。一方面是由于设计阶段存在缺陷所致，另一方面是随着临床工作开展会不断产生新的功能需求。因此，需要对 LIS 进行定期或不定期升级与维护。

1. 确定目标　目标确定应结合实际需求，宜采用"整体规划，分步实施"。整体规划是为了 LIS 与 HIS、EMR 等系统的交互与整合以及不断增长的用户需求；分步实施是为了控制投资，解决实际问题并减少风险。

2. 维护方式 应以确保数据和信息完整性的方式进行维护，包括系统故障和适当的应急措施和纠正措施的记录。

3. 维护时机 应合理安排停机维护的时间，宜选在周末或晚上临床工作量低谷时段，以尽量减小对患者医疗服务的影响。所有非程序性停机、故障原因和所采取的纠正措施都应记入维护记录并长期保留，以备追踪。

4. 定期维护 应定期进行数据库系统的维护与管理，减少冗余数据，保证 LIS 安全、稳定运转，提高系统的服务能力。

5. 访问权限 LIS 中包含大量的患者隐私信息和医疗敏感数据，保护数据安全是系统设计和运行中的重要考虑因素之一。应采用加密技术，对敏感数据进行加密存储和传输，确保数据不被未授权的访问者获取。同时，应建立严格的访问控制机制，限制用户对数据的访问权限，保护患者隐私。

6. 新模块管理 新增加的功能模块，应符合管理要求。启用之前应经过必要的系统测试，并形成完整的测试报告和用户使用报告。要提供系统需求、代码编写、系统维护和进一步开发、应用所需要的资料文档。

7. 完善 LIS 标准体系 大数据、人工智能等新技术已逐步进入实验室，应不断完善 LIS 标准体系，以便更好融入新技术，进一步优化实验室流程，提高工作效率和准确性。应不断完善信息开放和共享机制，提升实验室的信息化、数字化、智能化水平。

8. 场外管理要求 LIS 如通过外部供应商进行场外管理或维护，实验室应确保该系统的供应商或操作者遵守信息系统管理文件的所有适用要求。

四、实验室信息系统故障的应急处理 📱微课/视频 6

ISO 15189：2022《医学实验室 质量和能力的要求》7.6.4 条款"停止运行时的应对计划"规定：在影响实验室活动的信息系统发生故障或停止运行时，实验室应有计划性程序用以维持运行。

1. 应急预案制定 LIS 的应急预案应包括服务器突发故障以及系统超负荷的应急处理流程和人员安排。急诊、门诊等检验部门是应急预案的重点部门。牵涉面较大的重点设备，如主服务器、主交换机、磁盘阵列等，应使用双备份。可根据风险评估结果，对有可能造成重大损失的部分，优先制定应急预案，并在发生问题时优先启动、优先恢复。应急响应涉及到 LIS 系统相关的各个部门，必须保证应急预案可操作性强，行之有效。

2. 应急预案演练 应作好应急演练计划，演练必须实战化进行。全院医院网络系统瘫痪是最常见严重引起 LIS 无法正常运行的原因，此时医生开单、收费、自动化检测设备双向通信功能等均无法正常进行。医生使用纸质申请单。标本采集时在容器上手工标注患者姓名、性别、年龄和检验项目。实验室启用设备检测单机版模式，在电脑手工录入患者相关信息，先出还不能联网的检验报告。系统恢复后，医生重新开单生成条码号，再将之前的报告结果关联到此条码号上，此时检验结果可以补录到 LIS 和 HIS 等系统。

3. 应急预案启动 当各工作站发现计算机访问数据库速度迟缓、不能进入相应程序、不能保存数据、不能访问网络、应用程序非连续性工作时，要立即向信息主管部门报告。当计算机系统遇到严重故障，可能影响到患者就医的情况时，应向实验室主任报告。发生网络整体故障时间达到规定时限，医院和实验室就要立即启动应急预案，具体操作步骤跟演练一样。

4. 数据准确性核对 故障排除，系统恢复之后，对故障期间的数据进行补录或恢复。应进行全面核对，确保系统中数据的完整性和准确性。

答案解析

思考题

情景描述： 近日，某省临床检验专业医疗质量控制中心在针对其辖区内某二级医院进行检验结果互认质量控制专项督导检查中，现场抽查内分泌科某糖尿病患者糖化血红蛋白（HbA1c）的检验报告，问题如下：①报告单显示样品的采集时间、接收时间为同一时间；②该患者的 HbA1c 检测结果是 5.6%，审核发布后由 5.6% 修改为 6.5%，并再次审核发布，但未说明原因。

初步判断与处理： 根据上述事实，临床检验专业医疗质量控制中心对其下发了限期整改的通知。

该实验室主任解释： ①因实验室 LIS 功能不全，无法调取样品的采集时间，样品的采集时间默认为样品的接收时间。②检测当日发生了 LIS 断网，因实验室人员手工录入检测结果时误将 6.5% 录成 5.6% 而审核发布，后发现录入错误而进行了修改。

问题：

（1）简述医院的 LIS 和 HIS 的基本概念。

（2）LIS 在样品全流程管理中是如何对样品的采集时间、接收时间及报告时间等重要节点进行监控的？

（3）简述临床实验室 LIS 故障或宕机期间的应急处理。

（梁小亮　张　新）

书网融合……

重点小结

题库

微课/视频 1

微课/视频 2

微课/视频 3

微课/视频 4

微课/视频 5

微课/视频 6

第十章 临床实验室沟通与咨询服务

1. 通过本章学习，掌握检验前、检验中和检验后等不同阶段临床实验室沟通与咨询的主要内容；熟悉实验室沟通与咨询服务的区别及联系，检验技师与检验医师在临床实验室沟通与咨询服务中的分工；了解检验前、检验中和检验后阶段实验室与临床相关科室沟通的各种方法和途径。

2. 具有为临床医护人员和患者提供精准沟通与专业咨询服务的能力。

3. 养成相互理解、信息共享、尊重包容、主动合作的团队精神。

临床医师、护士、标本运送人员及实验室工作人员均在临床实验室质量管理体系中发挥着重要作用，临床实验室除了重视标本接收、检测分析、审核报告等技术环节外，还应积极主动地参与到临床疾病的预防、诊断、治疗、预后评估等医疗活动中，尤其加强沟通与咨询服务是确保医疗服务质量的关键环节。这些服务不仅涉及检验前、检验中和检验后阶段与医疗专业人员和患者之间的有效交流，还包括提供专业的建议和信息，帮助医师和患者了解不同检验项目的适用性、准确性和局限性等内涵，确保检验结果能够及时、准确、客观地传递给临床，并根据临床需求调整检验项目和服务，以支持医疗决策。

第一节 临床实验室沟通与咨询服务概述

PPT

临床实验室（简称实验室）在疾病诊疗中占据着举足轻重的地位，其中约70%以上的诊断信息来源于实验室数据，对患者的医疗决策具有深远影响。临床医生、患者、护士、标本运送人员和实验室工作者对实验室质量管理体系的建立都具有重要作用，任何环节的差错都将导致最后的检验结果不能真实反映患者实际状态。因此，要确保检验结果的准确可靠，就要求实验室除了重视标本检验的技术环节外，还需要与各方人员紧密协作，共同参与，以确保质量管理体系的有效实施。

一、实验室沟通与咨询服务的区别及联系

实验室的沟通与咨询服务在质量管理体系中各自发挥着不同的作用。沟通服务侧重于促进科室与医院、临床科室、患者、供应商以及科室内部的有效信息交流，确保各方理解一致，并提高服务质量，以保证实验室信息的畅通和资源共享。而咨询服务则由检验专业人员提供，涵盖检验前、检验中和检验后各阶段的全方位建议，为解释实验室检验结果提供专业判断，充分发挥检验医学在疾病诊疗中的作用。

沟通服务侧重于即时问题的解决和信息传递，确保临床医生和患者能够理解和利用实验室结果；咨询服务则更侧重于提供专业的建议和解决方案，提升实验室的整体服务能力和辅助临床做出更好的医疗决策。在实际工作中，这两种服务常常相互补充，共同提升实验室的工作效率和为临床服务的水平。

二、实验室沟通与咨询服务的现状

实验室与临床科室的良性沟通与咨询一直是一个难题，特别体现在检验质量差错和质量抱怨的处理和责任认定上，主要原因是实验室与临床科室之间的知识结构不对称、诊治信息不对称、学科地位不对称等。

以往医院管理层和临床科室缺乏对检验全程质量管理体系的正确理解，很多检验前因素造成的检验结果与临床不符甚至检验质量纠纷常常地判定为实验室单方面的过错，严重影响了检验工作者的积极性和检验质量的改善，也制约了检验医学和临床医学的深层次发展。

随着检验医学飞速发展，疾病的实验诊断发挥越来越重要的作用，临床急需与实验室在检验项目的正确选择、检验结果的合理解释、检验信息的恰当应用等方面加强沟通，获得来自实验室方面的专业帮助。反过来，这种良性的沟通也极大地推动了检验医学的应用和发展。

因此，近年来逐渐意识到实验室与临床科室的沟通与咨询是保证实验诊断有效工作的前提。实验室组建了一支具备资质并经过适当培训的检验技师及检验医师队伍，他们既熟悉检验医学的学科特性，也兼顾临床诊疗的实际需求和具体问题，负责实验室与临床科室的交流，特别是咨询服务，能更好地促进检验与临床的合作，满足医患需求，推动医疗团队之间的协作和知识共享。

三、检验技师和医师在沟通与咨询服务中的分工

实验室工作者，包括检验技师和检验医师，在全面质量管理中均扮演着至关重要的角色，然而他们在与临床科室沟通与咨询服务过程中的职责分工略有侧重。

1. 检验技师　熟练掌握各检测项目的操作技巧、影响因素及性能指标等，更加适合与临床沟通关于检验技术的方法学性能、标本采集和保存指导、检验方法影响因素、检验过程的质量管理等方面的问题。

2. 检验医师　具有临床诊疗思维，则更加适合在检验项目选择与应用评价、检验前及检验后质量管理、检验结果临床报告与解释、临床病例会诊等方面与临床科室进行深入的业务沟通。

检验技师和检验医师在临床沟通与咨询过程中应各司其职，相互协作，共同提升检验质量和服务，确保检验结果的准确性和可靠性，持续性满足临床和患者的需求。

第二节　临床实验室沟通与咨询服务的内容

PPT

一个完整的临床实验室检验过程一般包含：医生正确选择项目、开具检验申请、患者准备、护士采集标本、标本运送人员送标本、实验室接收与处理标本、分析测定标本、核实与确认检验结果、发出检验报告、临床反馈信息、正确应用报告诊疗等。为保证临床检验质量，提高医疗诊治水平，实验室与临床科室的沟通应涉及检验的全过程，包括检验前、检验中和检验后三个阶段都进行有效的沟通与咨询。

一、检验前过程与临床科室的沟通与咨询

检验前过程与临床科室的沟通与咨询服务主要围绕检验项目的正确设置和选择以及如何获得合格真实的检测标本等展开。主要包括以下几个方面。

（一）实验室与临床医师的沟通与咨询

临床医师在检验前过程中扮演着重要角色，应当熟悉检验项目的临床意义和影响因素，熟悉疾病发生、发展过程中检验指标变化的内在机制及检验项目的诊断性能，选择适合病情需要的检验诊断项目或项目组合，关注检验项目的针对性、有效性、时效性和经济性，因此实验室工作者在检验前阶段可围绕以下几个方面与临床医师展开沟通与咨询服务。

1. 开展检验项目前评估 实验室在开展新项目、建立新方法前，应联合临床进行检验项目的诊断性能评价和成本效益分析，合理设置临床检验项目或项目组合。

2. 设立参考区间 实验室应建立或验证适合本院的检验项目参考区间，并通过服务协议获得临床的认可。

3. 征求意见 实验室还应广泛征询临床意见和建议，设立适合本院的危急项目、危急值范围、危急检测标本的周转时间、危急报告方式等，并严格执行危急值报告制度。

4. 检验周期 实验室应与临床医师讨论检验项目的检验周期、报告时间及报告单格式等内容，以满足临床需要，必要时设立"快速通道"，保证特殊患者的特殊检验需要。

5. 项目临床意义 实验室还有义务向临床医师提供相应的咨询服务，包括介绍检验项目的临床意义、诊断效能等检验医学信息，帮助临床医师正确选择检验项目或项目组合。

（二）实验室与患者的沟通与咨询

患者的配合与准备是保证采集标本合格的重要前提。患者的生理状态、生活习惯和所用药物都可能影响检验结果。因此，采样前实验室应积极与患者充分沟通，提供清晰的指导，确保患者按要求留取标本，从而确保标本准确反映患者的病情。

1. 标本采集流程 特别是需要患者自己留取的标本（如精液、清洁中段尿、深部痰、粪便标本中病理成分的采集等），实验室可通过当面沟通、宣传彩页或微信公众号等形式向患者告知标本留取的流程，如收集常规尿液分析的标本应留取新鲜清晨第一次尿液，女性尿液标本应防止白带混入；粪便常规检验应取有黏液、血液或脓液的部分；精液标本采集前应禁欲 2～7 天，收集一次射精的全部标本，容器应保温在 20～37℃环境中尽快送检等。

2. 患者准备 患者的准备是采集前的重要环节。实验室应告知患者在检验前需要做的准备工作，比如是否需要空腹、在特定的时间留取标本、停止服用某些药物、避免某些活动等，以确保标本质量不受影响。

3. 设立患者咨询渠道 如患者对实验室服务或检测结果存有疑惑，他们可通过不同的渠道如检验门诊、电话、网站及公众号等途径向实验室咨询，这既有助于患者第一时间理解实验室的检测结果并采取准确的干预措施，同时也有利于实验室识别潜在的问题并采取改进措施。

（三）实验室与临床护士的沟通与咨询

临床护士作为检验申请的关键执行者，她们对患者的采样前指导、标本采集以及相关流程的规范操作至关重要。如果护士在这些环节的规范性不足或出现操作失误，将会对检验前的质量造成重大影响，进而影响检验结果的准确性和可靠性。

1. 采集前准备 实验室的大部分检验项目都需要通过临床护士进行采集，因此实验室应积极与临床护士进行沟通，通过临床护士向患者告知检验前因素对检测结果的影响，提出患者予以配合和服从的内容，采取切实措施，控制检验前变量对结果的影响。一些特殊项目的采样，如外周血染色体核型分析、高通量产前诊断基因检测、地中海贫血基因检测等还需要患者签署知情同意书。

2. 标本采集 检验标本包括血液、分泌液、脑脊液及胸腹水等。检验标本的采集主要由护士进行，其中血液标本是临床最常用的检验标本，护士在血液标本的采集过程中操作不当是影响检验前质量的常见原因。护士在采集血液标本时通常应注意：①严格执行查对制度；②选择合适的采集时机；③采血部位正确；④按规定采血量采血；⑤正确选择采血试管种类及其顺序；⑥注意正确混匀方式；⑦尽量避免输液时采血，严禁在输液同侧采血；⑧避免标本溶血。实验室应制定详细的临床标本采集手册，并通过不同的途径对采集人员进行培训，以获得合格的检测标本；同时应加强标本采集的质量评估和考核，定期向医院管理层和临床各科室反馈，不断提高标本采集的合格率。

3. 不合格标本处理 实验室发现不合格标本，应及时向临床护士告知拒收原因，以便及时做出快速处理。在沟通过程中应注意方式方法，如遇到取材较困难、不完全满足检测要求的标本（如小儿科难取材标本、轻度脂溶血等），临床又要求检测时，可以检测部分受影响较小的项目，但必须与临床充分沟通，说明检测结果的影响因素和不确定性，必要时体现在报告备注中。对于条码原因、无需重复取材的不合格标本，实验室可酌情先采取离心等前处理措施，待临床送检正确的条码后再行检验。在一些情况下标本受影响时，应兼顾患者医疗最佳利益，权衡风险，拒绝或接收标本。

（四）实验室与标本运送人员的沟通与咨询

标本运送应采用符合生物安全的专门容器，并由经过专门培训的人员来完成。在正确采集标本后，标本运送人员应尽量减少运送和保存时间，及时处理，尽快送检，防止标本离体后各种因素对标本质量的影响。常见的沟通内容涵盖以下几个方面。

1. 标本转运方式 实验室应告知标本运送人员关于标本转运容器的要求、温度的要求、能否采用轨道物流系统进行运输等。如所有标本均需放置在专门的容器内进行运送，包括密闭、防震、防漏、防污染等要求；胆红素、维生素 A、卟啉、β-胡萝卜素检测的标本运送时应注意避光；当有温度范围要求时，如醛固酮、乳酸等需低温送检，应确保标本在运送途中置于合适的容器内；应按照标本类型分门别类，竖立放置；体液、分泌物等液体标本应与血液标本分开放置；微生物标本宜单独放置等。如人工运送箱内可以放试管架或泡沫板；轨道物流小车内放置试管架，气道送检桶内使用专用多孔硬质海绵，两种方式适用于小批量标本的送检，不适用于体液、针刺标本等的送检（实验室可根据各自轨道物流系统的性能制定合适的标本运输方案）。

标本运送过程应避免丢失和损坏标本。万一出现标本丢失和损坏，应争取重新采集，严禁人为复制或补充标本，以虚假的标本送检造成检验报告与患者临床表现不符，干扰临床诊疗活动。

2. 转运时效性 实验室应告知标本运送人员，根据申请项目的性质和实验室相关规定，确保采集后标本在一定的时间内送达。一些对送检时间要求较高项目，如血气、血浆氨、血浆乳酸及脑脊液标本等，标本采集完后，应立即送检（至少30分钟内）。尿液、粪便标本保存时间过长会导致细胞溶解破坏、pH 发生改变、原虫死亡及细菌霉菌滋生，从而引起检验结果的偏差。血糖检测标本室温放置 1 小时后，浓度下降 7%~10%。凝血因子Ⅷ在 32℃环境下放置 6 小时活性下降 48%。同时应加强对送检标本的时效性评估和考核，定期向医院管理层和临床各科室反馈，不断提高标本的送检合格率。

3. 生物安全防护 实验室应对送检人员进行专门的生物安全培训和沟通，确保在送检过程中标本运送人员做好个人生物安全防护，特别是运输具有强传染性的特殊标本，应穿戴好防护服/工作服、口罩、手套等防护用品。

4. 意外情况的处理 如运送过程中标本泄露到外环境，实验室应制定相应处理流程并培训标本运送人员，如应保护好现场，防止泄漏的标本进一步扩散，并立即上报给医院生物安全管理委员会。医院生物安全管理委员会指派专家对泄露标本的危害进行评估和决定处理措施，必要时通知运送者并采取相关医学干预措施。

下列以一例不明原因肌酸激酶（CK）升高为例阐述检验前过程实验室与临床科室的沟通与咨询内

容。某患者，女，26岁，以"CK及其同工酶CK－MB异常升高10月"来医院风湿免疫科就诊，查血生化提示：CK 409U/L（参考区间40～200U/L），CK－MB 665U/L（参考区间0～25U/L），无心悸、胸闷、胸痛、气促、肌肉疼痛等症状。第一次临床医师向实验室咨询，患者无相应肌肉损伤及心肌损伤的表现，仅CK异常升高且CK－MB高于CK的情况，是否存在检验误差或其他的原因？实验室针对临床提出的问题，立即对标本进行核对复检，结果仍为CK 412U/L，CK－MB 671U/L，基本排除检验误差的可能，考虑检验前因素的影响及是否存在心脏相关的疾病。实验室将结果反馈给临床医师后，患者在临床医师建议下进一步检测心肌标志物、心电图、心脏彩超及肌炎相关抗体、肌电图、肌肉MRI等指标，均为阴性结果。风湿免疫科组织多学科会诊仍然无法明确CK异常升高的临床原因，于是建议患者过一段时间复检。

第二次，患者在抽血前与实验室进行了充分的沟通，让患者充分休息、空腹静息30分钟后再采血，以排除生理性变异及生活习性对检测结果的影响；同时重视标本运送环节，与标本运送人员进行沟通，按要求在规定的时间内送达实验室，然而检测结果仍为CK和CK－MB活性异常升高，而LDH、肌钙蛋白及CK－MB质量均是正常的，实验室敏锐地注意到CK－MB活性与质量结果不一致，提示CK－MB活性测定可能受到了干扰，如巨CK的存在（巨CK血症是指在病理或生理条件下，血浆中的酶通过自身聚合作用或与其他成分结合形成的高分子量复合物，因在体内即不容易被巨噬细胞吞噬而降解也不易排出，导致在血液中长时间存留，酶活性假性持续升高），于是围绕着这个疑问，将血清标本采用聚乙二醇处理后（聚乙二醇可沉淀血清中的巨分子蛋白）再次检测CK和CK－MB活性，结果均恢复至参考区间内，最终帮患者明确造成CK异常的真正元凶是巨CK干扰造成的假性升高，因患者无相应症状且其他指标均正常，因此系无症状的巨CK血症，并不会影响健康。

通过以上案例可以看出，实验室与临床医师及患者之间的有效沟通与咨询在诊断过程中至关重要。缺乏这种沟通，患者可能难以找到肌酸激酶异常升高的真正原因，且可能对实验室检测结果的准确性产生怀疑。实验室工作人员必须具备足够的专业知识，了解检验前变量对检测结果的影响，深入分析各类干扰因素，从而协助临床医师和患者排除检验前阶段的潜在误差，确保数据的可靠性。

二、检验过程与临床科室的沟通与咨询

检验过程与临床科室的沟通与咨询主要围绕如何获得准确可靠的检验结果和检验信息，了解不同检验项目的适用性、准确性和局限性等内涵，确保检验结果能够及时、准确、客观地用于临床诊疗，特别是在检验结果与患者病情不符合的情况下，正确分析和利用检验信息，为临床诊疗服务。主要包括以下内容。

1. 诊断性报告 需要检验医师签发的，如骨髓检查、细胞学检查等，以及需要在结果报告中附加解释性评论和（或）描述性分析的检验报告，这类报告往往是用于临床决策的诊断性报告，实验室应主动向临床了解患者的病史和诊治资料，以便给出正确的实验室诊断信息。

2. 检验结果有效性保证 实验室还可以通过各种途径让临床了解实验室检验结果关于有效性保证的各种措施，如检验结果的不确定度、室内质量控制及室间质量评价等信息，增强对实验室检验质量的信任。

下列以ALT为例介绍检验过程与临床科室沟通与咨询的部分内容。某实验室报告女性成人ALT的参考区间为7～40U/L，三位女性成人患者A、B、C检测到ALT结果分别为35U/L、42U/L和52U/L，如何判定三位患者的检测结果是否正常？

受检测系统稳定性的影响，实验室测量结果与真值之间可能存在一定程度的允许偏差，即测量不确定度，根据CNAS－TRL－001：2012《医学实验室—测量不确定度的评定与表达》文件可对某一项

目的测量不确定度进行评定。如图 10-1 所示，实验室检测过程中的不确定度可由测量正确度和精密度来合成，即 $U_{rel} = k \times \sqrt{u_{crel}^2(bias) + u_{rel}^2(R_W)}$ 。式中，U_{rel} 为相对扩展不确定度。k 为包含因子。对于正态分布，$k = 2$ 时，包含概率 $= 95.45\%$；$k = 3$，包含概率 $= 99.73\%$；通常采用 $k = 2$。$u_{crel}(bias)$ 为偏移引入的相对测量不确定度分量，可通过实验室间质量评价结果 CV 值计算获得。$u_{rel}(R_W)$ 为实验室内测量复现性引入的相对测量不确定度分量，可通过实验室内质量控制 CV 值计算获得。

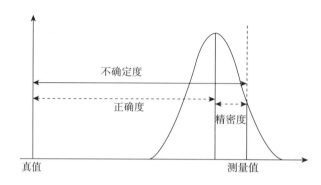

图 10-1　实验室检验过程中的不确定度评估图

已知该实验室 ALT 参加室间质量评价导出 $CV_{室间} = 2.52\%$，即 $u_{crel}(bias) = 2.52\%$；同时，根据 ALT 6 个月以上室内质控导出 $CV_{室内} = 2.25\%$，即 $u_{rel}(R_W) = 2.25\%$。将数据代入公式，计算得相对扩展不确定度 $U_{rel} = 2 \times \sqrt{2.52\%^2 + 2.25\%^2} = 6.76\%$，由此推算参考区间上限 ALT $= 40$U/L 的测量不确定度应为 $6.76\% \times 40$U/L $= 2.7$U/L，因此三位患者 ALT 的测得值可表述如下。

患者 A：(35 ± 2.7) U/L $= (32.3 \sim 37.7)$ U/L

患者 B：(42 ± 2.7) U/L $= (39.3 \sim 44.7)$ U/L

患者 C：(52 ± 2.7) U/L $= (49.3 \sim 54.7)$ U/L

这样可认为 A 患者结果在参考区间内；B 患者结果虽然高于参考区间内，但无法确定是否正常，因为测得值减去测量不确定度，已落在参考区间内；C 患者结果偏高。值得一提的是，本案例仅计算检验过程中的不确定度，检验前变量因素如个体内生物变异亦会影响不确定度的合成，实验室在与临床沟通过程中应综合考虑。

3. 检验方法和性能指标　向临床科室介绍检验项目所采用的方法和性能指标，如这些方法的敏感性、特异性和可能的局限性等，以确保这些结果用于临床诊疗的准确性和有效性。

在临床检验过程中时有遇见不同方法学检测同一项目造成不一致的结果，这时往往需要实验室工作者在沟通时要详细了解不同方法学之间的差异，主要包括以下几个方面。

（1）性能指标差异　不同的检验方法学检测的敏感性、特异性及检出限等性能指标可能不同。如同时采用化学发光法和 ELISA 法检测 HBsAg，当 HBsAg 介于 $0.1 \sim 0.2$IU/ml 之间时，由于 ELISA 法检出限较高，极易造成化学发光法阳性和 ELISA 法阴性的结果。

（2）溯源性差异　溯源性是通过连续的比较链与计量基准联系起来。不同方法学的溯源性可能不同，如在检测 PCT 时，A 方法溯源至国际单位制（SI）单位，而 B 方法采用厂商自定义的标准物，那么当同时采用两种方法检测 PCT 时，就会造成结果的差异。

（3）针对的抗原表位不同　不同的检测方法甚至同一方法学的不同厂商，在采用免疫学方法检测同一项目时，如一些肿瘤标志物，检测体系针对的抗原表位可能有所不同，也会造成结果的差异。

（4）抗干扰能力不同　不同方法采用的前处理方式不同，其抗干扰能力亦不同，从而造成不一致的检测结果。如采用免提取法和磁珠提取法检测血清 HBV DNA，前者对溶血、脂血及黄疸标本的抗干扰能力不如后者，在检测这类标本时，免提取法可能会造成假阴性的结果。

（5）其他不同　如检测原理、方法学局限性、参考区间等存在不同，实验室工作应仔细阅读设备及试剂说明书，了解这些差异对检验结果的影响。

因此，实验室工作者在沟通不同检测方法给临床带来影响时，应充分考虑以上因素，同时为避免不同方法对实验结果的影响，在动态监测患者病情变化时应尽量选择用同一种方法学，临床医师在解读报告时也应关注检测项目所采用的方法学。

三、检验后过程与临床科室的沟通与咨询

在检验后过程，实验室与临床科室的沟通主要围绕如何利用好检验结果，将有限的检验数据转化成高效的疾病诊治信息。主要包括以下几项。

（一）检验结果咨询服务

实验室应向临床医师提供检验结果的解释和诊断价值的咨询服务，注意检验项目相互之间的内在关联性，必要时可以提出建议追加其他检验项目。同时当检验结果与临床表现不符合时，也应积极协助临床查找原因，排除检验前影响因素，核查实验室质量控制过程，必要时重新采集标本检测。

（二）检验数据与疾病诊断依据的区别 📱微课/视频1

实验室在检验后过程沟通与咨询过程中，还应注意检验数据与疾病诊断依据的区别。如应确定适合自己实验室的参考区间、临床决定限（clinical decision limit，CDL）用于临床诊疗，不能仅凭引用的参考区间来直接判断检验指标的正异常，并用于诊断或排除某一疾病。

1. 参考区间　这是判断检验结果是否异常的重要依据，除了关注在第二节中提到不确定度对处于参考区间上下限附近数值判定的影响外，还应注意以下几个问题。

（1）生理性变异或生活习性带来参考区间的差异　主要是年龄、性别、民族、居住地域及妊娠等原因引起的差异。

（2）检验方法不同引起参考区间的差异　同一项目的检测方法可能有多种，即使用同种检测方法，由于仪器不同及试剂的来源不同，检测结果也可出现差异。因此，各实验室应建立自己的参考区间，简单地引用文献或厂商介绍的参考区间是不可取的，应用时必须十分慎重，在适当验证后方可采纳。

（3）注意两类错误问题　多数检验项目的参考区间确定是根据正态分布的原理，以均值 ±2SD 作为参考区间的上、下限，也有用百分位法或 ROC 曲线法制定。不论用什么方法，总是存在两类错误：Ⅰ类错误，即假阳性的错误；Ⅱ类错误，即假阴性错误。尽管这两类错误的发生属小概率事件，但解释结果时仍须注意，当测定值接近参考区间上、下限时，不要轻易下正常或异常的判断，最好过一段时间复查以对比分析。

（4）临界值的确定　在定性测定中，判断阴性、阳性存在临界值的问题。目前许多定性测定、快速测定的方法（如干化学方法、胶体金免疫层析法等）不同厂家生产的试纸条，其敏感性并不相同，因此判断阴性、阳性的临界值并不相同。如采用胶体金免疫法做粪便潜血的测定，有的厂家试纸条敏感性为 0.2μg/ml，也有的敏感性设为 0.15μg/ml，在目前对许多试验临界值如何界定尚无统一规定时，解释结果时务必充分注意。

2. 临床决定限　临床决定限包括医学决定水平（medicine decide level，MDL）和危急值等，是指用于临床疾病诊断和治疗决策的特定数值或范围。其中，MDL 由 Barnett 于 1968 年首先提出的，是指不同于参考区间的另一些限值，通过观察测定值是否高于或低于这些限值，可在疾病诊断中起排除或确认的作用，或对某些疾病进行分级或分类，或对预后做出估计，以提示医师在临床上应采取何种处

理方式，如进一步行某方面的检查，或决定采取某种治疗措施等。而检验"危急值"是指某些检验结果过高或过低，可能危及患者生命的检验指标数值。医学决定水平与危急值有联系但不完全等同，并不是所有的医学决定水平都是危急值，也不是所有的项目都属于有危急值的项目，二者均需通过实验室与临床进行服务协议评审后商定确认。

3. 敏感性及特异性 敏感性指的是某病患者该试验阳性的百分率；特异性指非该病患者该试验阴性的百分率。当前没有一个项目，不管是定量测定还是定性测定，其敏感性及特异性都达到百分之百，因此存在着一定的假阴性或假阳性。

一般来说敏感性高的试验阴性时对排除某病有价值，特异性高的试验阳性时对确诊某病有意义。根据诊断性试验的敏感性和特异性，可计算出阳性及阴性似然比，并结合验前概率推算出验后概率。阳性似然比高的试验，对确诊某病价值较大，阴性似然比越低，对排除某病价值越大。

下列以空腹血糖检测为例，介绍检验后过程实验室与临床科室沟通与咨询的部分内容。某实验室引用《全国临床检验操作规程》，经内部验证，并跟临床医师进行服务协议评审后，最终确定将3.9～6.1mmol/L作为空腹血糖的参考区间；同时亦通过与临床医师沟通后，确定低血糖症和糖尿病的医学决定水平分别为2.8mmol/L和7.0mmol/L；血糖的危急值报告上下限分别为22.2mmol/L和2.2mmol/L（图10-2）。因此该实验室与临床沟通过程中需注意，当空腹血糖介于6.1～7.0mmol/L之间仅能作为患者血糖升高的依据（暂不考虑检验结果不确定度的影响，下同），并不能作为诊断糖尿病的标准，仍需进一步完善其他的指标；同样血糖介于2.8～3.9mmol/L仅能确定为患者血糖降低，并不能诊断为低血糖症；当血糖≥22.2mmol/L或≤2.2mmol/L才需要向临床报告危急值。实验室应将检验指标的高低与疾病诊疗的用途相结合，才能真实地反映检验结果的临床价值。

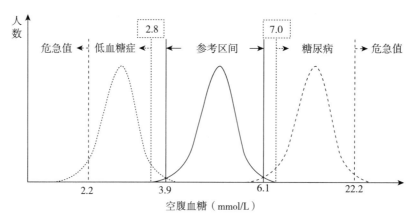

图 10-2 参考区间、医学决定水平与危急值的区别

4. 积极参与诊疗活动 实验室可以派出检验医师，参与临床各项诊疗活动，如查房、病例讨论及多学科联合（multidisciplinary team，MDT）会诊等，协助临床医师充分利用实验室检验结果，为疾病诊治服务。

例如，某医院泌尿外科收治一位双肾多发结石患者，临床医师行取石术后复查肌酐仍为100μmol/L（参考区间41～73μmol/L），与手术前105μmol/L相比并无明显下降趋势，临床医师考虑结石造成慢性肾损伤需要一定时间恢复，建议一段时间后复查，然而半年后复查肌酐仍维持在100μmol/L水平，于是请检验医师会诊。检验医师在排除检验前和检验中的影响因素外，确认几次的肌酐检测结果均是可靠的，同时发现该患者多次生化检查结果除了肌酐升高外，还伴有血钙升高和无机磷酸盐下降的情况，结合患者数年前就有双肾结石的病史，考虑原发性甲状旁腺功能亢进的可能，建议加做甲状旁腺激素（PTH）检测，结果显示PTH水平明显升高，最后经内分泌科医师确诊为原发性甲状旁腺功能亢进症，至此才明确该患者引起肾损伤的真正原因，检验医师的参与也得到了临床科室的高度认可和赞扬。

知识拓展

临床实验室沟通与咨询服务的技巧

实验室工作者在与临床医护和患者沟通与咨询时，涉及较多的专业知识与内容，除了要有敏锐的分析能力和专业的知识储备，同时还应注意一些沟通和咨询的技巧和方式。

1. 表达清晰　使用简单、明了、温和的语言解释检验结果，尤其是面对非医疗专业人员时，要避免使用过多的专业术语，确保沟通人员能够理解。

2. 耐心倾听　认真听取临床医护或患者反馈和关切的问题，对于现场无法解决的问题可带回实验室深入探讨后予以答复，有助于建立良好的信任关系。

3. 主动沟通　面对同样一个问题，如标本溶血问题，积极主动沟通要比消极被动沟通更容易让患者接受和认可。

4. 换位思考　站在临床医患的角度考虑问题，避免公开指责，减少误解，建立信任。

通过注意这些技巧，可以进一步提升临床医患对实验室的信任度，使检验结果更好地服务于临床，促进双方的良性互动。

第三节　临床实验室沟通与咨询服务的方法和途径

PPT

实验室提供沟通与咨询服务的方法和途径较多，不同医院应根据医院实际情况，选择适合本院的方法和途径，加强与临床的联系，不断探索实践，做到有效持久，促使检验与临床良性互动。

一、针对检验前过程实验室沟通与咨询服务

检验前过程实验室与临床科室沟通与咨询服务包括：成立检验项目准入和应用管理委员会，开展检验前质量管理的宣传、培训和考核，建立临床科室的检验前沟通制度，完善 LIS 系统的检验申请和标本流程监测功能，建立临床沟通小组定期联络机制等方法和途径。

（一）成立检验项目准入和应用管理委员会

医院应成立包括医务管理层、临床科室、实验室、护理部及卫生经济管理等部门专家组成的检验项目准入和应用管理委员会。委员会的主要职责涵盖新项目的诊断性能评价和成本效益分析，新项目的准入审批，生物参考区间评审，组织检验项目的临床推广应用和循证评价。管理委员会还应就检验危急项目及危急报告值进行广泛论证并统一发布，监督执行检验危急值报告制度。实验室通过管理委员会这一平台，一方面有效地加强与临床科室的沟通，另一方面更有力地推动临床检验服务能力和服务质量的提升。

（二）开展检验前质量管理的宣传、培训和考核

实验室可以利用医院网络、宣传手册、多媒体课件、学术讲座等多种形式，动态立体地加强向广大临床医护人员、患者及标本运送人员介绍全程检验质量管理的概念和保证措施。实验室应制定临床标本采集手册，帮助临床科室掌握正确的患者准备、标本采集及运送方法，以获得合格的检测标本。

标本采集手册通常包括实验室检验项目目录；纸质或网络申请单的填写；患者准备；生理、食物、药物等因素对检验结果的影响；各类标本的采集时机、采集方法、采集量及采集次数；所用容器及添加剂；标本运送要求（温度、运送时间、安全运送的方法等）、延迟运送时标本的贮藏方法；已检标本的复查时限；申请附加检验项目的时间限制；不合格标本拒收标准等（具体内容详见本书"第五章检验前质量管理"）。实验室应该让临床意识到检验前过程对检验结果有重要影响。

检验前质量管理的宣传，在具体形式上，实验室可以通过建设专题网站，定期编辑《临床检验项目应用手册》《检验医学通讯》等小册子，制作标本采集标准操作多媒体课件或举办相关学术讲座等形式，向临床宣讲检验前因素对检验结果的影响，并将检验前检验质量管理的基本知识和基本技能纳入到临床医师和护士"三基"培训或岗前培训、住院医师规范化培训、医护人员继续教育学术活动等医院人才培训体系中，严格培训后的考核制度以及日常检验前质量考核制度，使检验前质量管理知识技能融入每个医护人员内在的知识结构体系中去，使他们能自觉地做好检验前的质量控制工作。

（三）建立临床科室的检验前沟通制度

在医院医务部门组织下，协助建立临床科室检验前沟通制度，严格执行不合格标本回退制度，定期进行质量评估，并向临床反馈，不断提高标本质量。对临床科室的标本采集和送检标本质量进行监督考评，重点是评估送检标本的质量，对不符合要求的送检标本向临床做必要的调查和说明后予以回退，并做好登记。标本质量评估指标包括：适宜的标本量，标本采集部位，标本收集容器，标本的质量，血液、体液、尿液标本等的污染率等。实验室需采取各种方式反馈标本质量评估结果，引起临床对标本采集规范化的重视，必要时对相关人员进行培训，以便不断提高标本质量。

（四）完善 LIS 系统的检验申请和标本流程监测功能

实验室经常遇到这样的情况，标本还没有送到实验室医生就开始催问结果，于是实验室、临床护士、标本运送人员三方都在找标本。随着 LIS 系统的完善和普及，检验项目申请及检验标本流程均可以通过 LIS 系统实施全程监控（图 10 - 3），这样的现象就不复存在了。通过 LIS 系统监控，医生何时申请，护士采集，标本运送，实验室接收标本，检验结果审核，标本流程一目了然，全程电子监控，每一操作步骤的执行人及执行时间都准确记录，甚至一些问题标本的处理也可在网络上完成，标本的

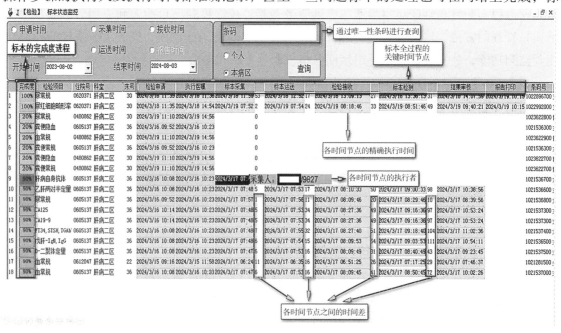

图 10 - 3　标本流程监控图

回退及回退的原因都可在网络上清楚记录。

（五）建立临床沟通小组定期联络机制

实验室可以成立临床沟通小组到临床科室，面对面进行检验质量的沟通，搭建与临床沟通的长效平台。临床沟通小组成员应包括实验室管理层、技术主管、检验医师等，每个小组一般 2～3 人较为合适，分别负责若干个有关的临床科室的沟通任务。联络临床的形式可以通过参加科室早交班、科室学术活动等形式，主要内容包括介绍检验新项目、标本采集注意事项、检验项目临床意义，了解临床对检验质量的反馈以及对检验服务的需求等，帮助临床医师、护士了解检验前影响因素，提供检验项目的选择和检验结果的解读等检验医学咨询服务。通过沟通可以消除临床对检验的很多错误理解，共同提高检验质量。

如护士的采血操作规范程度将直接影响检验结果的准确性。例如：某科室的患者在早上抽血做凝血检查，活化部分凝血活酶时间（activated partial thromboplastin time，APTT）和凝血酶时间（thrombin time，TT）经常出现延长，但重抽、复查时结果又正常，医生很困惑。于是沟通小组人员到科室帮其查找原因，发现早上抽血经常是夜班护士，为了让患者少扎一针就在留置针处采血，留置针内封管的肝素被带入标本中，造成凝血功能检验结果的延长，而复查时是正常静脉穿刺采血，结果故变为正常。这个事例让临床医生、护士充分认识到标本采集是否正确对检验结果影响巨大，标本采集差错不但会给患者造成不必要负担，还可能得出错误判断，影响诊疗工作。

因此，实验室通过成立若干沟通小组，负责临床科室的沟通，建立长效平台，共同促进检验质量的提升，为临床诊疗服务。

二、针对检验过程实验室沟通与咨询服务

检验过程中实验室与临床科室沟通与咨询服务包括：建立质控员工作制度，开展检验质量管理宣传活动等。

（一）建立质控员工作制度

医院应建立并实施质控员工作制度。在各临床科室设立相对固定的质控员，主要负责本科室医疗质量监督，并定期参加全院质控员例会，互相交流，共同改进医疗质量。实验室也应指定一名有经验的检验医（技）师骨干担任实验室质控员，在全院质控例会上了解临床科室对检验质量的意见和建议，并向临床科室质控员提出临床检验工作质量的评估结果，宣传和帮助临床建立检验全面质量管理体系的理念，特别是指导临床科室做好检验前质量控制工作。

实验室内部也应成立质量控制小组。质量控制小组在实验室管理层领导下，执行实验室质量管理的规章制度和措施。小组组长可由实验室负责人指定的质量负责人担任，各亚专业实验室可再指定 1～2 名质控员，由质量控制小组负责实验室日常室内质量控制的组织和监督、各级室间质量评价计划的落实、员工质量控制技能的培训以及临床检验质量抱怨的调查和处理等质量管理工作。并建立与临床的沟通机制，让临床科室了解临床实验室的室内质控现状，室间质评成绩，对临床实验室的质量控制有充分的了解。

（二）开展检验质量管理宣传活动

临床医生在遇到检验结果与临床表现不符时，会质疑实验室检验结果不准。一方面是由于临床医生对检验全程质量管理的概念和意识欠缺，对检验前因素的影响认识不足，另一方面也因为实验室平时不注重向临床介绍实验室质量保证的措施和效果，临床医生对实验室为保证质量付出的大量工作毫无概念，遇到问题时就容易误解实验室。针对这一常见现象，实验室应积极主动向临床科室介绍实验

室内部严格有效的质量管理的系列措施以及质量管理的成效。

具体可以通过举办"管理活动周""质量控制技能活动月""全院新入职员工培训周"等形式，一方面通过学术报告或讲座、培训等方式，向临床科室介绍实验室质量保证措施；同时，也可将临床医务骨干邀请到实验室工作现场，让他们真切地接触和认识实验室严密的质量管理体系，了解实验室是如何保证检验结果准确可靠的，这样临床医务工作者就会理性地评价实验室的检验质量，遇到检验结果与临床不符时也能全面客观地分析和查找原因。

三、针对检验后过程实验室沟通与咨询服务 📱微课/视频2

检验后过程阶段，临床实验室与临床科室沟通与咨询服务包括：建立临床检验诊断案例分析报告制度，建立检验结果报告制度，推行检验医师工作制度等方法和途径。

（一）建立临床检验诊断案例分析报告制度

实验室应加强对实验室工作人员临床医学基本知识和临床诊断思维的培训，帮助实验室工作者搭建疾病实验诊断的知识架构，提升与临床医师沟通交流的能力。实验室可以建立临床检验诊断案例分析报告制度，邀请临床医师讲解临床常见病、多发病的基本诊疗规律，通过收集整理典型病例的检验诊断结果，分析检验诊断项目结果变化的发生机制及与疾病临床表现的内在联系，归纳常见病、多发病的实验室检查特点，并从实验诊断角度揭示临床疾病诊断思维。实验室应主动并定期组织临床检验诊断案例分析报告会，面向实验室检验医（技）师以及全院临床医师，共同推动实验诊断在临床疾病诊疗中的应用水平，促进检验医学学科地位的提升。

（二）建立检验结果报告制度

实验室应建立检验结果报告制度，特别是"危急值"或特殊结果报告制度。实验室应依据所在医院提供的医疗服务能力和服务对象，针对报告项目、报告范围、报告途径、重点对象等，在征询临床相关科室意见的基础上，制定出适合本单位的检验"危急值"项目和"危急值"报告范围。对于一些与病情不符的检验报告或与近期历史结果差异大的检验结果也应及时与临床进行沟通，提醒临床医生注意排除可能的检验前影响因素或患者病情的变化，以便及时作出适当的诊疗处理，确保医疗安全。对于一些关系重大的检验报告（如抗 HIV 阳性、白血病及恶性肿瘤、罕见病原体的报告单等）需由实验室负责人或实验室负责人授权的相关人员复核无误后签发。

（三）推行检验医师工作制度

目前，我国卫生健康委员会医师分类中已经设立了检验医师分类，并制定了检验医师准入和培训细则。实验室应建立并用好检验医师队伍，做好与临床科室的高效沟通与咨询服务。

1. 检验医师的职责 检验医师主要工作职责是：①提供检验医学咨询服务；②开发检验新项目，引进新技术，并进行临床应用前的全面评估；③承担实验项目的质量管理，监督并及时纠正错误或不准确的实验报告，充分考虑各项检查的诊断效率，结合临床综合分析实验结果；④定期收集和评估临床医护人员、患者对检验效率、质量的反馈并组织改进；⑤参与临床疑难病例讨论和会诊，为临床提出有价值的诊疗建议；⑥参与临床科研合作，开展基础与应用的临床观察和研究；⑦承担临床医护人员、检验工作者的专业培训和继续教育。

2. 检验医师工作形式 国内不少医疗机构也已经在实验室设立了检验医师岗位。检验医师作为连接实验室与临床科室的桥梁，与临床医护及患者沟通的使者，在检验医学服务于患者诊疗、提升检验医学学科水平和地位方面，发挥着越来越重要的作用。目前，检验医师工作的主要形式包括以下几种。

（1）开展检验咨询服务 可以设立检验门诊或热线电话，解答来自临床或患者提出的检验医学相关问题。这种咨询不仅仅是在临床医师或患者得到检验结果后被提出来，也可以是在检验开始之前或不做检验仅为了解检验医学动态或常识而提出咨询。需要注意的是，在对检验结果解释时，检验医师对结果的解释跟临床医师的解释不相符的情况时有发生，是医疗纠纷的隐患，然而这也说明检验医师和临床医师对同一检测结果的理解可因角度不同而不同，检验医师必要时应与临床医师进行沟通，使咨询服务更符合患者实际病情并被临床医师和患者理解和接受。

（2）参加临床查房　实验诊断新技术、新项目不断应用于临床，临床医师难免在检查项目的选择、方法学评估、临床意义、结果解释、标本种类、采集方法及重复次数等方面存在疑问，检验医师通过参加临床查房等医疗活动，向临床医师介绍最新的检验项目或诊断技术以及合理选择检测项目组合，综合分析、评价各项检测结果及其意义，为临床提供鉴别诊断、排除诊断的依据。

（3）参与临床会诊和病例讨论　检验医师应积极参加临床会诊和病例讨论，侧重于从实验诊断角度解读检验结果，阐明实验室检查结果与临床表现的内在联系，提出进一步实验室检查的建议。通常临床血液分析或骨髓形态检查、止血与血栓检验、微生物检验等领域涉及临床会诊较多，检验医师的会诊意见对临床诊疗帮助较大。

例如，某医院收治一位患心内膜炎的发热危重患者，怀疑细菌感染，然而多次血培养均为阴性结果。随后临床邀请检验医师会诊，检验医师经过分析，认为血培养阴性的原因是：①采集患者血培养标本的时间不对；②患者刚使用过抗生素。于是提出会诊意见：①在 24 小时内要在不同部位采血 3 次；②如果发热规律，必须在发热高峰前 0.5 ~ 1 小时采血；③因患者使用过抗生素，要适当停用或选用含树脂（或活性炭）的培养瓶采样。临床按照检验医师会诊意见采样重新送检，结果发热前 1 小时的血标本在树脂瓶中培养出了耐甲氧西林金黄色葡萄球菌，该菌对万古霉素敏感，立即改用万古霉素治疗，患者病情好转，实验室和检验医师也得到了临床科室的信任和赞扬。

（4）参与检验质量临床沟通　检验医师应经常下到临床科室，调研和征询临床对实验室检验质量的意见和建议，不断改进实验室服务质量。对于临床提出的检验质量抱怨的处理是全面质量管理体系的重要组成部分，实验室应建立处理抱怨的政策与程序，可由检验医师负责质量抱怨的调查和处理，一旦抱怨的问题被确认为检验不合格时，应抓住造成问题的根本原因，针对性地制定纠正措施，并对纠正措施的效果进行有效性评价。除了有纠正措施，还应针对可能存在不合格的潜在原因，制定所需改进的措施即预防措施。

比如出现检验结果与临床表现不符的情况，检验医师应积极组织深入调查分析，从检验前、检验中及检验后三个环节排查原因。检验前环节主要注意分析标本采集与运送、生理性变异或生活习性影响、临床用药的干扰等因素；检验中环节主要注意检查仪器状态、试剂质量、室内质控有无失控、人员操作等问题；检验后环节主要关注检验结果的及时报告和正确解读、应用等问题。

（5）参与临床科研和教学　检验医师还应积极参加检验与临床结合的科学研究，包括诊断性实验新方法与新技术的临床评价、疾病发病机制研究、疾病实验诊断指标的参考值调查和应用规律研究、药物临床疗效研究等，一方面推动实验室新业务开展、检验医师业务水平提升，另一方面也赢得了临床科室的信任和尊重，为临床沟通奠定坚实基础。检验医师还应发挥熟悉临床疾病实验室诊断知识的特长，承担对实验室人员的继续教育培训工作。

总之，临床实验诊断的学科特点决定了其在临床疾病的辅助诊断价值，其诊断价值受检验前、检验中和检验后等诸多因素的影响，需要实验室工作人员与临床医师、护士及标本运送人员不断地沟通、交流，才能最大限度地发挥检验结果的临床诊疗价值。

思考题

答案解析

情景描述：患者，男，69岁。以"乏力、肌肉无力1周"入住肾内科。患者一周前出现乏力、肌肉无力，无胸痛、心悸等症状。入院实验室第一次血液生化检验发现：血钾 17.81mmol/L（参考区间 3.50~5.30mmol/L），血钙 0.05mmol/L（参考区间 2.11~2.52mmol/L），肌酐 600μmol/L（参考区间 57~113μmol/L）。

初步判断与处理：实验室与临床沟通后，发现患者无明显高血钾、低钙的临床症状，临床医师认为该检测结果与患者临床表现严重不符，于是实验室建议立即重抽复查，第二次检测结果：血钾 6.31mmol/L，血钙 2.21mmol/L，肌酐 580μmol/L，标本无溶血、脂血等情况。根据实验室检测结果临床予以静注排钾治疗后，次日复查血钾为 5.91mmol/L。

问题：

（1）该患者入院第一次检查血钾 17.81mmol/L，实验室在与临床沟通时应考虑最可能的原因是什么？

（2）如该实验室两次测量血钾的不确定度为 0.15mmol/L，临床咨询实验室静注排钾治疗能否排除实验误差的影响，治疗效果是否有效？

（3）实验室在与临床沟通该案例血钾升高时，应储备哪些专业知识？该患者第二次血钾偏高的最可能原因是什么？

（刘　灿）

书网融合……

重点小结　　　　题库　　　　微课/视频1　　　微课/视频2

第十一章　临床实验室认可

学习目标

1. 通过本章学习，掌握医学实验室建立质量管理体系所需遵守的原则；熟悉医学实验室管理的发展趋势及检验结果获得更广泛承认的途径；了解国际实验室认可制度及认可的作用及医学实验室相关国际标准。

2. 具有获取医学实验室相关标准的能力。

3. 树立规范化、标准化意识；树立以患者和临床用户为中心的服务理念。

检测结果的质量是医学实验室（也称为临床实验室）的生命线，是为临床提供可靠的实验室数据用于临床正确诊疗的前提，也是衡量实验室能力的标尺。因此，实验室必须抓好质量管理。医学实验室认可在规范各国实验室质量管理工作，推动实验室能力建设，促进检验结果相互承认方面具有重要意义。本章简要介绍国内外实验室认可发展、医学实验室认可相关标准和认可流程。

第一节　实验室认可概述

PPT

早在 2006 年，联合国工业发展组织（UNIDO）和国际标准化组织（ISO）正式提出国家质量基础设施（national quality infrastructure，NQI）的概念，把计量、标准化、合格评定（包括检验检测、认证认可）作为国家质量基础的三大支柱。认可作为三大支柱之一，提升了检验检测实验室管理水平和技术能力，增强了实验室的市场核心竞争力，促进了国际贸易的便利化，在推动国家高质量发展中发挥着重要的作用。

一、实验室认可基础知识

（一）认可的定义　微课/视频 1

认可是正式表明合格评定机构具备实施特定合格评定的能力、公正性和一致性操作的第三方证明。"合格评定活动"是规定要求得到满足的证实，包括：检测、检验、能力验证、审定、核查、标准物质生成、认证和认可等。"合格评定机构"是实施除认可外的合格评定活动的机构。因此，认可对象包括检测实验室、校准实验室、认证机构、能力验证提供者、标准物质生产者、认证机构等。

本节主要介绍实验室认可。通俗地讲，实验室认可是指认可机构按照相关国际标准或国内标准，对从事检测等活动的实验室实施评审并颁发证书，证实其具有在获认可范围内从事检测等活动的技术能力和管理能力。各国认可机构按照国际实验室认可合作组织（International Laboratory Accreditation Cooperation，ILAC）的要求开展认可并签署互认协议，其认可结果将得到全球承认。

（二）认可的特性

认可具有权威性、独立性、公正性、技术性、规范性和国际性等特征。

1. 权威性　实施认可的机构通常为政府授权的权威机构；认可机构及实施认可的相关人员所具备的技术能力和管理能力为认可权威性提供了重要保障。

2. 独立性 认可机构是由政府授权，独立开展认可活动的机构。它的运行机制保证了认可评审活动的公正性，不受利益方的影响。

3. 公正性 认可机构对其认可活动公正性负责，对认可活动相关的政策、过程作出安排，以防止来自商业、财务或其他方面压力对评审活动公正性的影响。

4. 技术性 认可作为国家质量基础设施重要支柱之一，依据技术标准或者规范文件，由各领域具有相应能力的专家对合格评定机构的技术能力和管理能力进行评审。

5. 规范性 认可机构依据国际标准 ISO/IEC 17011 开展认可活动，并按照国际标准、国家标准或者行业规范对合格评定机构实施评审。

6. 国际性 认可机构在满足国际实验室认可合作组织（ILAC）的要求下，签署联合互认协议（MRA），其认可结果将得到全球承认。

（三）认可的作用

1. 在能力评价方面 证实实验室具备实施特定检测的能力。

2. 在政府监管方面 增强政府使用实验室检测结果的信心，减少做出相关决定的不确定性和行政许可中的技术评价环节，降低行政监管风险和成本。

3. 在促进贸易方面 通过与国际组织、区域组织或国外认可机构签署多边或双边互认协议，促进检测结果的国际互认，促进对外贸易。

4. 在非贸易领域 促进健康、安全、社会服务等非贸易领域规范性、质量和能力等方面的提高。

5. 在市场竞争方面 帮助实验室增强社会知名度和市场竞争力。

6. 在持续改进方面 通过对实验室进行系统、规范的技术评价和持续监督，有助于实验室及其客户实现自我改进和自我完善。

二、国内外实验室认可制度发展概述

（一）国际实验室认可制度

国际实验室认可制度起源于 1947 年，澳大利亚率先建立起世界上第一个国家实验室认可体系——澳大利亚国家检测机构协会（NATA）。其后，在 20 世纪 60 年代，英国等欧洲国家相继建立实验室国家认可制度；70 年代，实验室认可制度开始在美国等主要工业国家普及；从 80 年代开始，一些新兴的工业化国家（新加坡、马来西亚等）建立起实验室认可体系；90 年代，更多的发展中国家包括中国建立了实验室认可体系。在经济全球化和区域经济一体化趋势的推动下，克服技术壁垒、减少不必要的重复检测和重复评价的要求愈加迫切，"一个标准，一次检测，全球承认"成为国际共识。于是，各国认可机构认可结果的相互承认成为迫切需求，并需要有相应国际和区域认可合作组织来协调各国认可工作，国际实验室认可合作组织（ILAC）应运而生。

ILAC 是实验室认可机构及其利益相关方共同组成的国际认可合作组织。其前身是成立于 1977 年的国际实验室认可大会。1996 年 9 月，国际实验室认可大会正式改组为 ILAC。2003 年 1 月，ILAC 在荷兰注册成为非营利组织性质的法人实体，秘书处为其常设机构，秘书处由澳大利亚认可机构 NATA 承担。ILAC 的主要工作目标如下。

（1）研究实验室认可的程序和规范；

（2）推动实验室认可的发展，促进国际贸易和交流；

（3）帮助发展中国家建立实验室认可体系；

（4）促进世界范围的实验室互认，避免不必要的重复评审。

截止2023年底，ILAC共有来自100多个国家和经济体的157个成员机构，其中全权成员（full members）114个，准成员（associates）17个，区域认可合作组织6个，利益相关方（stake holders）20个。我国是ILAC的缔约国、全权成员。

为实现"一个标准，一次检测，全球承认"的目标，ILAC建立了国际多边相互承认协议（MRA）制度，并通过签署该协议促进各国对由其他国家认可机构认可的实验室出具的检验检测和校准结果的承认和利用，从而减少重复评价。APAC、EA等区域合作组织的相互承认协议MRA是ILAC全球多边承认协议的基础。签署MRA的各认可机构应遵循以下原则。

（1）认可机构应完全按照国际标准ISO/IEC 17011《合格评定　认可机构要求》以及ILAC和区域认可合作组织的要求运作并持续保持其符合性；

（2）认可机构应保证其认可的实验室持续符合有关实验室能力的国际标准ISO/IEC 17025或ISO 15189（针对医学实验室）；

（3）被认可的检验检测或校准服务可溯源至国际单位制（SI）；

（4）被认可的实验室必须参加能力验证或其他实验室间比对活动。

区域认可合作组织通过实施同行评审来评价各国认可机构是否符合上述要求，并根据评价结果决定各国认可机构能否加入区域互认协议。加入区域组织互认协议的认可机构通过ILAC互认委员会推荐、全体成员大会批准后方可签署ILAC-MRA。目前，已有来自亚太、欧洲、非洲和美洲的114个认可机构签署了ILAC-MRA，其中有83个认可机构签署医学实验室认可ILAC-MRA。ILAC互认制度极大地促进了国际检验、检测校准结果的相互承认，并得到联合国（UN）、世界卫生组织（WHO）、国际奥委会（IOC）、国际计量局（BIPM）、欧盟（EU）、亚太经合组织（APEC）、国际医学溯源联合委员会（JCTLM）等众多国际组织的承认。

（二）我国实验室认可制度

我国的实验室认可起始于1993年。经过一年筹备，1994年，原国家技术监督局正式批准成立了我国第一个实验室认可机构——中国实验室国家认可委员会（CNACL），标志着我国实验室认可制度的正式建立。1996年，原国家进出口商品检验局成立了负责进出口领域的中国国家进出口商品检验实验室认可委员会（CCIBLAC）。2002年，CNACL与CCIBLAC合并，成立了新的中国实验室国家认可委员会（CNAL）；2006年，CNAL与中国认证机构国家认可委员会（CNAB）合并，形成中国合格评定国家认可委员会（China National Accreditation Service for Conformity Assessment，CNAS）。截止2023年底，CNAS已认可各类检验检测机构万余家，涵盖了机械工业、电子电气、农业、卫生、轻工纺织、石油石化、食品药品、医疗器械、建工建材、能源地矿、特种设备、信息安全、计量校准等国民经济各重要领域以及医学、公安、司法、动植物和卫生检疫、生物安全等社会领域。CNAS是当前世界第一大认可机构。按照认可对象分类，CNAS目前开展有认证机构认可、实验室及相关机构认可、检验机构认可和审定与核查机构认可。其中，实验室及其相关机构的细分认可制度分别以如下几个标准为准。

（1）国家标准GB/T 27025《检测和校准实验室能力的通用要求》（等同采用国际标准ISO/IEC 17025）为具体准则，对检测或校准实验室进行评审，证实其是否具备开展检测或校准活动的能力。

（2）国家标准GB/T 22576.1《医学实验室质量和能力的要求 第1部分：通用要求》（等同采用国际标准ISO 15189）为具体准则，对医学实验室进行评审，证实其是否具备开展医学检测活动的能力。

（3）国家标准GB 19489《实验室生物安全通用要求》和《病原微生物实验室生物安全管理条例》中适用的明确规定为具体准则，对病原微生物实验室进行评审，证实该实验室的生物安全防护水平达到了相应级别。

（4）国家标准 GB/T 27043《合格评定能力验证的通用要求》（等同采用国际标准 ISO/IEC 17043）为具体准则，对能力验证计划提供者进行评审，证实其是否具备提供能力验证的能力。

（5）国家标准 GB/T 15000.7《标准样品工作导则 第 7 部分：标准样品生产者能力的通用要求》（等同采用国际标准 ISO 17034）为具体准则，对标准物质/标准样品生产者进行评审，证实其是否具备特定标准物质/标准样品生产能力。

（6）国家标准 GB/T 27416《实验动物机构质量和能力的通用要求》为具体准则，对实验动物机构进行评审，证实其保障实验动物质量和福利的能力。

（7）国家标准 GB/T 27425《科研实验室良好规范》为具体准则，对科研实验室进行评审，保证科研过程的科学管理和良好运行。

（8）国家标准 GB/T 37864《生物样本库质量和能力通用要求》（等同采用国际标准 ISO 20387）为具体准则，对生物样本库进行评审，证实其是否具备生物样本保藏能力。认可机构对于满足要求的合格评定机构予以正式承认，并颁发认可证书，以证明该机构具备实施特定合格评定活动的技术和管理能力。

上述实验室认可制度分别对应的国际/国家标准如图 11-1 所示。

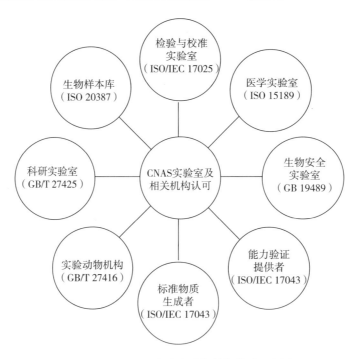

图 11-1　CNAS 实验室及相关机构认可制度

标准物质（RM）和有证标准物质（CRM）是确保检验结果的溯源性和正确性的基础；能力验证（也称为室间质评）是通过实验室间比对判定检验能力的有效方法；校准实验室对客户提供的参考物质出具可溯源至现有最高水平的参考测量程序或参考物质的值；三者对于实验室检验结果质量均具有重要影响，因此标准物质/标准样品生产者（RMP）研制生产 RM 的能力、能力验证提供者（PTP）运作能力验证计划的能力、校准实验室运行参考测量程序的能力也都需要有保证。上述制度均已加入了 ILAC-MRA 项目。这些认可制度国际互认协议的签署，为我国实验室及相关机构的数据得到国际承认搭建了桥梁，在促进我国对外贸易和国际交流方面发挥了重要作用。

PPT

第二节 我国医学实验室认可及相关标准

医学实验室属于检测实验室范畴。有别于其他行业检测实验室，依据 ISO/IEC 17025《检测和校准实验室能力的通用要求》进行认可，医学实验室则依据 ISO 15189《医学实验室质量和能力要求》进行认可。本节介绍了我国医学实验室认可制度发展和与医学实验室认可相关的标准。

一、我国医学实验室认可

（一）我国医学实验室认可制度的建立与发展

我国医学实验室 ISO 15189 认可起始于 2001 年。当时，国际标准化组织 ISO/TC 212WG1 工作组正在起草 ISO 15189《医学实验室质量和能力的特定要求》。我国选派专家对该标准进行跟踪，并作为 ISO/TC 212 WG1 工作组成员参与该国际标准的制订工作。随着 ISO 15189：2003 的正式出版，我国认可机构积极组织专家开展该国际标准的国家标准转换工作，并于 2003 年 12 月发布了 CNAL/AC 23《医学实验室质量和能力认可准则》，2004 年完成医学实验室质量和能力认可体系建设，7 月开始正式受理医学实验室 ISO 15189 的认可申请；2005 年 8 月，完成对解放军总医院的认可评审，发出了我国第一张医学实验室 ISO 15189 认可证书。

2006 年 CNAS 成立后，继续积极研究和不断完善医学实验室认可工作。2007 年，CNAS 发布了 CNAS – CL02（替代 CNAL/AC23）在各专业领域的应用说明和实施指南文件；同年 8 月，CNAS 顺利通过了 APLAC 的国际同行评审，12 月签署 APLAC 医学实验室认可 MRA，成为首批签署 APLAC 医学实验室认可 MRA 的认可机构；截止到目前，CNAS 认可了近 900 家临床实验室，覆盖了我国 31 个省、自治区和直辖市以及澳门特别行政区。

ISO 15189 是国际上第一个专门为医学实验室质量管理"量身定制"的国际标准，它不仅为我国医学实验室的管理提供了科学的模式和方法，也将全球医学实验室的质量管理和认可工作统一到同一标准，从而为我国医学实验室质量管理和认可工作保持国际同步提供了良好契机。

（二）医学实验室认可在我国的作用和意义

医学实验室认可不仅推动了我国医学实验室质量管理水平和能力建设，推动了检验医学学科的发展，还在支持我国举办大型国际活动方面发挥了积极作用。

客观公正的行为、严谨务实的作风、高水平的专家队伍以及与国际政策和标准的无缝对接，确保了 CNAS 认可的质量，并在规范医学实验室运作、促进实验室管理水平和能力建设上发挥了积极作用。获得 CNAS 认可的医学实验室普遍认为，通过认可的压力正是全面审视和完善实验室质量建设的动力，CNAS 发布的各项技术要求，有力促进了医学实验室技术和服务水平的提升。

除了促进实验室能力提升外，CNAS 的医学实验室认可还发挥了"证实能力，传递信任"的作用，并产生了重要的社会效应。2007 年初，CNAS 与北京市卫生局合作启动了北京奥运定点医院医学实验室认可专项工作，CNAS 全力提供了技术支持。在奥运会开幕之前，北京市共计 19 家医学实验室获得认可，增强了各国运动员和游客对奥运会医疗保障服务的信心；同年，CNAS 还完成了我国兴奋剂国家检测中心的认可工作，确保了我国检测机构满足国际奥委会（IOC）对实验室的资格要求，顺利承担了北京奥运会运动员的兴奋剂检测工作。2009 年，CNAS 又与上海市卫生局合作，开展上海地区医

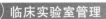

学实验室的专项认可工作，共完成了对 11 家医学实验室的认可，为 2010 年上海世博会提供了符合国际要求的医学检验服务。

当前，我国医学实验室认可制度已得到广大医学实验室的认同，认可结果也被国家和越来越多的地方卫生主管部门采信，例如被地方卫生主管部门应用于医院等级评审、临床药理基地评选等工作中。随着我国进一步的发展和国际化程度的深化，作为国际通行做法的医学实验室认可无疑将会成为我国医学实验室质量管理和能力证明的必由之路。

二、医学实验室认可相关标准

认可评审的依据是标准，认可推动了标准的使用。标准是为了在一定范围内获得最佳秩序，经协商一致制定并由公认机构批准，共同使用和重复使用的一种规范性文件。标准产生的基础是"科学、技术和经验的综合结果"。因此标准是对人类实践经验的归纳、整理，是充分考虑最新技术水平并规范化的结果。按照标准化活动的范围可以将标准分为国际标准、区域标准、国家标准、行业/协会团体标准、地方标准等。

在我国，对临床实验室（包括血站实验室）采用 ISO 15189 为认可依据；对医学参考测量（即校准）实验室，应用 ISO/IEC 17025 加 ISO 15195 作为认可依据；这些标准均由国际标准化组织（International Organization for Standardization，ISO）制定。以下将简单介绍 ISO 及其制定的医学实验室相关标准。

（一）ISO 简介 微课/视频 2

ISO 成立于 1947 年，是由成员国的国家标准化机构组成的独立的、非政府的国际组织。目前，共有 171 个成员国。ISO 的工作机制及标准化活动的范围决定了其发布的标准的国际性。ISO 标准的制修订工作通常是由其下设技术委员会进行，各成员机构有权选派代表参加就某主题设立的技术委员会并参与标准的制修订工作。与 ISO 保持联系的各官方和非官方国际组织，也可以参与标准制定工作。因此，ISO 是通过各成员国专家一同共享知识、达成一致意见，形成的国际标准，在世界范围内促进标准化工作的发展，以利于国际物资交流和互助，并扩大知识、科学、技术和经济方面的合作。

目前，ISO 下设 838 个技术委员会（Technical Committee，TC）和分委会（Subcommittee，SC），共发布涉及技术、管理和制造业等各方面的国际标准 25426 份。ISO 各技术委员会对其发布的标准每 5 年进行复评审一次，评审给出是否修订的决定，确保标准的持续适用性。其中，与医学实验室相关的技术委员会是医学实验室和体外诊断系统技术委员会（ISO/TC 212）。全国医用临床检验实验室和体外诊断系统标准化技术委员会（SAC/TC 136）是 ISO/TC 212 在中国的对口组织，代表我国参与 ISO/TC 212 的标准化工作，并负责对适用标准进行国家标准的转化工作。

> 知识拓展

ISO/TC 212 下设工作组介绍

ISO/TC 212 下设 5 个工作组（WG），分别是：医学实验室质量和能力（WG1）、参考系统（WG2）、体外诊断产品（WG3）、微生物和分子诊断（WG4）、实验室生物风险管理（WG5）。目前，ISO/TC 212 共发布了 49 份国际标准，在研标准 21 份。这些标准涉及到医学实验室质量管理、量值溯源、体外诊断系统、微生物检验、分子检测、医学实验室风险评估等多个方面。

（二）ISO 15189：2022《医学实验室 质量和能力的要求》

ISO 15189 是专门针对医学实验室质量和能力的要求，是 CNAS 对医学实验室质量和能力认可的依据。从 2003 年 ISO/TC 212 正式发布 ISO 15189：2003《医学实验室 质量和能力的专用要求》起，ISO 15189 共经历了 3 次修订，第 4 版于 2022 年 12 月正式发布。该标准以患者为中心，涉及到实验室活动的方方面面，对医学实验室的规范化管理和能力提升产生了重要影响。该标准自 2003 年发布以来，被各国认可机构陆续采用作为医学实验室认可评审依据。随即 ILAC 鼓励各国认可机构采用 ISO 15189 作为医学实验室认可的依据，并建立了医学实验室 ILAC - MRA 制度。该标准被我国等同采纳为国家标准 GB/T 22576.1《医学实验室 质量和能力的要求 第 1 部分：通用要求》。

医学实验室开展及时、规范的检验活动对于患者医疗非常重要。这些活动包括：检验申请的安排，患者准备，患者识别，样品采集、运送，患者样品的处理，符合预期用途的检验的选择，样品检验，样品储存，以及后续的解释、报告和建议，可能还包括向患者提供结果、安排急诊检测和通知危急结果。

该标准通过建立对医学实验室质量和能力的信心，旨在提升患者健康福祉和实验室用户的满意度。包括医学实验室为应对风险和改进机遇而策划和采取措施的要求。该方式的优点包括：提高管理体系的有效性，减少无效结果的概率，减少对患者、实验室员工、公众和环境的潜在危害；该标准有助于医学实验室和其他医疗服务部门之间的合作；可促进不同国家或地区医学实验室间患者检验结果的可比性。

该标准风险管理的要求与 ISO 22367《医学实验室 风险管理在医学实验室的应用》的原则一致；实验室安全要求与 ISO 15190《医学实验室 安全要求》的原则一致；样品采集和运送要求与 ISO/TS 20658《医学实验室 样品采集、运送、接收和处理的要求》一致。该标准不仅适用于医学实验室各学科，也可用于其他医疗服务，如影像诊断、呼吸治疗、生理学、血库和输血。

该标准的适用范围：①可用于医学实验室建立管理体系和评估自己的能力；②也可适用于实验室用户、监管机构和认可机构确认或承认医学实验室的能力；③适用于即时检验，这意味着如果实验室同时开展 POCT 检测，应将 POCT 相关要求纳入实验室管理体系。简而言之，ISO 15189 既可被临床实验室用于自身质量管理和能力建设，也可被外部机构用于评价依据。

该标准以 ISO/IEC 17025 作为母体文件，同时结合临床实验室特点，规定了对临床实验室的专用要求。包含了公正性、保密性、伦理、安全和法规要求，同时强调了风险管理和信息管理，更贴切临床实验室的属性。该标准包括：1 范围、2 规范性引用文件、3 术语定义及正文要求（条款 4 ~ 8，见表11 - 1）。

表 11 - 1 ISO15189：2022 正文条款分布

条款	子条款
4 总体要求	4.1 公正性 4.2 保密性 4.3 患者相关的要求
5 结构和管理要求	5.1 法律实体 5.2 实验室主任 5.3 实验室活动 5.4 结构和权限 5.5 目标和方针 5.6 风险管理

续表

条款	子条款
6 资源要求	6.1 总体要求 6.2 人员 6.3 设施和环境条件 6.4 设备 6.5 设备校准和计量溯源性 6.6 试剂和耗材 6.7 服务协议 6.8 外部提供的产品和服务
7 过程要求	7.1 总体要求 7.2 检验前过程 7.3 检验过程 7.4 检验后过程 7.5 不符合工作 7.6 数据控制和信息管理 7.7 投诉 7.8 连续性和应急预案
8 管理体系要求	8.1 总体要求 8.2 管理体系文件 8.3 管理体系文件的控制 8.4 记录控制 8.5 应对风险和改进机遇的措施 8.6 改进 8.7 不符合及纠正措施 8.8 评估 8.9 管理评审

"4 总体要求"中规定实验室应从组织结构和管理上作出安排以保证实验室活动的公正性、对患者信息保密,确保将患者的健康、安全和权利作为首要考虑因素。

"5 结构和管理要求"中规定实验室或其所在组织要有明确的法律地位以便为其活动承担法律责任;实验室主任及不同岗位人员应具有规定的资格、能力、授权和资源;实验室应明确实验室活动范围,并确保这些活动满足该标准的要求;为满足患者和用户的需求,实验室应确保提供适当的实验室建议和解释,适用时,与实验室用户沟通检验活动相关事宜并建立协议;实验室应确定其组织和管理结构,其在母体中的位置,以及管理、技术运作和支持服务间的关系;实验室管理层应制定质量方针和目标以满足患者和用户的需求,建立质量指标以评估检验前、中、后过程的关键环节;制定风险管理程序,以识别与其检验和活动相关的对患者危害的风险和改进患者医疗的机会,并制定应对风险和改进机遇的措施。

实验室提供检测服务所需的资源,包括:人员、设施环境、设备、试剂、耗材及外部支持服务。"6 资源要求"对这些要素的管理作出了具体要求,实验室应确保这些资源充足和被有效利用,为顺利开展实验室活动和及时提供准确的检验结果提供保障。

该标准要求实验室对检验全过程进行管理,将检验活动分为"检验前""检验中"和"检验后"三个过程。实验室应识别在检验前、检验和检验后过程中对患者诊疗的潜在风险,应评估并尽可能降低风险。"7 过程要求"对检验过程中的关键活动做出了要求,通过规范检验过程,以保证检验结果的准确性。这些关键活动包括:患者准备,样品采集、运送和接收,检验方法的选择、验证、确认,室内质量控制(IQC)和室间质量评价,结果报告,数据控制和信息管理,投诉处理等。

医学实验室建立、编制、实施和维持自己的管理体系以持续满足本标准要求是"8 管理体系要求"中的核心内容,实验室通过内部审核、管理评审、风险评估等方式,识别不符合和改进机遇,制定纠正措施和应对改进机遇的措施，最终达到质量管理体系的不断改进。

另外，该标准共有 3 个附录。分别是：附录 A 即时检验（POCT）的附加要求、附录 B ISO 9001：2015 与 ISO 15189：2022（本准则）的比较、附录 C ISO 15189：2012 和 ISO 15189：2022（本准则）的比较。

（三）ISO 15190：2020《医学实验室　安全要求》

医学实验室安全包括：生物安全、化学危害、消防安全等。医学实验室安全管理非常重要，它涉及到实验室工作人员的健康和生命安全。ISO 15190 是由 ISO/TC 212 制定的专门针对医学实验室安全的要求。

该标准规定了在临床实验室建立并维持安全工作环境的要求。与所有此类安全指南一样，要求明确实验室安全员的角色和责任，以确保所有员工在工作中为自身安全和可能受其工作影响的他人的安全负责。

该标准旨在目前已知的临床实验室服务领域中使用，但也可能适用于其他服务和领域。然而，为确保安全，实验室在操作需要 3 级和 4 级防护水平的高致病人类病原体时，还应符合附加要求，在我国即还需要符合 GB 19489 的要求。

该标准包括：1 范围，2 规范性引用文件，3 术语及定义，4 安全设计，5 安全管理计划，6 危害标识和风险评估，7 生物安全和生物安保危害，8 化学危害，9 物理危害，10 应急准备和反应，11 消防安全，12 实验室人体工程学，13 设备安全，14 安全员工作规范，15 个人防护装备，16 样品和危险材料的运送，17 废物处理，18 良好内务管理行为，19 事件、伤害、事故和职业性疾病。

另外，该标准包含了 9 个附录。分别是：附录 A 本文件实施行动计划纲要，附录 B 实验室安全审核，附录 C 溢洒后的去污染、清洁和消毒，附录 D 员工伤残，附录 E 标准防护和传播途径为基准的防护措施、常规做法和额外的预防措施，附录 F 化学废物，附录 G 压缩气体的储存、维护和处理，附录 H 灭火器的使用，附录 I 免疫/接种计划。

（四）ISO 15195：2018《检验医学　运行参考测量程序的校准实验室的能力要求》

在医学领域，"校准实验室"通常被称为"参考测量实验室"。医学校准实验室是体外诊断参考测量系统的重要组成部分，实验室的质量管理对于保证参考测量程序的有效运行至关重要。医学校准实验室的质量管理需要同时满足 ISO/IEC 17025《检测和校准实验室能力的通用要求》和 ISO 15195 的标准要求。ISO 15195 对于医学校准实验室的建立、认可和持续改进都具有非常现实的指导意义。该标准被我国等同采纳为国家标准 GB/T 21919《检验医学运行参考测量程序的校准实验室的能力要求》。

为了实现患者样品测量结果在不同测量地点和测量时间的可比性，医学实验室的结果宜溯源到更高级别的参考物质和（或）参考测量程序（可获得时）。因此，医学领域校准实验室提供结果的计量水平宜支持医学实验室满足医学要求。

校准实验室宜实施参考测量程序，出具准确且可溯源至现有国家或国际一级参考物质（适用时）的测量结果。只要有可能，宜建立溯源至复现国际单位制（SI）单位参考物质的溯源性。校准实验室宜对客户提供的参考物质出具可溯源至现有最高水平的参考测量程序或参考物质的值。当生物源性材料的某一特性值不能溯源至 SI 单位，参考测量程序的每一步（如重量测定、容量测定、温度测定、电位测定）都宜有可以溯源至相应 SI 单位的值。

该标准规定了医学校准实验室运行参考测量程序的能力要求，不包括以名义标度或顺序标度报告结果的特性的测量，且不适用于常规临床实验室。

该标准包括：1 范围，2 规范性引用文件，3 术语定义和正文要求性条款（条款 4 ~ 8，见表 11 - 2）。各章节按照医学领域校准实验室的工作特点细化了条款。另外，该标准含有 1 个附录（附录 A 与

ISO/IEC 27025：2017 的关系）。

表 11-2　ISO15195：2018 正文条款分布

条款	子条款
4 通用要求	
5 结构要求	
6 资源要求	6.1 总则 6.2 人员 6.3 实验室设施和环境条件 6.4 设备 6.5 计量溯源性 6.6 参考物质 6.7 外部提供的产品和服务
7 过程要求	7.1 要求、标书和合同的评审 7.2 参考测量程序 7.3 样品处理 7.4 测量记录 7.5 测量不确定度的评定 7.6 确保测量结果的有效性 7.7 报告测量结果

（五）ISO/TS 20658：2017《医学实验室　样品采集、运送、接收和处理的要求》

检验前过程的规范化对于检验结果的准确性至关重要，该标准对医学实验室检验前的样品采集和运送做出了要求。该技术规范被我国等同采纳为国家标准 GB/T 42060《医学实验室　样品采集、运送、接收和处理的要求》。

医学实验室的服务对于患者的医疗和公共卫生都很重要，因而应满足患者及负责患者医疗的临床人员的需求。这些服务包括：检验申请，患者准备，患者识别，临床样品采集、运送、保存、处理和检验及结果报告，此外，还包括医学实验室工作的安全和伦理方面的相关事宜。

该文件提供的有关样品采集和处理的指导来源于已在检验前过程中应用的良好实验室规范，并符合已发表文件的要求。该文件用于指导个人和机构样品采集和送检，以确保医学实验室服务的质量并获得更好的公共医疗服务效果。

我国在对本领域的专业人员、人员的活动及职责方面，可能有其特殊的指南或要求。每个医学实验室或样品采集机构宜确定其遵守本文件中相关要求的程度。管理层宜基于患者和客户需要，可利用的资源，以及当地、区域和国家的强制要求等，首先确定适宜的优先权。

该文件规定了对医学实验室检验的样品采集、运送、接收和处理的要求和良好规范的建议。适用于涉及检验前过程的医学实验室和其他医疗服务机构，这些过程包括：检验申请，患者准备和识别，样品采集、运送、接收、保存和处理。本文件也可适用于某些生物样本库。该文件不适用于输血所用的血液及血液制品。

该文件包括：1 范围，2 规范性引用文件，3 术语定义，4 质量管理，5 与患者样品相关的检验前过程，6 设施和环境条件，7 设备和物品，8 感染预防和控制（生物安全），9 人员，10 为患者或用户提供的信息，11 申请单，12 患者识别，13 样品识别，14 样品采集，15 样品完整性和稳定性，16 样品运送，17 样品接收和评估，18 检验前样品存放，19 客户满意度，20 不符合的识别和控制，21 性能指标。

另外，该标准包含 2 个附录，分别是：附录 A 手消毒的 5 个时间点、附录 B 消毒剂。

（六）其他相关标准

除上述标准外，ISO/TC 212 还针对医学实验室制定了下面对医学实验室检验具有重要指导作用的一系列相关标准或国际文件，这些文件如下：

ISO 17511《体外诊断医疗器械　建立校准品、正确度控制物质和人体样品赋值的计量溯源性要求》

ISO/TS 20914《医学实验室　测量不确定度评定指南》

ISO 22367《医学实验室　风险管理在医学实验室的应用》

ISO 35001《实验室及其他相关机构生物风险管理》

PPT

第三节　CNAS 医学实验室认可流程

中国合格评定国家认可委员会（China National Accreditation Service for Conformity Assessment，CNAS）是根据《中华人民共和国认证认可条例》《认可机构监督管理办法》的规定，依法经国家市场监督管理总局确定，从事认可评价活动的权威机构。CNAS 依据 ISO/IEC 17011《合格评定认可机构通用要求》实施认可活动。CNAS 医学实验室认可流程大致分为实验室认可准备及申请、文件及现场评审以及评定批准三个阶段，具体流程如图 11 - 2 所示。

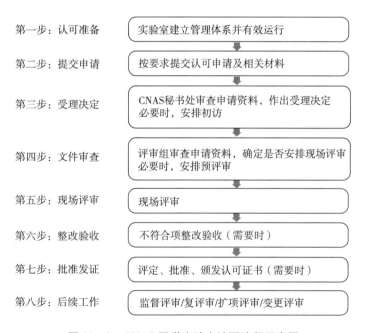

图 11 - 2　CNAS 医学实验室认可流程示意图

按照 CNAS - RL 01《实验室认可规则》的要求，已获认可实验室应该在规定时限内接受监督评审或者复评审，证明其持续满足认可要求，以维持认可资格。

一、认可准备及申请

（一）认可准备

准备申请认可的医学实验室应该从以下几方面做好充分准备，以保证申请后相关工作的顺利进行。

1. 思想准备　实验室首先需要明确认可的目的，即按照 ISO 15189 建立和运行质量管理体系，并通过持续改进，达到确保实验室操作的规范化和结果的准确可靠，加强患者的安全和诊治，满足临床和患者需求的目的。这是实验室建立体系的根本出发点。而申请认可，是通过增加外部的检查和监督来帮助实验室完善体系、提高能力、寻求证实的一种手段。此外，由于医学实验室认可不同于其他类型实验室的认可，检验前的相关要求需取得临床部门的支持和配合，所以准备认可的医学实验室需要加强与相关领导及临床部门的沟通，确保其可以实现 ISO 15189 对于检验前的要求；另外，与其他所有的管理体系相同，医学实验室管理体系的建立和运行需要领导的重视和全体工作人员的参与，只有保证了全员参与，才能保证体系运行持续符合要求并不断得到改进，所以调动工作人员的主观能动性也是进行认可准备的重要环节。

2. 知识准备　通过 CNAS 官网了解并熟悉 CNAS 对医学实验室认可的相关政策、规定和文件对于认可申请是非常重要的，包括认可规则、认可准则、认可应用要求、认可指南、受理要求等。这些文件可以指导实验室按照规范的程序进行认可准备工作。例如 CNAS－GL 011《实验室和检验机构内部审核指南》有助于实验室进行管理体系的内部审核、CNAS－GL 012《实验室和检验机构管理评审指南》有助于实验室进行管理体系的管理评审；此外，组织全部工作人员学习讨论和研讨管理体系和技术能力等方面知识，增进对 ISO15189 和应用要求的正确理解，了解国家相关的法律法规、行业规范要求等都是进行认可知识准备的重要工作。

3. 工作准备　经过了以上的准备工作之后，即进入了实质性的实验室认可准备工作。需要注意的是，建立符合 ISO15189 要求的管理体系并不意味着需要将实验室既往文件或程序废除而完全重新建立，与此相反，实验室应该在梳理管理及技术现状的基础上，尽量利用实验室现有的文件体系，结合实验室日常的工作流程，经过整合、补充和完善，建立既符合 ISO15189 要求又最大程度保留自身文化和习惯的管理体系，严格执行体系要求，定期进行内部审核和管理评审，并保存影响质量的关键活动的运行记录；其次按照不同专业的相关要求进行技术准备，关注室内质控（IQC）、能力验证/室间质评（EQA）、检验程序验证/确认、不确定度评定、分析系统比对等技术点。

实验室开展质量管理时，需注意严格执行以下八项原则。

（1）以客户为中心　医学实验室的主要客户有两个，分别是患者和临床医生。实验室应满足他们的要求并提升服务意识。临床是实验室的直接服务对象，其对从检验前过程（如申请单的内容设计）到检验后（如对检验结果的使用及反馈）的检验全过程均会产生影响，因此要格外重视与临床的沟通。

（2）发挥领导作用　实验室主任和管理层必须注重质量，确定实验室的方针、目标、资源并为员工创造一个他们能充分参与实现目标以及实现自身发展的环境。ISO 15189 中规定了管理层的具体职责。同时，临床实验室质量管理体系的运行，需要得到相关科室的配合，例如：临床科室、护理部、器材科、信息管理科等，因此，需要院领导的支持和协调。

（3）全员参与　每个员工的工作都会对检验结果质量带来影响。尤其在执行层面，每个员工都是管理体系的参与者。实验室应将质量方针和目标传达到每位员工，各岗位员工才能为了共同的目标各施其责。

（4）过程的管理方法　将相关资源和活动按照过程来进行管理，可以更高效地得到期望的结果。ISO 15189 为医学检验清晰地界定出检验前、中、后三个过程并分别提出了要求，涉及到负责采样的护理部门和使用检验结果的临床部门。

（5）系统的管理方法　不能孤立看待标准中的每个要素，更要思考它们之间的相互联系、相互影响和相互作用，才能建立起有机的整体。

（6）持续改进　任何事物没有最好，只有更好。善于使用标准中给出的持续改进工具，理解 PD-CA 方法。持续改进是实验室检验工作永恒的追求，实验室正是在一轮一轮的持续改进中不断取得进步和提升的。

（7）基于事实的决策方法　以事实为依据做决策，可防止决策失误。要善于使用统计技术，例如在质控、满意度分析、质量指标监控等活动中开展统计分析，不回避问题，善于发现问题，持续改进。

（8）建立互利合作关系　无论对供方还是客户，没有互利就没有良好的合作。临床实验室要重视与护理和临床部门的沟通，不断了解他们的需求和要求。

（二）认可申请

实验室完成认可准备工作以后，方可进入 CNAS 官网进行认可申请的填报。

CNAS 规定了医学实验室认可申请受理的条件。

（1）提交的申请资料应真实可靠，申请人不存在欺诈、隐瞒信息或故意违反认可要求的行为。

（2）申请人应对 CNAS 的相关要求基本了解，且进行有效的自我评估，提交的申请资料齐全完整、表述准确、文字清晰。

（3）申请人具有明确的法律地位，其活动应符合国家法律法规的要求。

（4）建立了符合认可要求的管理体系，且正式、有效运行 6 个月以上。即：管理体系覆盖了全部申请范围，满足认可准则及其在特殊领域应用说明的要求，并具有可操作性的文件。组织机构设置合理，岗位职责明确，各层文件之间接口清晰。

（5）进行过完整的内审和管理评审，并能达到预期目的，且所有体系要素应有运行记录。

（6）申请的技术能力满足 CNAS – RL 02《能力验证规则》的要求。

（7）申请人具有开展申请范围内的检测所需的足够资源，例如主要人员，包括授权签字人应能满足相关资格要求等。

（8）仪器设备的量值溯源应能满足 CNAS 相关要求。

（9）申请认可的技术能力有相应的检测经历。

CNAS 对其材料进行规范性审查，如果满足受理要求即可受理；如果不能通过文件规范性审查确定是否满足受理要求，则需要实验室继续改进。必要时，实施初访以确定是否受理。

二、认可评审

（一）文件评审

在正式受理实验室的申请后，一般由评审组长负责组织全面文件审查，包括实验室的管理体系文件以及相应的技术能力文件，在审查后给出是否可以进行现场评审的结论。某些情况下，不能通过文件审查确认实验室是否满足接受现场评审条件时，CNAS 会与实验室协商以预评审方式确认实验室是否满足可以进行现场评审的条件。

（二）预评审

当评审组长有充分理由认为确有必要安排预评审时，需提交书面申请，CNAS 批准后可进行预评审。预评审中发现的问题，应提交给实验室，并向 CNAS 提交"预评审报告"，明确说明实验室是否可在短期内接受正式评审。

（三）现场评审

通过文件审查，若实验室满足接受现场评审的条件，CNAS 会根据实验室申请的技术能力选派相应的专家组成评审组对实验室实施现场评审。

在进行现场评审之前，评审组长负责组织评审策划，包括需查阅的文件、观察的场所和操作、现场试验、考核的人员、座谈会需了解的问题等，并制定现场评审日程表。

评审依据包括认可规则、认可准则（等同采用 ISO 15189）和应用要求、实验室管理体系文件等。评审范围覆盖实验室申请的全部技术能力和所涉及的部门。现场评审关键活动包括预备会、首次会议、现场观察、管理和技术能力评审、检验前和检验后过程的评审、授权签字人评审、评审组内部会、与实验室人员的沟通会以及末次会议等。

1. 预备会 评审前评审组长负责组织评审员召开预备会，宣读评审纪律，沟通文件审查情况，明确评审组成员分工，解答评审员对于现场评审相关的问题，对评审要求统一共识，签署《现场评审人员公正性、保密及廉洁自律声明》等。

2. 首次会 评审组长主持召开由评审组和实验室有关人员参加的首次会议。会议内容包括：介绍评审组成员及分工；明确评审的目的、依据、范围；明确评审日程；强调评审的判定原则及评审采用的方法和程序要求；强调公正客观原则，并向实验室做出保密的承诺，宣读《现场评审人员公正性、保密及廉洁自律声明》；阐明评审对双方的风险，如评审的局限性、时限性以及评审发现的代表性等问题；实验室参会人员介绍；实验室管理体系运行情况介绍等。

3. 现场观察 首次会议后，必要时，评审组会在实验室人员陪同下对实验室进行现场观察，大致了解实验室的检验前、中、后过程及相关场所。

4. 管理和技术能力评审 评审组依据认可规则、认可准则和应用要求、实验室管理体系文件对实验室的管理和技术活动进行评审。技术能力的确认可通过结合使用核对仪器设备配置、查阅记录、现场提问、查阅实验室参加能力验证的情况、查阅检验（检查）报告、现场试验、现场演示等方式进行。

5. 检验前、后过程的评审 评审组在实验室服务的临床客户中抽样进行检验前、后过程的评审，通过观察临床医护人员的样品采集操作、样品运输以及与其进行交谈等方式，取得实验室检验前、后过程符合要求的相关证据，如检验（检查）申请、医护人员培训、样品采集操作、标本保存及运输条件、危急值登记、结果报告、周转时间（TAT）、结果解释及利用、实验室与临床的沟通等。

6. 授权签字人评审 授权签字人是指经 CNAS 认可，有能力签发带认可标识的实验室报告或证书和声明认可状态文件的人员。评审组对授权签字人在申请签字领域的技术能力及是否熟悉 CNAS 相关要求进行评审。

7. 评审组内部会 通常在每日评审工作结束前，评审组召开内部会议，交流当天评审情况及评审工作进度，就评审相关问题进行讨论。最后一次评审组内部会，草拟不符合项报告，讨论评审结论，完成书面报告草案，以提供给实验室进一步沟通。

8. 与实验室人员的沟通会 评审组与实验室人员可在每天工作结束后沟通当天评审情况。评审结束前的沟通会，评审组会针对不符合项或者观察项进行充分沟通，听取被评审实验室的意见，需要时解答被评审实验室代表关心的问题或消除双方观点的差异，并商定不符合整改方案及完成时间，最终形成现场评审结论，实验室对评审报告及结论进行最终签字确认。

9. 末次会 在评审末次会议上，评审组长将宣读评审报告及结论。

（四）跟踪验证

现场评审结束后，实验室需要在规定的时限（通常为 2 个月）内对发现的不符合项进行原因分析，采取纠正或者纠正措施，以防止其再发生。完成整改后，实验室应向评审组提交整改报告及支撑材料。一般情况下，现场评审发现的不符合项可以通过审查整改文件的方式予以确认，某些情况下，为验证纠正措施是否得到有效实施，可由评审组长或其指定的评审员对被评审实验室进行跟踪评审。跟踪评审内容仅限于实验室评审中发现的不符合项的纠正措施实施情况，一般不扩大评审范围。跟踪评审采取现场验证和（或）文件评审的方法。整改验收合格后，由评审组长向 CNAS 秘书处提交评审报告及整改材料。

三、评定批准

（一）评定

CNAS 指定独立于评审过程的专家组成评定工作组，对提交的评审报告进行评定。评定工作组重点对提交资料与认可规范的要求，进行符合性和完整性审查与评价。评定工作组根据评定委员的意见或建议，进行研究讨论；形成评定结论须至少获得 2/3 成员的同意。根据评定结论，秘书处办理批准或向相关业务处反馈评定工作组意见，要求评审组进行改正。

（二）整改

对于评定工作组提出的整改意见，由 CNAS 相关业务处室组织落实。对于整改意见，可能需要补充评审、现场验证或其他整改工作。整改工作完成并经评定处室审核符合要求后，办理批准。

（三）批准

对于评定委员会做出的评定结论，由 CNAS 秘书长或其授权人批准，签发认可证书（图 11 - 3）。秘书长或其授权人不能更改评定委员会的评定结论，但若发现有不妥之处或疑问，可暂缓批准，提请评定委员会澄清、修正或重新评定。

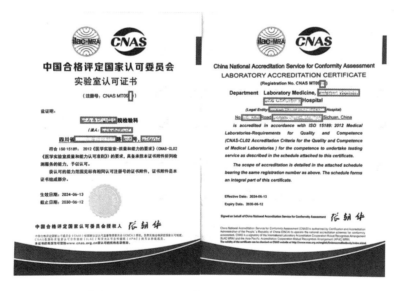

图 11 - 3　CNAS 医学实验室认可证书示例

? **思考题**

答案解析

情景描述：在某医院检验科现场评审时，评审组调阅 XXYY - JYK - PD20 - 01《投诉处理记录》发现 2023 年 12 月 7 日收到患者王××投诉，投诉免疫室 2023 年 12 月 5 日出具的乙型肝炎病毒表面抗原检测结果为"阳性"，而 12 月 7 日复查结果为"阴性"，两次检测结果不一致。实验室进行了原因分析，对 12 月 5 日和 12 月 7 日两日留存样品进行复查，复查结果均与前次检查结果一致，经问询临床护士发现是当天弄错了患者的标本。实验室对投诉进行了处理，重新抽取患者标本进行检测，结果为"阴性"。评审员问相关负责人，是否定期对护士进行培训并对不合格标本情况进行反馈，质量负责人回答护理部自己有培训，我们只对来样负责。

初步判断与处理：评审员认为实验室未对投诉的根本原因采取纠正措施，有再发生风险，故开具不符合项。

问题：

（1）检验科"只对来样负责"的说法是否满足 ISO 15189 的要求？为什么？

（2）实验室还应该采取什么纠正措施，防止类似问题再发生？

（3）该检验科两次检测结果出现不一致仍然发出报告，检验后过程是否有待改进？

（周亚莉）

书网融合……

重点小结　　　　　题库　　　　　微课/视频 1　　　　微课/视频 2

第十二章 临床实验室即时检验质量管理

✎ 学习目标

1. 通过本章学习，掌握即时检验的定义及检验前中后的质量控制；熟悉即时检验的院内管理方法；了解即时检验的临床应用和信息化进展。

2. 具有一定的即时检验项目选择、质量控制和结果分析能力。

3. 树立注重患者安全、合理检查、合理使用资源的观念。

传统检验医学为患者疾病的诊断及治疗监测提供了重要信息。随着检验医学的发展，需要对患者进行即时检验和持续监测。与常规实验室检测相比，即时检验具有省时、省力、便捷等优点，近年来该领域发展异常迅速。由于即时检验通常脱离于临床实验室管理之外，操作者通常为非检验人员，因此需要对操作人员进行培训、考核，并持续监督其能力。医院内部即时检验仪器和使用科室众多，需成立专门的管理委员会，并明确组织架构和相关人员职责。如何确保检验质量得到有效控制，保证患者检测结果准确和可靠是临床医生和检验工作者越来越关注的焦点。医院应将即时检验纳入全面质量管理体系之中，提高即时检验的检测质量，有效实现即时检验的全面质量控制。

PPT

第一节 即时检验概述

一、即时检验的定义及特点

即时检验（point of care testing，POCT），又称即时检测或床旁检验，是指在采样现场即刻对标本进行分析，省去其在实验室检验时的复杂处理程序，快速得到检验结果的一类方法。POCT 仪器多为微型或小型，携带方便，操作简单，具有可使用原始标本即时检验、标本用量少、可快速获得检测结果等特点。

二、POCT 主要检测项目

由于 POCT 适用于对检测时限要求较高的检测项目和临床应用场景，包括：急性心脑血管疾病相关的心肌损伤标志物和凝血功能的快速检测；感染性疾病的病原学快速检测；糖尿病管理中的血糖、糖化血红蛋白快速检测；各种急危重症血气分析、电解质和乳酸等的快速床旁评估、妊娠的辅助诊断等。POCT 涉及的检测项目主要包括以下几项。

1. 心肌损伤标志物检测 POCT 可用于急性心肌梗死（acute myocardial infarction，AMI）、心力衰竭的诊断和风险评估。《非 ST 段抬高型急性冠脉综合征诊断和治疗指南（2024）》指出越早诊断 AMI，并采取积极有效的治疗措施，能够降低患者的死亡率。在症状发作 0 小时和 1 小时进行血液的采集和检测，能够对 AMI 进行快速的诊断或排除。事实证明 POCT 心肌损伤标志物检测能够更快地为医生提供决策依据，帮助医生判断患者是否存在死亡风险。临床上 POCT 方法检测心肌损伤标志物主要包括肌钙蛋白（cTn）、肌红蛋白（Myo）、肌酸激酶同工酶（CK－MB）、B 型脑钠肽（BNP）、N 端 B 型脑钠肽前体（NT - proBNP）等。

（1）肌钙蛋白检测　肌钙蛋白是诊断心肌损伤的"金标准"，是急性冠脉综合征诊断、危险分层、治疗和预后判断的首选生物标志物。主要包括肌钙蛋白 I（cTnI）和肌钙蛋白 T（cTnT）。与肌酸激酶同工酶（CK - MB）相比，cTn 灵敏度和特异性更高。在欧洲心脏学会非 ST 段抬高型急性冠状动脉综合征（ACS）管理指南中，cTn 是唯一推荐的生物标志物；而且心力衰竭患者入院时也建议进行 cTn 检测，用于急性心力衰竭患者的病因诊断（如 AMI）和预后评估。同时肌钙蛋白的 POCT 检测也纳入了中国胸痛中心的建设要求中。

（2）肌红蛋白检测　肌红蛋白是一种氧结合蛋白，广泛存在于骨骼肌、心肌和平滑肌，约占肌肉中所有蛋白的 2%。Myo 分子量小，仅为 17.8kD，位于细胞质内，故心肌损伤后，1 ~ 2 小时后血清中即开始增高，6 ~ 9 小时达高峰，24 ~ 48 小时恢复至正常水平，是急性心肌梗死最早期的敏感指标。POCT 可以更快地监测到该指标的变化。

（3）肌酸激酶同工酶检测　肌酸激酶同工酶有四种不同的存在形式：在细胞线粒体内的称为线粒体同工酶（CK - Mt），在细胞浆中有三种形式，即 CK - MM（肌型）、CK - BB（脑型）和 CK - MB（心型）。正常人血清中以 CK - MM 为主，CK - MB 较少并主要来源于心肌，检测到血清中 CK - MB 明显升高，提示存在心肌损伤。在临床评估 AMI 后有无再梗死或梗死区域有无扩大时，CK - MB 或肌红蛋白是较好的标志物。Myo、CK - MB、cTn POCT 联合检测，可以在发病后的不同时间捕获到心肌梗死的证据，多项指标联合检测比检测单项可更早地发现阳性患者。

（4）B 型脑钠肽和 N 端 B 型脑钠肽前体检测　B 型脑钠肽（BNP）和 N 端 B 型脑钠肽前体（NT - proBNP）是利钠肽家族中反映心力衰竭严重程度的血清标志物，与心力衰竭的不良预后有关。POCT 方法检测 BNP 或 NT - proBNP 可以显著缩短检测时间，可以快速诊断充血性心力衰竭，对于鉴别诊断心源性和肺源性引起的急性呼吸困难有较大的临床价值。

2. 凝血功能检测　外科手术中凝血功能的实时监测、肺栓塞和深静脉血栓的诊断都需要实验室快速、准确地提供凝血功能的实验结果。凝血相关 POCT，包括凝血酶原时间（PT）、活化部分凝血活酶时间（APTT）、国际标准化比值（INR）、D 二聚体（D - dimer）、活化凝血时间（ACT）、血栓弹力图（TEG）等可以快速发现凝血功能变化，提示凝血启动延迟、纤溶亢进和血小板异常等。

3. 炎症和感染相关标志物检测　目前临床开展的 POCT 项目中感染及炎症标志物有 C 反应蛋白（CRP）、降钙素原（PCT）、白细胞介素 6（IL - 6）、肝素结合蛋白和淀粉样蛋白 A 检测等，可辅助临床鉴别诊断、疗效监测和预后评估。此外，感染性疾病的 POCT 检测有助于快速得到病原学结果，如冠状病毒、流感病毒、肺炎支原体、肺炎衣原体、呼吸道合胞病毒、乙型肝炎病毒、丙型肝炎病毒（HCV）、梅毒（TP）和人类免疫缺陷病毒（HIV）等检测，在感染预防和疾病控制中有重要的应用价值。

4. 血糖检测　糖尿病管理常用的 POCT 检测项目包括空腹血糖、即时血糖、糖化血红蛋白等，主要用于糖尿病的诊断、治疗监测与评价。糖尿病相关急症，包括糖尿病酮症酸中毒、高渗性高血糖昏迷、低血糖症等血糖波动较大的危重患者，主要通过 POCT 完成血糖检测。

5. 血细胞分析　血细胞分析 POCT 的检测项目包括血红蛋白定量（Hb）、血细胞比容（Hct）、血细胞计数等，主要用于严重创伤循环和血容量的即时评估。

6. 血气分析　POCT 血气分析项目包括氧分压（PaO_2）、二氧化碳分压（$PaCO_2$）、pH、电解质（K^+、Na^+、Ca^{2+}）、乳酸（Lac）等，用于各种急危重症患者的疾病诊断与治疗监测。由于血气分析要求标本在采集后的最短时间内进行检测，因此 POCT 血气分析显示出其极大的优越性。快速准确的检测结果，可帮助临床医生做出及时准确的诊断，进而采取有效的治疗措施。

7. 尿人绒毛膜促性腺激素（hCG）检测　妊娠及相关急症患者，尿人绒毛膜促性腺激素（hCG）的 POCT 检测具有无创性和便捷性等特点，有助于妊娠的辅助诊断。

┌─ **知识拓展** ┄┄┄

微流控芯片 POCT 技术

微流控芯片技术是指在微米尺度下对微小量级的流体进行精准操控的一种技术，微流控芯片由微米级流体的管道、反应器等元件构成，具有层流效应、毛细效应、快速热传导效应和扩散效应等特殊性能。微流控芯片 POCT 技术实现多个实验流程在一块芯片上自动完成，具有低消耗、高效率、自动化、集成化、便携化等优势。

微流控芯片 POCT 技术作为新一代 POCT 技术代表，可直接在被检对象身边提供快捷有效的检测结果，使得现场检测、诊断和治疗成为一个连续的过程，可应用于生化、免疫、病原微生物的即时检验等方面。

┄┄┄

第二节　即时检验的检验前质量管理

PPT

即时检验的检验前质量管理需要关注 POCT 项目和设备的选择、医嘱申请和患者准备以及标本采集对检验结果影响等方面。

一、POCT 项目的选择

鉴于 POCT 检测速度快的特点，临床医生在选择检验项目时首先要考虑是否能对患者的诊断有帮助，例如在急诊科，对于胸痛患者进行心肌肌钙蛋白、肌红蛋白和肌酸激酶同工酶的 POCT 检测，能够及时诊断或排除心肌梗死，从而挽救患者的生命。其次，为了便于监测某些慢性病的病情或需要治疗方案的调整，也需要选择某些 POCT 项目，例如在内分泌科病房，需要不断进行 POCT 血糖监测，以便调整降血糖药物的剂量或选择不同的药物。总之，POCT 项目的选择非常重要，主要是考虑临床用途和患者受益等。

二、POCT 设备的选择 🅔 微课/视频 1

由于 POCT 的发展速度异常迅猛，其产品更新日新月异。随着各种新技术的不断成熟，POCT 已经成为高新技术的缩影，其检测原理也千差万别。在购买或更新 POCT 设备前，除了咨询检验人员和专业同行的建议外，"符合预期目的"也是要考虑的关键因素。设备选择需要考虑以下因素。设备和试剂应经过国家药品监督管理局批准，性能指标应满足临床需求。通常情况下，对于 POCT 定量项目所涉及的精密度、正确度、线性范围以及定性项目所涉及的符合率和检出限等，应能满足临床诊断和治疗监测要求。

所选设备的检测速度应满足标本检测量需求，还应该考虑设备大小，对操作人员是否友好，操作是否简便，维护是否简单，标本是否需要复杂的前处理，患者采样是否方便，其次仪器故障频率，设备跌落和被标本污染是否影响使用也需要重点考虑。试剂和耗材的体积小、有效期长具有明显的优点。POCT 的使用科室，通常空间比较狭小，试剂和耗材不能占用太多的空间。当检测量不多时，试剂和耗材需要具有较长的有效期。最后还要考虑购买设备的费用，实际的运行成本，包括仪器维修保养、相关耗材、质控物和质评物质的购买等。

设备运行所需的检验环境也需要考虑，包括温度、湿度、照明和电气等。当温度过高或湿度过大时可能影响仪器的正常使用，也可能影响试剂的质量；对于某些利用荧光检测原理检测的仪器，还要注意避光；对于需要使用交流电的仪器，需要考虑电源的接入及电路的功率负荷。当设备出现故障时，制造商或经销商要能及时地进行维修；同时也要能提供实时的人员培训，并能帮助实验室解释临床上出现的异常结果。

最后，设备和信息系统数据传输的稳定性，患者结果的保存时限，结果查询是否方便，数据是否能传输到 LIS 系统等都是重点考虑的因素。

三、患者准备和对检验结果的影响

POCT 的特点是随时检测，无需患者进行特殊的准备（如空腹），对于得到的检测结果，医生要考虑可能的影响因素。如标本中溶血和乳糜可能对光学法设备检测结果产生干扰；饱食和油腻食物也会干扰血小板因子和纤溶成分的测定；情绪紧张、剧烈运动可能导致某些检测结果异常；血细胞压积过高或过低可能导致全血葡萄糖含量测定不准确，甚至不同的标本类型，如末梢血、静脉血和动脉血差异也可能导致某些仪器的某些项目的检测结果不同。

PPT

第三节　即时检验的检验中质量管理

在使用 POCT 方法提供检测服务时，试剂保存、设备维护、人员培训、质量控制与管理以及与实验室信息系统的连接等一系列因素将影响结果的准确性。由于 POCT 的操作者多是临床科室的工作人员，相比实验室工作人员在质量控制方面的意识稍弱，当人员操作不规范或质控效果不佳时，不准确的 POCT 结果将影响临床决策，因此 POCT 检测过程的质量管理发挥着重要作用。

一、POCT 设备管理

实验室应使用国家药品监督管理局批准的 POCT 设备。制造商应提供 POCT 设备的分析性能、仪器操作、仪器维护和校准的详细说明文件等，特别是小型化（或便携式）检测仪器，需说明移动后是否需要对仪器进行重新校准或重新进行性能验证。实验室应建立 POCT 仪器使用、维护和校准程序，并在日常工作中按照程序进行维护和定期校准，以保证仪器设备的正常运行。

二、POCT 试剂管理

实验室应使用国家药品监督管理局批准的 POCT 试剂。POCT 试剂应按照制造商要求的条件储存，必须在有效期内使用。试剂开瓶使用后需标明开瓶日期，并重新定义有效期。试剂包装上的标签内容需确保完整，如试剂名称、保存条件、有效期等。

实验室应特别注意 POCT 试剂的储存和使用。基于免疫层析、色谱和干化学技术的各种试剂会因温度、湿度和 pH 的不同而影响反应基质中微蛋白的活性，进而影响检测结果。特别要注意保持试纸的干燥，应随取随用，避免长时间暴露在空气中，以防试纸受潮或污染。基于磁场变化的分析仪应避免反应卡中的铁粉被磁化，以试管作为检测载体的实验要注意管中激活剂或抗凝剂等的活性变化和有效期。

三、POCT 标准操作程序

标准操作程序（standard operation procedure，SOP）是控制 POCT 质量的基本保证，每个检测项目都应建立 SOP，包括但不限于操作原理、试剂及相关物品的准备、定标及确认定标、质量控制程序、标本采集及处理、操作程序、线性范围、结果报告范围、参考区间、结果报告和解释、失控时的纠正措施、复检流程、标本的保存及处理、检测系统出现故障所采取的补救措施、仪器设备校准和维护、参考文献等内容。

由于 POCT 是在采样现场即刻进行的检测，与传统的标本检测方式不同。首先应确认检测卡片或相关试剂正确存放并处于有效期内，对于检测卡片要按规定时间复温。在使用前通常需要确认仪器状态、电池电量或与电源的连接情况，确保分析仪能正常开机并进行测试。同时还要确认仪器当前使用软件在有效期内，标准曲线和定标数据都已更新。

操作人员应熟悉 POCT 操作要点，培训合格并严格按照程序文件进行相关项目的检测，以保证检测结果的质量。

四、POCT 性能验证

在开展临床检测前，应对 POCT 设备和试剂进行性能验证，定量项目性能验证指标包括但不限于精密度、正确度、线性范围和检出限等，定性项目一般包括符合率、精密度（重复性）、检出限、临界值等。应根据不同检验项目的预期用途，选择对检验结果质量有重要影响的性能指标进行验证。POCT 检测通量较小，如果配备多个检测仪器，精密度应包括不同批号试剂在不同仪器上检测的再现性和同一台仪器不同操作人员间的再现性。实验室还应定期比较 POCT 检测系统与医学实验室正在使用的大型仪器检测系统的结果差异。

五、POCT 室内质量控制

（一）POCT 设备的内部控制程序 🔲 微课/视频 2

大多数 POCT 设备制造商已经建立了内部控制程序，且不同的设备具有不同的控制系统。

1. 内对照 大多数 POCT 设备都带有"内对照"，与患者标本同时自动分析。"阴性条带"既作为操作对照（证明操作过程正确），同时又作为阴性对照（表明阴性结果）。此外，还有一些设备同时包含阴、阳性内对照。

2. 替代对照 某些 POCT 设备使用替代对照，它们含有可重复使用的"参比盒"或类似成分，比如彩色滤纸或永久性彩棒，可以模仿标本进行检测。当插入此成分时，它们会占据检测系统的某些部位，形成一个"参考区间"。如果其反应位于可接受限以内，则认为对照结果是满意的。替代对照的缺陷在于它仅评价了系统中的电子传感与数据处理，忽略了"化学"分析步骤。

3. 电子检查与电子对照 采用高度复杂的数字/电子系统，在每一批操作前均能进行自检。美国联邦医疗保险和医疗补助服务中心（CMS）、美国病理学家协会（CAP）、国际医疗卫生机构认证联合委员会（JCAHO）等均接受电子对照作为常规室内质量控制，并认为其与医学实验室大型仪器进行的比对试验有相近效果。

4. 锁定质量控制系统 某些先进的 POCT 设备，每次使用前首先要检测某一质控物，然后自动评价检测结果的可接受性，评价通过后才允许检测患者标本。如果对照结果超出接受限，则该 POCT 设备被锁定无法工作。

（二）常规室内质量控制

尽管 POCT 设备制造商设计了内部质量控制程序，但有的仅监测试剂的质量，有的仅监测设备的信号与数据传输，因此有条件时还必须选用质控物，按照常规室内质量控制的方法进行质量控制。若无法常规进行室内质量控制，应定期与医学实验室大型仪器进行比对。不同的检测项目或不同的 POCT 设备对质量控制有不同的要求。

实验室应制定室内质量控制方案，包括质控物来源、浓度、质控频次、质控规则和质控记录管理等内容。室内质控频次可参照制造商说明书的要求。检测临床标本时，定量项目应测定 2 个及以上浓度水平的质控品（含正常和异常水平）；定性项目应同时采用弱阳性和阴性质控品。定量实验至少应采用 1_{2s} 为警告规则，1_{3s} 和 2_{2s} 为失控规则。定性实验的质控结果应与预期结果一致。

POCT 操作者应做好室内质量控制记录，所有质量控制资料都要文件化并至少保存 2 年。对于失控结果应分析原因，并及时采取纠正措施和预防措施。在使用新试剂、更换检验人员、进行仪器维护后，必须进行质量控制或结果比对，应特别注意是否出现质量问题。

六、POCT 室间质量评价

通过室间质评可以评价 POCT 检测结果的准确性，同时可评价 POCT 检测设备之间以及其与医学实验室大型仪器之间检测结果的一致性。实验室应常态化参加国家级或省级临床检验中心组织的室间质量评价。室间质评结果评价为"不可接受"时，实验室应对相应结果进行分析，查找原因并采取必要的纠正措施。对于无室间质评的项目应采取实验室间结果比对等替代评估措施并保存记录。

七、POCT 检验结果比对

为保证同一医疗机构内检验结果的一致性，应定期组织 POCT 项目的结果比对，包括 POCT 设备和医学实验室大型仪器间的结果比对，以及 POCT 设备间和操作人员间的结果比对。应制定 POCT 设备及操作人员的检验结果比对程序文件。对于不符合可比性要求的 POCT 设备，应分析原因并保存记录，必要时采取相应的纠正措施，其后再进行结果比对，确保比对结果符合分析质量要求。

八、POCT 人员管理

1. POCT 操作员　应指定一名或多名经过培训并证明具备 POCT 检验能力的人员作为操作员，监督员也可以是操作员。POCT 操作员必须经规范化培训，培训者可以是临床实验室的检验专业人员或设备供应技术专家，培训内容包括标本采集、设备操作规程、设备维护、质量控制和安全等。在 POCT 检测过程中，标本采集不当是最大的误差来源，而室内质控无法检测出该误差，只能通过认真的培训、持续性的监督和改进加以控制。

对于培训后的 POCT 操作员应进行能力评估，考核合格者授权。通过周期性的确认和再培训，保证其具有持续性工作能力。未经培训人员或培训不合格者不得使用 POCT 设备。当检验服务发生变化时（例如引入新设备或程序），培训计划需要更新，操作员应接受新培训，应定期评估培训的有效性。

2. POCT 监督员　应指定一名或多名 POCT 监督员，该人员负责 POCT 服务质量，并有能力对 POCT 检验服务进行监督。监督员对 POCT 的质量、及时性、准确性和安全性负责，并进行风险评估。监督员应明确 POCT 操作员的角色和职责。监督员应确保程序准备就绪并适用于所提供的 POCT 服务，确保操作员遵守与 POCT 相关的所有说明书和程序的要求。监督员宜确保在需要时可向医学专家和医学实验室专业人员提供咨询。

PPT

第四节 即时检验的检验后质量管理

即时检验的临床应用日益广泛，在患者诊治中发挥越来越重要的作用。规范化的 POCT 结果报告和危急值管理制度、完善的生物安全管理体系，对于保障患者安全、提升服务质量和管理水平具有重要的意义。

一、检验结果的审核与发布

（一）POCT 结果报告

POCT 检验结果应参考《医疗机构临床实验室管理办法》对检验报告的要求，在快速报告的同时，确保结果准确、信息完整。检测完成并进行结果审核后，立刻记录检测结果，记录内容包括检测日期、检测时间、患者姓名、性别、住院号（或就诊号等唯一标识）、检测结果、检测者。POCT 项目还应出具正式的检测报告，并注明"POCT"字样，以区分 POCT 结果与医学实验室大型仪器的检测结果。结果报告应由操作者和审核者双人签发。

（二）结果解释

医疗机构应制定 POCT 结果解释与异常值管理的相关文件，对 POCT 结果解释应有相应的培训和授权；应有相应的程序建立或验证 POCT 检测结果参考区间；对于异常结果在发布前应评估临床影响、评价仪器和试剂质量，同时应明确临床告知流程。在出现异常结果时，结合患者临床表现和病史，判断是否需要进一步检测以确认诊断。

（三）结果记录与保存

POCT 设备产生的检测结果应能实时传输至实验室信息系统（LIS）或医院信息系统（HIS），并进行保存，保存期限至少为 2 年。如检测设备上的原始记录不能长期保存，应通过手写记录、复印件或扫描件等形式保存。

二、危急值管理

当出现危急值时提示患者生命处于危险和危急状态，必须迅速将结果报告给临床医生，临床医生应立即采取及时有效的干预措施，并对危急值检测结果、报告人员、处理人员以及处置措施等进行详细记录。医疗机构应当针对 POCT 检测项目单独设定危急值项目及界值，制订相关的文件。

（一）POCT 危急值项目和界值选择

危急值的选择应根据医院医疗特点及临床科室实际处理危急值的能力，参考相关指南及循证医学的依据，设定危急值项目和界值，并针对 POCT 检测项目单独设定危急值及界值。危急值的设定和发布应由医疗机构内 POCT 主管部门组织相关科室讨论并达成共识，经医院行政管理部门认可后组织实施和进行相应的培训。

（二）POCT 危急值管理评估

医疗机构应周期性地评估危急值界限和报告流程，根据危急值发生频率及临床救治效果、临床工作特点来调整界限值和报告方式。通过培训操作人员和设备自动提示，保证危急值得以及时识别、通知临床进行相应的处置，并做好双向记录。医疗机构内 POCT 主管部门应对危急值记录进行定期检查和评估。

三、生物安全

（一）POCT 检验生物安全基本要求

随着 POCT 的不断发展，其应用领域也日益广泛，其中包括发热病因诊断、感染性疾病病原体检测、传染性疾病诊断等。应在符合国家和地方生物安全法规以及医院感染管理条例的前提下开展 POCT 项目，如开展病原体核酸 POCT，检测区域应至少具备生物安全柜和高压灭菌器等生物安全二级实验室必需设备，保证有传染风险的标本前处理（例如痰液标本的液化处理、标本的分装等）的生物安全。

（二）建立生物安全管理制度

为确保 POCT 实验室的安全运作，预防事故发生，保护实验室工作人员的健康与安全，医疗机构需建立完善的 POCT 检验生物安全管理制度，并定期进行安全培训。制度内容应至少包括相关法律法规、设备及试剂安全、废物管理、验后标本处理、人员安全与卫生等，实验室相关工作人员需熟知并遵守相关实验室安全规定以及现行法律法规。

第五节　即时检验的院内管理

PPT

POCT 具有检验周转时间短和方便实用的优点，但医疗机构内存在多台同类 POCT 设备同时使用的情况，如何保证院内 POCT 仪器间检测结果的一致性，避免 POCT 结果与医学实验室大型仪器结果差异造成的矛盾，是医疗机构管理者和医生们必须关注的问题。因此，医院应把 POCT 纳入全面质量管理体系之中。

一、成立 POCT 管理委员会 　微课/视频 3

1. 组织架构　　只有具备完善的组织构架，POCT 的全面质量管理才能得到有效实施。因此，院内应成立 POCT 管理委员会，统一负责院内 POCT 项目管理工作。POCT 管理委员会组成建议由医院领导及各相关部门（如医务处、门诊办公室、检验科、护理部、开展 POCT 的临床科室等）代表组成，每个部门各司其职，共同完成院内 POCT 的质量监督及管理。

2. 职责与分工　　POCT 管理委员依据已确立的组织结构，确定各相关部门职责，通常各相关部门可进行如下分工。

（1）医务处负责制定医疗机构内 POCT 管理规定，受理开展 POCT 申请。对开展的 POCT 进行统一管理，监督各部门认真执行。定期组织医疗机构内部自查，保证检验质量持续改进。

（2）门诊办公室负责协助组织门诊相关人员参加 POCT 技术培训和考核，并协助督导落实门诊相关 POCT 项目全面质量管理工作。

（3）作为院内 POCT 管理的主要负责科室之一，检验科负责评估、核实拟开展 POCT 项目及其设备，性能指标符合质量要求方可入院；协助开展 POCT 项目的临床科室制定 POCT 标准操作程序；定期组织 POCT 项目的结果比对，保证同一医疗机构内检验结果的一致性。检验科应指定一名接受过适当培训及有经验的人员负责 POCT 质量管理。该质量管理人员应熟悉本院所使用 POCT 设备检测原理、临床意义及常见干扰因素等基本知识，掌握实验室室内质量控制和室间质量评价专业知识，具备一定专业技能，具有医学实验室工作经历和相关教育背景。

（4）护理部主要负责协助组织相关护理人员参加 POCT 技术培训和考核，落实 POCT 项目质量控制工作。

（5）开展 POCT 的临床科室主要负责建立科室 POCT 项目的操作管理制度和程序文件。严格按照 SOP 文件完成日常操作，出具合格的检测报告；按要求完成 POCT 项目室内质量控制和室间质量评价工作；定期完成 POCT 项目的医疗机构内部结果比对。

（6）物资器械中心主要负责 POCT 设备的购置、管理和备案，形成台账，并负责设备的维护、维修等。按照医院规定流程进行 POCT 试剂的采购并规范管理。

（7）信息中心主要负责 POCT 设备与信息系统的连接和维护，实现院内 POCT 设备实时监控，满足医院对 POCT 设备信息化管理的要求。建议使用 LIS 或 HIS 系统自动采集仪器内检测信息，进行结果发布与存储，并定期对 LIS 或 HIS 系统结果传输准确性进行验证。

二、POCT 院内实施管理 [e] 微课/视频 4

1. 开展项目审批 申请开展 POCT 项目的临床科室，开展项目之前需提交 POCT 项目审批表，经 POCT 管理委员会批准，方准许开展，涉及的部门包括信息中心、检验科、医务处、物资器械中心、感染办、临床科室、门诊办公室、护理部等（图 12-1）。

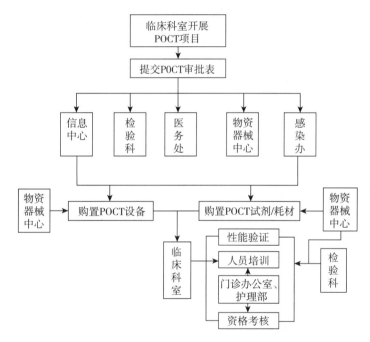

图 12-1 院内 POCT 项目开展流程

2. 仪器与试剂管理 预申购仪器的临床科室需向 POCT 管理委员会提出申请，检验科对拟申请设备进行评估、核实，物资器械中心进行设备和试剂耗材的采购。选用的仪器、试剂及耗材应当符合国家药品监督管理局的有关规定并按照要求妥善放置、保存。

3. POCT 操作人员的培训、考核与授权 POCT 管理委员会负责 POCT 操作人员的监管（培训、考核及授权）。人员范围包括各开展 POCT 科室拟参加 POCT 操作的人员，培训内容包括：①POCT 项目的检测原理、临床意义和局限性、产品使用说明（包括仪器、试剂、质控及标本采集）、仪器、试剂及质控品使用要求和储存条件、环境因素（如湿度、温度）及某些药物对检测结果的影响等；②POCT的质量控制，包括如何做室内质控、设立质控规则、失控原因分析及纠正处理、撰写失控报告，参加室间质量评价计划，定期进行院内结果比对等一系列保证结果准确性的措施；③POCT 报告解读，包括结果的临床意义、影响结果的生理、病理及各种因素等。培训要规范化、定期化，并应加强督查，保证培训时间和培训质量，尤其应加强对非实验室专业背景操作人员的培训。POCT 操作人员必须通过针对该项目的培训考试，通过考核后，经 POCT 管理委员会审批，授予从事 POCT 操作和出具相应检测报告的资质。

4. 检测实施 建立各 POCT 项目对应的 SOP 文件，各科室应督促 POCT 操作人员严格按照 SOP 文件操作，操作过程中严格执行无菌操作技术规程和手卫生规范，使用后的废弃物品应及时按医疗废物处理，保障医疗安全。

5. 结果报告 POCT 项目应出具正式的检测报告。POCT 检测结果宜自动传输至信息系统，避免结果录入错误。应当针对 POCT 检测项目单独设定危急值界值，并制订相关的文件与单独的报告流程。

三、POCT 信息化管理 📱微课/视频 5

1. 建立信息化管理系统的意义 医院内 POCT 设备分布在多个临床科室，应用场景多，数量可观，使用过程中由于设备缺乏规范化管理、人员培训及考核授权不到位、操作不规范、手工录入信息错误等原因，可能会引起患者投诉、造成医疗纠纷。因此，建立规范的信息化、智能化数据管理系统，对于保证 POCT 检测质量具有重要意义，也是提升医疗机构质量管理水平的重要手段之一。但是，开展 POCT 检测所需的信息化功能应与预期目的相符合。

2. 信息化管理系统应具备的功能 POCT 设备通过与院内的 LIS 相连接，构建全院以检验科为中心的 POCT 网络化在线控制平台，统一管理。POCT 信息化管理系统建设在不断发展，其功能也应进一步完善。完善的 POCT 信息化管理系统应具备多种功能，包括但不限于文件、记录、人员及设备试剂管理等。具体功能如下。

（1）文件及记录管理 信息化文件管理系统宜具备文件保存与维护、文件识别、文件编写及培训等功能；信息化记录管理系统宜具备自动记录联网质量管理相关功能，包括质量、设备、人员及患者历史检测记录等。

（2）人员、设备及试剂管理 人员管理系统宜具备人员识别、档案维护、培训、考核、授权等功能；设备及试剂管理能够识别并区分每台 POCT 设备院内编码、区分每台设备所属临床科室及操作人员，能够传输与识别试剂相关信息。

（3）检验前程序 管理系统需具备辅助操作人员进行患者识别、患者信息管理以及标本采集管理的功能。

（4）检验中程序 室内质控管理系统需具备医疗机构内室内质控状态的识别、质控结果的记录、质控规则的设定、失控后处理以及质控数据汇总等功能；设备间比对管理系统应能进行 POCT 设备同一检测项目不同设备间的平行比对以及 POCT 设备与医学实验室大型仪器比对功能。

（5）检验后程序 管理系统需具有结果报告要素管理、结果记录与保存及危急值管理的功能；POCT 质量管理要设定质量指标评估系统，该系统能够通过数据的实时或周期性统计监控 POCT 质量指标进行质量的持续改进。当质量指标超出设定标准时，管理系统能够实时通知到 POCT 相关管理人员。

❓思考题

答案解析

情景描述：某医院内分泌科有多台检测血糖的 POCT 设备，急诊科有多台检测心肌标志物的 POCT 设备。该医院检验科已通过 ISO 15189 实验室认可，某次复评审检查发现该院虽已成立了院内 POCT 管理委员会，工作制度中明确规定由检验科人员进行院内 POCT 的质量管理，但现场检查中该质量管理人员来自医务处，没有医学实验室工作经历。

初步判断与处理：根据评审的意见，医务处人员认为应该将文件修改为由医务处人员进行 POCT 的质量管理。

问题：

（1）医院为什么要成立 POCT 管理委员会？

（2）检验科在 POCT 管理过程中应该负责什么工作？

（3）对 POCT 质量管理人员的能力要求有哪些？

（4）对于医务处要求检验科修改体系文件，检验科人员应该怎么做？

（胡炎伟）

书网融合……

重点小结

题库

微课/视频 1

微课/视频 2

微课/视频 3

微课/视频 4

微课/视频 5

第十三章 外部提供的产品和服务

1. 掌握外部提供的产品和服务的基本概念、通用要求，委托检验项目的实施内容；熟悉受委托实验室选择的标准；了解外部提供的产品、服务的评审和批准流程。

2. 具有识别和评价外部提供的产品和服务的能力。

3. 严格依照国家法律法规、规范和标准，以保障患者利益为前提，对外部提供的产品和服务进行评价，选择质优价廉的产品和服务。

临床实验室的服务质量和能力不仅取决于实验室内部的管理和技术能力，还受到外部提供的产品和服务的影响。这些外部提供的产品和服务包括设备、试剂和耗材、设备检定/校准等，它们的质量和（或）性能直接关系到实验室检测结果的准确性和可靠性。因此，选择合适的外部产品和服务对于确保实验室服务质量至关重要。

第一节 基本概念

PPT

外部提供的产品和服务（externally provided products and services）是指实验室以外的单位或机构（包括实验室所在单位其他部门）向实验室提供的产品和服务。这些外部提供的产品和服务可以大致分为两个主要类别，即外部产品与外部服务。

一、外部产品的范畴

外部产品主要包括设备、试剂和耗材、信息系统以及低耗用品等。

1. 设备 实验室活动所使用的绝大部分设备由外部供应者提供，主要包括专业检测设备，用于直接分析检测临床标本，如各类检测分析仪器；通用设备，如天平、移液器、量筒、温度计、离心机、水浴锅和恒温设备等；设施设备，如供水、配电和空调通风系统设备等。设备是实验室重要技术要素之一，所使用的专业检测设备直接影响着检测工作的质量和效率。

2. 试剂和耗材 试剂和耗材是检验过程中所需的消耗品，其中试剂包括化学试剂、商品化试剂盒、清洗液、校准品、质控品和培养基等；耗材包括反应杯、吸头、载玻片、盖玻片、标本采集容器、培养皿和试管等。试剂和耗材是实验室日常运作中消耗较快的物品，直接影响检测结果的准确性和可靠性。

3. 信息系统 信息系统包括软件和硬件，其中软件主要涵盖实验室信息管理系统（LIS 系统）、实验室质量管理系统、试剂和耗材库存管理系统和数据处理与传输系统（如实验室数据管理中间件）等；而硬件主要包括电脑、服务器、存储设备等。这些工具为实验室提供了高效便捷的工作方式。

4. 低耗用品 低耗用品主要包括消毒用品、办公用品以及日化用品等。尽管它们对检验质量没有直接影响，但某些低耗用品（如消毒用品）的质量与实验室安全密切相关。

二、外部服务的范畴

外部服务主要包括标本采集和运送、设备检定/校准、设施和设备维修保养、能力验证/室间质量评价、评审和审核以及受委托实验室和顾问等。

1. 标本采集和运输 规范的标本采集和运送是确保临床检验结果准确性的重要保障。在大多数医疗机构，标本采集操作通常由实验室外的护理人员执行，而标本的运输则由医院辅助人员负责。因此，在这种情况下，标本采集和运输服务属于外部服务范畴。

2. 设备检定/校准 设备的检定和校准是确保实验室检测结果具有良好溯源性、准确性和可靠性的重要手段。专业检测设备性能与检验结果直接相关，通常由仪器制造商进行校准；而通用基础性设备如天平、移液器、移液管、量筒、温度计、离心机、恒温设备以及高压灭菌器等，则应由社会公用计量标准或授权的计量机构进行检定/校准。通过外部提供的检定和校准服务，实验室能够获得关于设备的客观评价，为设备的进一步使用提供了决策依据。

▶ 知识拓展 ◀ ···

血细胞分析仪的校准

血细胞分析仪主要用于人体血液标本的检测。每半年至少需要对血细胞分析仪进行一次校准。在下列情况下需要进行校准。

（1）在投入使用之前（无论是新装还是重新启用）；

（2）更换部件进行维修后，可能会对检测结果的准确性产生影响时；

（3）仪器搬动后，需要确认检测结果的可靠性时；

（4）当室内质量控制显示出检测结果漂移时（排除了仪器故障和试剂等因素），需考虑校准问题；

（5）比对结果超出允许范围时；

（6）实验室认为有必要进行校准的其他情况。

在进行校准之前，应确保血细胞分析仪符合制造商说明书中所标示的背景计数、携带污染率、精密度和线性要求。使用制造商推荐的校准物，或者使用新鲜血来进行仪器校准，需要对 WBC、RBC、Hb、PLT、Hct 和 MCV 项目进行校准。只有校准合格的设备才能用于临床检测。

···

3. 设施和设备维修保养 为确保设备有效运行，实验室应按照厂商说明书的要求对设备进行维修保养，以保持或恢复其技术性能和效率。一般性的设备保养可由实验室人员自行操作完成；而对于大型精密仪器设备的维修保养通常由具备相应资质的厂商工程师来执行，这种情况下所提供的维修保养服务属于外部服务。

4. 能力验证/室间质量评价 室间质量评价是多家实验室对同一样本进行分析，由外部独立机构收集测定结果并进行评价，最后将评价结果反馈给实验室的过程。室间质量评价也被称为能力验证。能力验证/室间质量评价通常由国家卫生健康委临床检验中心和省级临床检验中心组织实施。该服务不仅有助于客观比较实验室之间的测定结果，还能帮助实验室识别检测系统问题或潜在隐患，从而采取必要的纠正措施或预防措施。能力验证/室间质量评价是临床实验室保证和改进检验质量的重要手段，对于确保临床诊断准确性和患者安全具有重要意义。

5. 评审和审核 评审和审核都是对质量体系进行评价的方式，但在实施过程中有不同的侧重点和目标。评审基于客户期望、内部监督、内审结果以及客户投诉等内容，旨在检查质量体系运行的有效性和适应性，从而指导实验室修订质量手册和程序文件以提升质量管理水平与能力。而审核则根据相关法律法规、质量体系文件和技术标准进行比对，主要用于检查质量体系运行的符合性和有效性，帮助实验室发现并纠正不符合项以提高其运行效率。

6. 受委托实验室和顾问 受委托实验室（referral laboratory）主要指接收外部标本检验委托要求的实验室，其委托要求包括临床标本检测、校准以及科研活动等。受委托实验室标本检测服务是对委托实验室服务的有益补充，能够为临床医生提供更全面的诊疗依据。顾问是指被他人委托为其提供咨询、建议和服务等专业支持的个人或机构。其服务内容涵盖市场调研、策略制定、方案设计和实施监督等领域。顾问可以来自内部或外部单位，也可以是实验室技术人员、临床医生、病理学专家或企业管理人员等。

7. 其他 实验室的日常管理运行离不开机构内部多个部门的支持和配合。通常情况下，招聘实验室工作人员需要人力资源部门的协作，设备、试剂和耗材的招标需要设备管理部门的支持，标本运输则需要后勤部门的合作，实验室信息系统服务需要信息部门的配合，消防安全服务需要安保部门参与等。机构内部各部门为实验室提供的服务也应满足质量管理体系要求。除此之外，实验室还应根据自身特点识别出其他需要进行控制的外部产品和服务，并加以有效管理。

第二节 通用要求

PPT

外部提供的产品和服务与临床检验结果的准确性密切相关。为了提高临床实验室检测质量和服务水平，实验室应对以下三类产品和服务进行适宜性评价：①预期纳入实验室自身活动的产品和服务；②由外部机构代表实验室直接向客户提供的产品和服务；③用于支持实验室运作的各项服务。所有外部提供的产品和服务中，设备、试剂和耗材以及信息系统等属于预期纳入实验室自身活动范畴；而受委托实验室所发出的检验报告以及顾问对检验结果解释等则属于由外部机构代表实验室直接向客户提供的产品和服务；检定/校准、能力验证/室间质量评价、评审和审核则为用于支持实验室运作的专业化服务。

由于不同产品和服务之间存在差异，适宜性评价指标和标准会有所不同。实验室可以从多个角度对外部提供的产品和服务进行适宜性评价。评价指标体系主要包括法律法规和标准规范要求、实验室需求、技术性能以及外部供应者服务能力等。以生化分析仪适宜性评价为例：首先，符合法律法规和行业标准（如 YY/T 0654—2017《全自动生化分析仪》）的要求；其次，满足实验室需求，如生化分析仪的数量、体积、重量、检测速度、试剂仓位数量等；第三，达到技术性能指标，如精密度、正确度和线性范围等满足行业标准要求；第四，售后服务有保障。

实验室应建立完善的管理制度，以确保相关记录和文档得到妥善保存和管理。这些文档和记录包括评审报告、合同、验收记录、对外部提供产品和服务的评价、再评价和批准的记录以及所采取的措施等。

第三节 受委托实验室和顾问

PPT

在临床实验室服务中，受委托实验室和顾问发挥着不可或缺的作用。为确保委托检验项目结果和咨询意见的质量，实验室应制定选择和评估受委托实验室和顾问的程序。此外，委托实验室还应向其明确以下要求：①提供的程序、检验、报告和咨询等活动；②危急结果的管理；③所需的人员资格和能力证明。本节重点介绍对受委托实验室的管理要求。

一、受委托实验室的评价内容 📱微课/视频1

为了规范受委托实验室的遴选，实验室应制定程序性文件，以对受委托实验室进行能力调查和评价。评价内容包括：①实验室资质、声誉和地理位置；②环境条件、人员数量、人员资质和能力范围等；③仪器设备和检验方法；④实验室质量管理体系和委托检验项目质量情况；⑤委托检验项目认可情况；⑥提供必要咨询服务的能力；⑦在规定时间内完成委托检验项目的能力。

二、受委托实验室的选择标准

委托实验室应根据实际需求选择适宜的受委托实验室，选择标准主要包括以下几方面。

1. 实验室资质和能力范围　受委托实验室可以是医疗单位的检验科，也可以是具有独立法人资格的医学检验实验室，或者是国家指定从事特殊检验项目（如艾滋病检测、产前筛查与诊断和新生儿疾病筛查等）的实验室。受委托实验室应按要求进行生物安全等级备案，对于开展分子生物学检测项目的实验室应进行临床基因扩增实验室备案。

2. 人员资格和能力证明　受委托实验室应当配备与其从事检验检测活动相适应的管理人员和专业技术人员。管理人员需具备检验机构管理知识，熟悉医疗器械相关法律法规及检验风险管理方法。关键技术人员包括技术负责人、授权签字人和检验报告解释人等。关键技术人员必须具备相关领域副高级以上专业技术职称，或者硕士以上学历并且具有5年以上相关专业技术工作经历。从事国家规定特定检验项目的人员还需取得符合法律法规要求的资格，例如艾滋病的实验室检测、基因检测、产前筛查和诊断等资质。

3. 检测服务质量　受委托实验室提供的检测服务质量是重要考核要素之一。首先，受委托实验室应建立完善的质量管理体系；其次，必须配备完成特定服务项目所需的设备、试剂和耗材等，所用医疗设备、试剂和耗材必须获得国家批准；第三，仪器设备、检测方法学、计量学溯源以及质量情况等都必须符合标准和规范要求，检验项目以通过相关认可为宜；最后，还需要有能力提供必要的结果解释和咨询服务。总体而言，受委托实验室应遵守国家有关法律法规要求，并根据检测规程、规范和标准要求开展检测服务，以确保检测方法的合规性和科学性。

4. 检测性价比　应综合考虑受委托实验室提供的检验服务的质量和价格，优先选择性价比高的服务。

5. 服务效率　标本采集、检验服务和标本周转时间能够满足临床诊疗需求。有能力在规定时间内完成受委托检验的任务，并通过信息化手段对结果（包括危急结果）进行报告等。

6. 行为公正　受委托实验室的临床检验活动不受商业、财务等方面的干预和其他内外部压力的影响。受委托实验室按照约定的服务内容和价格收取费用，并向客户提供详细的收费明细，严禁以医保目录内项目替换医保目录外项目进行收费。受委托实验室应遵守保密协议，确保患者信息和数据安全。在标本采集、运输、使用和保存等环节中需确保标本和生物信息安全，避免对公共健康和国家安全造成潜在威胁。

▶ 【知识拓展】 ◀---

人类遗传资源管理

人类遗传资源是指含有人体基因组、基因等遗传物质的器官、组织和细胞等遗传材料，以及利用这些遗传材料产生的数据等信息资料。

通过制定《中华人民共和国生物安全法》以及《中华人民共和国人类遗传资源管理条例》，国家建立了一套严格的管理体系，对人类遗传资源采集、保藏、利用以及对外提供等各环节进行具体要求和程序规范。其核心目的在于保护人类遗传资源提供者的隐私权和个人信息权益，确保合法性和伦理道德性。

在涉及国际合作的具体活动中，研究方案须经过严格审查和备案。例如，在申请人类遗传资源国际科学研究合作的行政许可时，需要通过双方所在国家的伦理审查。同时，科技部制定了相关的安全审查规则，对可能影响公共健康、国家安全和社会公共利益的情况进行安全评估。

总之，人类遗传资源管理目标是保护人类遗传资源的合法性和安全性，以维护公众健康、国家安全与社会公共利益。

三、委托协议签订

实验室所在机构的采购部门应负责对委托检验项目进行公开招标采购。机构法人代表或其指定人员根据招标结果与受委托实验室签订《委托检验服务协议书》，约定服务范围（检验项目）和协议有效期，明确双方职责、权利和义务以及争议解决与处理等内容。

为了便于监控和管理，委托实验室应当建立一份受委托实验室名录，并记录受委托实验室的名称、地址、所属机构、委托检验项目、联系人和责任人等信息。

四、委托检验项目的实施

根据签订的《委托检验服务协议书》，委托实验室应按照约定开展委托检验工作。

1. 项目申请　委托实验室应根据受委托实验室提供的检验项目清单提出委托检验项目申请。

2. 标本采集　受委托实验室应制定详细的程序文件，明确检验申请、患者准备和标本采集的具体要求。主要内容包括患者信息、所需临床信息、标本采集量、标本容器和添加剂、原始标本类型、标本采集时间以及接收时间，还有特殊项目和特殊人群标本采样和处理要求。受委托实验室应向客户提供一份完整的标本采集手册，以便委托实验室按照该手册进行相应操作。

3. 标本交接　委托实验室应与受委托实验室工作人员根据协议要求进行标本交接和记录。详细记录包括受委托实验室名称、地址、所属机构、检验项目、标本类型和数量以及标本采集时间、运送人员和转运接收人员等信息。如果信息系统支持，在委托检验活动中，委托实验室可通过 LIS 系统登记送检科室、条码号、患者基本信息、检验项目以及接收人和日期等详细信息，有助于精准管理委托检验标本。

4. 标本运输　应规定标本运送至受委托实验室的方式和方法。受委托实验室工作人员应严格按照标本运输要求进行运输。若采用运输或快递服务，应明确标本周转时间及保存条件，以确保患者标本完好无损。对于特殊保存要求，如需低温保存，应明确规定；高致病性病原微生物标本在申请并获批准后按照生物安全管理要求进行运输。此外还需要明确规定将标本送达受委托实验室后的保存条件，并设定从运输到检测之间的时限要求等，委托实验室应加强监督管理。

五、结果报告

委托检验项目结果报告形式、报告时限以及危急结果的报告流程等应由双方商定并签署协议。委托实验室应选择最适当的方式向用户报告检验结果，若采用纸质报告，则由委托实验室发放；若采用电子报告，则需符合信息管理相关数据传输要求，并经过实验室审核和医院批准。如果委托实验室将报告提供给申请者，报告应包含法规和行业标准要求的所有必须要素，并且不得做出任何可能影响临床解释的修改，但不要求实验室按照受委托实验室原始字样来报告。如有需要，委托实验室可以根据患者具体情况和流行病学信息对检验结果进行附加解释或评述，报告中应包含评论者的签名。

六、危急结果的管理

危急结果报告是提高医疗安全和降低医疗风险的重要措施。委托实验室应向受委托实验室明确委托检验项目的危急结果报告要求。当委托检验项目产生符合委托协议中定义的危急结果时，受委托实验室应当及时通知委托实验室，以便临床医生迅速采取相应措施，确保患者生命安全。如果检验结果属于传染病范畴，则除了及时通知委托实验室外，受委托实验室还需根据相关管理规定执行传染病防控措施。

第四节　外部提供的产品和服务的评审和批准

PPT

为了确保长期稳定地获得符合要求的外部产品和服务，实验室应制定以下工作程序：①规定、审查和批准实验室对所有外部提供的产品和服务的要求；②规定对外部供应者的资质、选择、表现评价和再评价的标准；③标本委托；④在使用或直接提供给用户之前，应确保外部提供的产品和服务符合实验室规定的要求或国家标准要求；⑤根据对外部服务供应者的表现评价结果采取措施。在临床工作中，实验室需保存上述活动记录。

一、外部提供的产品和服务的要求

为确保实验室获得满足其活动所需的产品和服务，在采购外部提供的产品和服务之前，实验室应与外部供应者就以下内容进行充分沟通：①产品和服务内容；②方法、过程和设备；③能力，包括人员所具备的资格；④验收标准；⑤表现控制要求；⑥在外部供应者场所进行的活动；⑦其他相关事项。

根据业务发展需求、预期用途和行业规范标准要求，实验室应明确外部提供的产品和服务的基本要求，主要包括以下几个方面：①产品质量必须符合国家法律法规、规范和标准要求，并具有生产批准文号或注册证；②良好的安全性能；③较高的性价比；④可靠的售后服务。对于检测设备，实验室应明确所需设备的数量、基本参数（如尺寸、重量和电源要求等）、设备性能（如准确性、精密度、灵敏度和特异性等）、售后服务（如维修保养服务、检定/校准服务）、设备运行成本（包括维护成本和耗材成本等）、成本价格、设备耐用性和安全性等要求。对于试剂，实验室应明确产品名称、基础参数（如规格）、性能指标要求（如精密度、正确度、线性范围和可报告范围等）、使用效期和开瓶稳定期、成本价格、技术支持以及售后服务能力等内容。

在确定外部提供产品和服务要求之前，实验室所在机构应组织专家对方案进行审查。经过审查无异议后，由机构设备管理委员会论证通过后报请机构办公会审定后，设备管理部门采购。在签订合同之前，实验室需与外部供应者充分沟通和协商，明确双方权利和义务，并确定产品和服务质量标准、交货期限以及售后服务等关键条款，以确保供应者全面了解并满足实验室的需求及质量要求。

二、外部供应者的资质、选择、表现评价和再评价的标准

（一）外部供应者的资质和选择标准 微课/视频2

外部供应者应当具备以下基本条件：①具备独立承担民事责任的能力；②具有良好的商业信誉和

健全的财务会计制度；③具有履行合同所必需的设备和专业技术能力；④有依法缴纳税收和社会保障资金的良好记录；⑤参加政府采购活动前三年内，在经营活动中没有重大违法记录；⑥法律、行政法规规定的其他条件；⑦根据采购项目特殊要求确定的其他特定条件。

对于校准或检定服务方，应具备以下至少一项条件的资质和能力要求：①获得 CNAS 认可或签署 ILAC - MRA 协议的校准实验室；②法定计量机构；③法定机构或行政主管部门授权的机构。

实验室可根据外部供应者的产品和服务质量、价格和交货期以及供应者的服务水平、信用度和配合度等方面制定相应标准。一个优秀的外部供应者应具备以下特点：第一，产品和服务品质卓越（可通过生产工艺水平和质量管理体系等方面进行评估）；第二，提供的产品和服务性价比佳；第三，能够确保所需产品和服务按时到位（可通过评估外部供应者的生产能力、库存管理水平以及物流配送能力）；第四，能够提供全方位的服务支持，包括技术咨询、产品培训和售后服务等；第五，履约记录良好，且在行业中享有良好声誉，并无不良经营行为；第六，具备出色的沟通与解决问题能力，态度友好。

（二）外部供应者的表现和再评价标准

为了持续改进对外部供应者的管理，实验室应定期对其进行再评价。再评价标准应与初次评价有所不同，初次评价主要依赖收集得到的信息，而再次评价时实验室已经积累了实践经验，因此可以通过收集日常表现、用户反馈、质量评价结果等方式来进行。对外部供应者的表现和再评价可从以下几个方面考虑：①产品质量，所提供的试剂和耗材在供应期内具备优良的质量，表现出稳定可靠的性能和高度的安全性，符合国家标准，产品合格率大于 95%。②供应能力，在及时供货、库存保障以及灵活性供应等方面表现优秀，拥有高效的供货能力，并且具有相当数量的库存储备。③售后服务，外部供应者服务支持能力强，所提供产品质保期适宜，能够快速响应各类投诉，沟通能力突出，服务态度良好，能及时处理和解决各类问题，客户满意度较高。

根据再评价结果，实验室可对外部供应者进行分类和评级，以更有效地管理和优化外部供应者资源。实验室需明确再次评价的周期（如每 12 个月一次），并制定相应的评价标准。例如，总分≥90 分为优秀，≥80 至 <90 分为合格，≥60 至 <80 分需要改进，<60 分则为不合格。

三、样品委托

基于资源、能力和工作量等因素，实验室可以将部分检验项目委托给具备相应能力的外部机构进行检测。通常情况下，以下情形可以考虑将实验室样品委托给外部实验室进行检测：①由于工作量大，人员和设备等资源已超负荷运行，或仪器设备发生故障未修复，实验室无法保证及时出具结果报告的项目；②个别需要特殊或专业检验技术的项目；③尚不具备检验能力的项目。

为确保委托检验项目符合规定要求，实验室所在机构的医务部门应对受委托实验室的能力进行调查审核并予以确认；而物价部门应核实委托检验项目的收费标准是否符合有关规定。实验室根据《委托检验服务协议书》开展标本委托检验工作。在将项目委托至外部实验室检测之前，实验室所在机构需按属地管理规定向主管部门（如省市卫生健康委/局和医疗保障局）备案。

实验室应定期评价委托检验项目的质量，包括查看日常室内质控结果和室间质量评价报告等，也可通过对项目结果与其他检验结果之间的相关性和诊断符合率进行比较，并综合考虑临床送检科室日常反馈意见等因素进行评价。实验室应保存相关材料以作为定期评审的依据。

四、外部提供的产品和服务的验收和评价

实验室应建立完善的验收制度，并在适当阶段实施，以确保外部提供的产品和服务符合实验室规

定的质量标准和要求。为了保证有效性，可以采用核对相关信息并辅以必要实验手段等方式进行验证。实验室应确认产品的相关证明材料，以确保其符合法律法规要求；检查产品包装和外观，并核对产品批号、有效期、规格、数量及价格等。对可能影响实验室服务质量的设备、试剂和耗材，在使用前，应确认其性能符合规定要求。验证的方式包括：方法学性能评价、检测质控品验证结果的可接受性以及审查外部供应者提供的质量符合性声明。以生化分析仪验收为例，使用前需进行仪器校准（如杂散光、吸光度线性范围、吸光度准确度、吸光度稳定性、吸光度重复性、温度准确度与波动度、标本携带污染率以及加样准确度与重复性等）和性能验证（如灵敏度、正确度和可报告范围等）；同时还需评价仪器的检测速度是否满足需求，并考察噪音水平、放射与电磁辐射水平。

只有验收合格的产品和服务方可投入使用或提供给客户。对于不合格的产品和服务，实验室应及时提出异议并寻求解决方案。此外，实验室还应定期总结和分析验收工作，以持续提升工作质量与效率。

五、根据外部供应者表现采取的措施

无论是从外部供应者处购买，还是通过外包或是其他方式获得的产品和服务，实验室均应采用基于风险管理的方法对其进行管理。实验室需识别和评估潜在风险，如供应者破产和产品质量问题等，并制定相应的风险管理措施和应急预案。

实验室应定期召开座谈会，与外部供应者交流，并向其告知评价结果。对于优秀的供应者予以表彰，并向招标采购部门推荐；而不合格的供应者则需在规定时间内进行整改，必要时重新招标新的供应者。同时，实验室还需要倾听外部供应者的意见和建议，共同努力提升临床检验质量和服务能力。

答案解析

? **思考题**

情景描述：医院的医护人员和检验人员告知部分检验项目，如无创产前筛查、病原微生物宏基因组测序、结核分枝杆菌及耐药基因靶向测序等项目委托给外部实验室进行检测，但实验室不能提供受委托实验室相关记录。

初步判断与处理：实验室没有对受委托实验室进行有效管理。

实验室应将受委托实验室纳入管理，保存其对受委托实验室的选择和评审记录、受委托实验室名录以及委托检验服务协议书等资料。

问题：

（1）关于受委托实验室的管理，实验室应至少保留哪些资料？

（2）受委托实验室的评价应包含哪些内容？

（吴凯峰）

书网融合……

重点小结　　　　　题库　　　　　微课/视频1　　　微课/视频2

第十四章　人工智能在临床实验室的
应用现状及展望

✏ **学习目标**

---

1. 通过本章学习，掌握人工智能在临床实验室管理与服务中的主要应用领域；熟悉人工智能的基本概念、技术分类；了解人工智能技术在提升实验室服务质量方面的应用与潜力。

2. 通过本章学习，能初步具备在人工智能时代持续学习的意识和基本能力；并能养成运用人工智能技术解决实际问题的意识。

3. 培养对人工智能与医学融合发展的兴趣和开放态度；形成对医疗伦理和数据安全的基本认知。

第一节　人工智能技术概述

PPT

随着计算机技术的飞速发展，尤其是计算能力的大幅提升，人工智能（artificial intelligence，AI）技术也取得了飞跃式发展，并逐渐渗透到多个学科领域，逐步成为一个独立的分支运用到实践工作中。

一、人工智能的定义与发展历程

人工智能是用人工的方法和技术研制智能机器或智能系统来模仿、延伸和扩展人的智能，涉及的智能行为包括感知、推理、学习、通信和复杂环境下的动作等。进而，AI 通过计算机技术来模拟人类的思维和行为方式，实现自主学习、推理、决策等功能，具备自我适应、自我优化的能力。

人工智能最早是在 1956 年的达特矛斯会议上由美国数学博士约翰·麦卡锡提出。在过去的几十年里，人工智能技术不断发展，自从机器学习和深度学习出现以来，人工智能的应用不断拓展，为个性化医疗创造了机会。人工智能技术的发展可以分为三个时期。

（一）1950 年代至 1970 年代

人工智能发展的初期阶段，主要专注于设备的开发。开发的设备能够做出以前只有人类才能做出的推理或决策。1960 年代，美国国家医学图书馆开发的医学文献分析和检索系统以及基于网络的搜索引擎 PubMed，成为后来加速生物医学的重要数字资源。

（二）1970 年代至 2000 年代

这一时期可谓是"人工智能寒冬"时期，人工智能的重大发展较少。但在此时期，开启了通过 CASNET（comparison – based attention siamese network）模型开发青光眼咨询计划，这是人工智能在医学领域应用的早期范例。CASNET 模型是一个因果关联网络，该模型将有关特定疾病的信息应用于患者，为医生提供患者管理的建议。

（三）2000 年至今

这一时期迎来了人工智能在医学领域应用的突破性进展。应用 DeepQA 技术，通过从患者的电子病历和其他电子资源中提取信息，可提供基于证据的医疗手段。这为循证临床决策开辟了新的可能性。

Watson 技术被用于鉴定肌萎缩侧索硬化症中新 RNA 结合蛋白。美国食品和药物管理局（FDA）批准首个基于云的临床深度学习的医疗保健应用产品，用于快速分析心脏磁共振图像，甚至分析肝脏和肺部成像、胸部和肌肉骨骼 X 线图像以及非增强头部 CT 图像。

近年来，人工智能在检验医学中的应用越来越受到关注，在检验样本采集和转运，形态学检查、生物标志物挖掘、诊断/预测模型建立、检验路径优化、审核和报告规则制定、实验室管理及风险控制等方面均有应用，人工智能的应用加快了数据处理速度，提高了检验效率，降低了错误风险，有助于全方位提高整体检验服务质量和检验水平。

二、人工智能的主要技术方法 📱 微课/视频1

用于医学领域的人工智能的技术方法包括机器学习、深度学习、自然语言处理、人机交互等。

（一）机器学习

机器学习（machine learning，ML）是人工智能的一个重要子集，它关注的是构建从经验中学习的自适应模型（不是基于规则的）。这些模型可以通过使用各种复杂算法处理数据集来自动执行任务。机器学习可以进一步细分为三种类型：监督学习、无监督学习和强化学习。①监督学习，顾名思义，是一种使用标记数据集训练模型的方法。该模型通过学习输入数据与相应的输出标签之间的关系来预测新的未标记数据。监督学习可进一步分为分类和回归，其常用算法包括逻辑回归、线性回归、随机森林、K - 最近邻、支持向量机、梯度提升机等。目前，应用于检验医学的绝大多数人工智能模型都是基于监督学习。②无监督学习是一种使用未标记数据训练模型的方法，通常用于识别具有相同或相似特征的数据聚类，常用的无监督学习方法包括聚类（例如，K - means 聚类、分层聚类、模糊聚类）、降维（例如，主成分分析）和异常值检测（例如，生成对抗网络）。③强化学习是指不依赖标记数据，有效解决序列行动优化问题的方法，在自动驾驶、机器人操控、金融交易等领域都有广泛的引用。

（二）深度学习

深度学习（deep learning，DL）是机器学习的一个子集，它模拟人脑建立与人脑功能相似的人工神经网络（artificial neural network，ANN），实现大规模数据的学习和分析。ANN 主要由输入层、隐藏层和输出层三层组成，每个隐藏层在数据被修改数百万次后才对数据进行处理并到达最终层进行输出。基于深度学习的常见技术有多层感知（multi - layer perceptron，MLP）、递归神经网络（recurrent neural network，RNN）和卷积神经网络（convolutional neural network，CNN）。与传统的 ML 算法相比，DL 算法具有独特优势。首先，DL 算法在处理大规模、复杂的数据方面表现更好，可以学习更复杂的模式，并显著提高处理效率。其次，深度学习算法具有强大的自动特征提取能力，可以自动从数据中提取有用的特征，而传统的 ML 算法需要手动选择和提取特征。第三，深度学习算法具有更好的泛化能力，可以更好地适应新数据，从而在不同的医疗任务中取得良好的性能。这些优点推动了 DL 在检验医学领域中的广泛应用，越来越多的研究报道了 DL 可以应用于临床实验室测试过程的所有阶段，如机器视觉技术在实验室质量监控中的应用。人工智能在检验形态学检查和图像识别领域发展很快，该领域研究的基本过程包括：①采集图像并进行预处理；②利用不同图像分割算法进行细胞分割，提取特征；③通过识别算法进行细胞和分子识别，如血液及骨髓细胞形态分析、尿沉渣分析、微生物检测等。

（三）自然语言处理

是人工智能领域中的一个重要方向，涉及到人类语言的识别、理解和生成等方面，它并不是简单的研究自然语言，而在于研究出有效实现自然语言通信的计算机系统，尤其是相关的软件系统，是计算机科学的一部分。它涵盖了包括语音识别、自然语言理解和机器翻译等多个方面，人工智能的日益发展使得自然语言处理的应用范围越来越广。

（四）人机交互

是指计算机与人之间的双向信息传递和交流过程，现阶段人机交互已经从基于文本或显示的控制转变为更直观的控制模式，可以应用于语音识别、手势识别、面部识别等，人机交互不仅是人工智能技术的发展方向，也能够更广泛地应用于实验室管理的各项工作。

人工智能技术应用的普及将拓展实验室智能化应用领域，助力检验质量的提高。通过人工智能算法对血清质量识别，提高诊断的准确性和效率；通过引入智能机器人技术，实现实验室设备的自动化巡检和维护；通过引入智能图像识别技术，提高检验仪器的准确性和效率。目前，我国的人工智能在临床实验室质量管理和医疗服务中的应用取得了一定进展，但仍处于发展的初级阶段，存在信息孤岛、生物特征数据库不完善、医学实验室质量管理水平参差不齐、自动化物联不足等问题，医疗大数据的深度应用还有很长的路要走。同时，应注重人工智能在检验医学应用过程中的伦理和安全问题，应以检验大数据应用为抓手，积极推动医学实验室的智能化建设，才能更好地为健康医学服务。

第二节　人工智能在实验室质量管理中的应用

PPT

临床实验室的服务质量是保证临床诊疗服务质量的重要基础。临床检验的服务流程始于临床医生对患者临床问题的甄别，到检验申请提出、患者准备、样品采集与运送，实验室内样品准备与分析、结果审核与报告、临床沟通，是一个超长的服务流程，涉及检验前、检验中和检验后的复杂过程，因此需要建立完整的质量体系，才能保证检验服务的准确、及时和可靠。随着科技的发展，人工智能技术在解决复杂问题和场景中所体现的优势越发明显，因此在实验室质量管理中的应用越来越受到重视。本节将详细介绍基于人工智能的检验前质量管理应用、基于人工智能的实验室质控系统及其应用、机器视觉技术在实验室质量监控中的应用以及异常检测结果的智能甄别与预警的应用。

一、基于人工智能的检验前质量管理应用 🅔 微课/视频 2

检验前阶段在临床实验室检验过程中尤为关键，常见误差可能来自样本采集、标识、运输和处理等多个环节。有效管理这一阶段对提高整体实验室分析质量至关重要。随着人工智能技术的发展，其在检验前质量管理中的应用日益广泛。通过大数据分析和机器学习等技术，人工智能系统能够有效识别和预防潜在错误，优化工作流程，从而显著提升检验前阶段的质量管理水平。

（一）标本采集

标本采集是临床检验的重要组成部分，其中静脉血采集是临床最常见的样品采集方法之一，但人工静脉穿刺容易受到患者和医务人员因素的影响，导致标本不合格，从而产生不准确的检测结果。基于近红外（NIR）成像技术的静脉血采集机器人是减少人为误差的有效解决方案，但现有的采血机器人普遍存在静脉血管识别不准确的问题。AI深度学习技术显示出优异的图像分割识别能力，可适用于静脉血采集机器人的静脉识别。通过人工智能训练的模型，可显著改善采血机器人的血管识别率。

（二）标本评估

检验前的一个重要和严重的误差来自患者的不合格标本。标本质量问题如溶血、脂血、严重黄疸、样本量不足等及标本标记错误（wrong blood in tube，WBIT）是不合格标本常见原因。通过神经网络机器学习算法可以帮助监测和评估标本采集的质量。通过差值核查法（delta check）结合年龄、性别等患者信息训练的深度学习模型，可以帮助识别标记错误的标本，这些人工智能对标本的评估性能优于人工评估。

二、基于人工智能的检验中质量管理应用

长期以来，临床实验室对患者样品的检验采用单次检测即报告结果的方式开展服务。为了保证结果的可靠性，20 世纪 50 年代建立的统计质量控制理论，被广泛接受和采用。临床实验室通过检测模拟人类样品的质控物，通过预先制定的包含质控品水平、质控频率和质控规则的组合质量控制方案监测患者结果的可靠性。随着计算机技术的普及提高和自动化设备的大量采用，智能化质量控制方案逐渐被大型实验室采用。此外，随着人工智能技术的兴起，基于大量患者数据的 AI 算法分析技术开始尝试在临床实验室应用场景下进行实践。

（一）自动化质量控制

早期的质控图是手工绘制的质控图。随着计算机技术的应用，临床实验室开始在 LIS 系统中使用质控模块，或者通过专业的质控软件开展室内质控，无需人工判别，计算机会自动判别失控状态，为实验室的质控开展提供支持。同时，质控软件会根据质控方案的性能和需要的误差检出概率与假失控概率，推荐合适的质控规则。随着检验项目和检测通量的不断扩大，目前通过流水线的中间件，实验室可以预先设定质控项目的检测时间和频率，通过流水线的冷藏系统在线存储质控品，通过控制系统按照预先制定的要求，无人值守地开展质控检测，通过远程控制系统对失控信号进行预警，极大地提高了质控处理的效率。中间件系统的自动质控模块，可以通过对质控数据的统计分析，实时显示分析系统的控制状态，汇总可能的失控原因，为预防性的系统维护和保养提供有效支撑。自动质控的应用能够防止人为错误，减少实验室人工需求，缩短质控周转时间，提高质控检测效率，具体如图 14 - 1 所示。

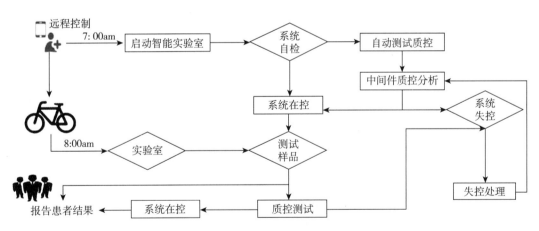

图 14 - 1　自动质控系统的基本流程

自动质控可根据每一个检验项目的方法性能设计质控方案，通过系统误差期间报告的错误率，结合系统误差期间检测的样品数，来调整具有失控风险患者的报告数量，自动质控显著提高了质量控制的效率和效果。

（二）基于 AI 的患者数据实时质量控制

多数实验室采用每天检测 1 ~ 2 次的质控测定频率，而非连续测定，因此基于质控品检测的统计质量控制存在局限性，其较难发现质控品测定区间内出现的误差。同时，加工制备的质控品与真实患者

样品可能存在基质差异，国际临床化学和实验室医学联合会（IFCC）下设的分析质量委员会于2020年发表的指导文件中指出：基于患者数据的实时质量控制（patient based real time quality control, PBRTQC）是一种使用患者数据，以实时、连续监测检测过程分析性能的质量控制方法，与传统的质量控制方法相比具有较多优势。该方法包括正态均值法（AON）、移动中位数法（movMed）、移动均值法（MA 或 BULL）、差值核查法（Delta Check）、指数加权移动均值法（EWMA）等多种算法。2020年 IFCC 建议将 PBRTQC 广泛应用于临床。

建立 PBRTQC 的一般流程包括下面几个方面（图14-2）。

1. 数据收集　收集一段时间的日常检测的患者数据。

2. 数据预处理及清洗　收集相关的患者数据，数据来源于监测实验室数据库。对数据进行清洗和预处理，包括去除异常值、填补缺失值、标准化等，以确保数据质量。

3. 模型训练　选择合适的机器学习模型。常见的选择包括监督学习、非线性回归调整等。使用选定的模型对数据进行训练，通过调整模型参数达到最佳效果。

4. 性能验证与评估　在独立的测试集上验证模型的性能。这一步骤至关重要，可以通过比较不同模型在同一数据集上的表现来选择最优模型。

5. 临床应用　将训练好的模型部署到实际应用系统中，并进行实时监控。

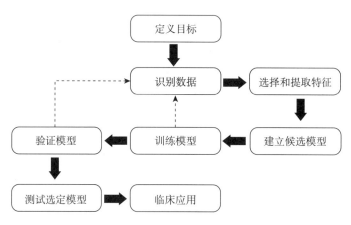

图 14-2　**PBRTQC 建立的流程**

通过以上步骤，可以创建基于 AI 的患者数据实时质量控制模型，可实时、连续地监控检测系统的精密度和准确度等分析性能，灵敏识别和动态监测分析过程中因试剂开瓶时间、试剂瓶间差异、批号差异、周保养清洗液过期等改变引入的质量风险，并进行智能预警，辅助实验室人员及时采取预防和纠正措施。保养清洗液过期使保养后的仪器检测分析性能改变，试剂开瓶时间长存在潜在质量风险，均可触发质控图预警，但同时段的传统质控品结果在控，这证明 PBRTQC 可以早于传统质控品 IQC 发现检测系统的潜在质量风险，便于实验室及时采取预防于纠正措施。

当然 PBRTQC 也存在其局限性，例如算法比较复杂，对每一个项目都需要单独设置，对使用和维护的人员能力要求较高，对系统误差敏感但对随机误差不敏感，对于低通量项目或样品量不大的实验室适用性不强等，这些不足之处可随着人工智能算法的不断迭代而有所改善。

三、机器视觉技术在实验室质量监控中的应用

机器视觉技术是一种通过计算机和相机等设备，对实物进行自动识别和处理的技术。在实验室质量监控中，机器视觉技术可以用于实验过程的自动监控和质量监测。机器视觉技术在实验室质量监控

中的应用广泛且多样化，利用其图像处理、分析和理解的能力，可有效提高实验室工作的效率和准确性以及实时监测、预警医疗质量风险。

（一）安全管理与监控

使用机器视觉设计的人脸识别系统可限制人员进出实验室，防止未经授权的人员进入实验室，是实验室安全管理的一种有效手段，有助于确保实验室的安全、效率和质量。同时，通过人脸识别系统可以自动记录进出实验室的人员信息，包括时间、人员身份等，为实验室的管理和审计提供了方便，有助于追踪和追溯实验室活动的相关责任。

（二）自动化流程控制

智能机器人上的视觉技术为实验室带来了更高效、更安全、更智能的工作方式。通过高精度定位与识别、实时导航与避障、自动化实验操作等功能，视觉技术为医学实验室的自动化和智能化发展提供了有力支持。

1. 高精度定位与识别　视觉技术使智能机器人能够准确识别和定位实验室中的各类样品、试剂和仪器设备，通过 3D 视觉定位系统和深度学习模型，智能机器人能够实现识别精度 < ±0.3mm，确保样品和试剂的准确取放。

2. 实时导航与避障　智能机器人上的视觉系统能够实时获取实验室的环境信息，通过导航定位技术实现自主导航，躲避障碍物，确保机器人在狭窄和拥挤的实验室环境中安全、高效地移动。

3. 自动化实验操作　视觉技术助力智能机器人进行自动化实验操作，如自动旋盖、力矩检测、深度检测等。例如，在临床实验室的实验中，对于较高风险的试验场景，视觉系统能够精确控制操作设备，实现试管盖的自动开盖和关盖功能，避免易碎实验器材的损坏和可能的生物安全风险。

4. 实验数据获取与分析　视觉系统能够实时获取实验过程中的图像和数据，为实验结果分析提供有力支持。结合机器学习算法和深度学习模型，视觉系统能够自动分析实验数据，提取有价值的信息，为科研人员提供决策支持。

5. 提升安全性　视觉技术能够实时监测实验室环境，发现潜在的安全隐患，如泄漏、污染等。同时，视觉系统还能够对机器人进行实时监控，确保机器人在操作过程中的安全，减少人为因素导致的安全事故。

6. 24 小时不间断工作　视觉技术使得智能机器人能够实现 24 小时不间断工作，满足医学实验室对检测时间和效率的高要求。在夜间或无人值守的情况下，视觉系统能够确保智能机器人正常运行，完成检测任务。

（三）风险控制与预警

在医学实验室中，机器视觉技术可用于监控实验设备的运行状态，及时发现设备故障或异常，避免实验中断或安全事故的发生。同时，它还可以用于监控实验室内的人员活动，确保人员按照规定的操作流程进行实验，防止违规操作导致的安全隐患。

机器视觉技术通过高精度的摄像头和图像处理技术，能够实时监控医学实验室内的各种活动和环境参数。它能够不间断地分析监控画面，实时检测异常行为或潜在威胁，确保实验室的安全，降低相关风险。通过事先预设的规则和算法，机器视觉系统能够识别和检测实验室内的异常行为，如未经授权的人员进入、危险物品的异常操作等。一旦发现异常行为，系统会立即触发警报，通知实验室管理人员采取相应的应对措施。预警系统还能与实验室的安全管理系统联动，实现信息的快速传递和处理，提高应对安全威胁的效率。

┌─────────────────┐
│ ▸ 知识拓展 ◂ │
└─────────────────┘

AI 图像分析与感染性疾病诊断

图像判读是临床微生物学实验室诊断的基础。从生物样品中病原体的图片染色，到病原体培养物的生长形态，都需要专业技术人员对图像信息的有效识别而进行描述和诊断。但是，人工的图像分析效率低下，辨识度不高，常常影响诊断的效率。而基于 AI 的图像分析，在效率上、分辨率上以及避免个体差异方面显示明显的优势。应用机器学习的培养基细菌形态分析方法，能够辨识出人眼所无法区分的细节内容，并给出相应的诊断概率，可以明显提高细菌性疾病的诊断效率。AI 图像分析还可以应用于复杂的蛋白指纹图片分析、基因图谱分析等相应领域。

四、基于人工智能的检验后质量管理应用

随着实验室自动化水平的提高，高通量检测实验室每日生成大量检测数据，人工审核检测结果所带来的人力成本和误差风险给实验室造成较大负担。因此，自动审核在临床检验结果的异常识别与预警中发挥着重要作用。它不仅能够快速准确地识别出异常结果，减少人为错误，提高审核效率，还能够通过危急值预警、异常波动预警和逻辑关系预警等多种方式，确保患者安全，提高医疗质量。

但是，这种基于规则的模式存在一些缺点：在使用过程中需要不断地对规则进行总结和调整，费时费力，且一套规则往往只能在一个地区甚至一家医院使用。因此，设计并实现基于人工智能的自动审核方案，利用海量的检测数据，基于随机森林、XGBoost 等机器学习分类组合决策模型，建立智能审核模型，对数据集进行多角度、多模态的数据挖掘，识别有效的检验因果关系，实现样品结果的智能审核，具有巨大应用前景。同时，对于数据的智能分析诊断辅助系统，也是人工智能能够充分发挥效能的应用场景。

（一）基于规则的自动审核系统

基于规则的自动审核系统已经发展了近 50 年。通过对检验前、检验中及检验后数据的整合和发掘，通过对患者信息、样品信息、仪器转台、检测结果的跟踪和监测，由一组由布尔逻辑（Boolean logic）组成的"工具集"构建的规则来判断检测结果的有效性，释放合格的检测报告，筛查需要人工复核的检测结果。自动审核算法应具有符合临床要求、程序要求和法规要求的特征。算法规则包含七大类别。

1. 临床信息判断规则 主要依据检验前数据如患者信息，包括唯一患者标识、来源科别、临床诊断、年龄、性别等信息设置临床信息类判断规则，如危急值的审核规则需结合临床诊断或科别设计。

2. 样品状态判断规则 主要依据检验中数据如样品采集日期和时间、样品类型、样品来源、样品优先等级、样品状态（溶血、黄疸、脂血、凝块、样品量不足、气泡等）设置样品状态类判断规则。

3. 室内质控判断规则 主要依据检验中数据如各检测系统的室内质控检测情况设置室内质控类判断规则。

4. 仪器状态判断规则 主要依据检验中数据如仪器校准状态、方法学特异性干扰、样本稀释倍数、试剂批号检查、吸光度值异常、反应杯杯空白异常、光源灯灯量异常等仪器错误报警信息及仪器维护保养检查等信息设置仪器状态类判断规则。

5. 结果及范围判断规则 主要依据检验项目的生物参考区间、分析测量范围及危急值设置范围判断类规则，若检测结果超出设置的范围，或检测结果出现非数值型、不可能结果或不合理结果时，检

测结果不能通过自动审核。出现危急值时，系统将自动显示红色危急值提示，提醒操作人员人工审核。

6. 差异判断规则　此类规则即 Delta 检查，又称为历史数据差异检查，是指通过对同一患者同一检验项目在特定时间段内结果的差异性分析判断检验结果的可接受性。前后 2 次结果的界限范围由实验室结合每个项目生物学变异等自行设置。若差异大于允许界限，则检验结果不能通过自动审核，属于分析后数据运用于运算法则设计。

7. 逻辑判断规则　主要依据检验项目的生物学特性、生理变化规律及不同项目间的医学逻辑关系设定逻辑类判断规则，出现违背生理规律或自相矛盾结果时结果不能通过自动审核；另外根据检验项目的送检科室、临床诊断及病理变化规律设定逻辑类判断规则，如 CK－MB 和 CK、ALB 和 TP、BUN 和 Cr、ALT 和 AST 等 2 个或多个关联指标出现明显相反变化时结果不能通过自动审核，属于分析后数据运用于运算法则设计。

在建立规则的基础上，检测流程中的各个关键环节需对自动审核进行任务分解。①检测仪器：负责将报警信息（如线性异常、试剂不足、吸样不足等），以及超限复测和危急值复测的信息发送给中间体软件。一旦样品有这些仪器报警信息，其结果无法被自动审核。②中间体软件：负责将检验项目全部完成的报告传输至实验室信息管理系统（laboratory information management system，LIMS）等待被自动审核，没有完成检测的报告将不会被审核。中间体软件还负责 Delta Check 的判断。每个检验项目的限值管理或审核范围也可构建在中间体软件上。③LIMS：负责完成检验项目之间的逻辑规则和高级别的报警提示（如危急值或极限值结果）。一旦报告确认时有 LIMS 弹框提示，即为高级别的报警提示，工作人员需尤为关注。④自动化审核系统的验证和优化：依据 ISO 15189、CAP、CLSI 等指导性文件的要求，实验室应对自动审核系统的有效性进行定期验证和人机比对，查看是否有进一步优化和改进的空间。

基于规则的自动审核系统实现大量检测结果的自动审核，提高了实验室结果报告的效率，缩短了实验室流程的 TAT 时间，目前已被高通量实验室广泛采用。

（二）基于人工智能的自动审核系统　微课/视频 3

基于规则的自动审核依赖于预先建立的规则和逻辑，但是这些规则难以穷尽检验项目之间各种复杂的相互联系，甚至有些逻辑关系可能超出当前学科的认知水平。但是，基于人工智能的机器学习、神经网络等算法模型，能够通过对大量数据的分析和自我学习，建立更具效率的实验室结果审核模型。已有的研究尝试展现了人工智能在这一领域的巨大应用潜力，如基于神经网络的模型构建的针对生物化学检测结果的自动审核模型、基于机器学习的 AI 自动审核系统。这些实践研究证明了将机器学习应用于实验室结果自动审核的可行性，为建立更适合临床实践的 AI 自动审核系统提供了新的思路。当然，基于 AI 的自动审核还处于起步阶段，需要进行大量的试验去开发和验证模型的效率和通用性。

第三节　人工智能在临床实验室外部服务中的应用

PPT

在数字化医疗时代，人工智能正成为临床实验室拓展服务边界、提升服务价值的关键推动力。本节将通过介绍人工智能在临床实验室外部服务中的创新应用，包括智能化临床决策支持系统、检验医学智能服务平台和远程会诊等领域，展现人工智能如何赋能临床实验室的服务模式，推动其从单一检验服务提供者向全方位医疗决策支持者的角色转变。

一、智能化临床决策支持系统 🖥微课/视频4 🖥微课/视频5

（一）临床决策支持系统的定义

临床决策支持系统（clinical decision support system，CDSS）是通过应用信息技术，综合分析医学知识和患者信息，为医务人员的临床诊疗活动提供多种形式帮助，辅助临床决策的一类计算机信息系统。传统的 CDSS 主要基于预先设定的规则和医学知识，通过匹配患者数据与知识库中的规则，向医生提供诊疗建议。然而，传统的 CDSS 在处理海量、异构、非结构化的医疗数据方面能力有限，且规则的获取和维护需要耗费大量人力。

随着人工智能技术的发展，智能化临床决策支持系统（intelligent clinical decision support system，ICDSS）应运而生。ICDSS 是一种集成了机器学习、深度学习、自然语言处理、知识图谱等人工智能技术的新一代临床决策支持系统。相比传统的临床决策支持系统，ICDSS 具有更强的数据处理能力和自我学习能力，能够从海量的医疗数据中自动提取有价值的信息和规律，并不断更新和优化决策规则。这使得 ICDSS 不仅能够提供更精准、更个性化的诊疗建议，还能有效地减少医生的工作负担，提升医疗服务的效率和质量。

（二）智能化临床决策支持系统的工作原理

ICDSS 的基本工作原理可以概括为数据采集、数据预处理、模型训练以及信息分析与决策支持四个主要环节。

1. 数据采集 ICDSS 需要从多个异构的临床信息系统中采集患者的各类数据。这包括来自医院信息系统（HIS）的人员信息、主诉、体征等结构化数据，来自电子病历系统（EMR）的病历文本、医嘱等非结构化数据，来自实验室信息系统（LIS）的各项检验指标及结果，以及来自影像归档和通信系统（PACS）的 CT、MRI、X 线等医学影像数据。系统通过数据接口与这些临床信息系统实现无缝连接和实时数据同步。

2. 数据预处理 接下来，ICDSS 对采集到的原始数据进行预处理。对于结构化数据，系统进行数据清洗，处理缺失值、异常值等；对于非结构化的文本数据，系统利用自然语言处理技术，如分词、词性标注、命名实体识别等，提取关键的临床概念和语义信息；对于医学影像数据，系统通过图像增强、分割等操作，提高图像质量，突出感兴趣的区域。预处理后的数据以规范化的形式存入 ICDSS 的临床数据仓库，为后续的分析提供支持。

3. 模型训练 在数据准备完成后，ICDSS 利用机器学习和深度学习技术，在大规模临床数据上训练多种智能模型。例如，系统可以使用逻辑回归、决策树、随机森林等传统机器学习算法，建立疾病诊断、病情严重程度评估、预后预测等模型；也可以运用卷积神经网络、循环神经网络等深度学习架构，直接从医学影像、心电图等数据中学习疾病的特征表达，实现自动诊断和筛查。同时，系统还会定期利用新产生的临床数据对这些模型进行微调，使其能适应数据分布的变化，保持较好的泛化性能。

在模型训练完成后，ICDSS 还需要将模型的预测结果与医学知识库中的规则、指南等专家知识进行融合，以生成可解释、可信的临床决策建议。其中，医学知识库通常以本体、语义网络等知识图谱的形式组织，涵盖疾病、药物、检查、手术、临床路径等多方面的结构化知识。系统利用知识表示学习、关系推理等技术，将模型学到的隐含特征映射到知识图谱的语义空间中，挖掘数据与知识的内在联系，实现二者的无缝融合。

4. 信息分析与决策支持 ICDSS 通过友好的可视化界面，将患者的检验指标、生理参数、影像学表现等和模型预测的疾病概率、严重程度、预后等信息呈现给临床医生，并给出基于指南和循证医学证据的诊疗建议。医生可以根据自身的经验判断，选择性地采纳或修正系统的建议，最终形成更加全面、可信的临床决策方案。同时，ICDSS 会实时追踪患者的转归，评估决策方案的执行效果，并以此动态调整相关模型和知识，实现智能迭代，不断提升其辅助诊疗的水平。

（三）临床决策支持系统的主要功能

ICDSS 功能已经从传统 CDSS 的提示与警示，拓展到全流程、全要素的智能决策支持（图 14 - 3）。归纳起来，ICDSS 主要有以下几方面的功能。

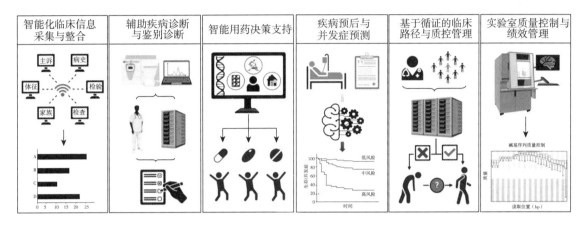

图 14 - 3 智能化临床决策支持系统的功能

1. 智能化临床信息采集与整合 ICDSS 可以通过与医院各业务信息系统的互联互通，自动、实时地采集患者的人口学信息、主诉、病史、体征、检验检查结果等多维度数据，并进行语义映射、归一化处理，形成标准化的临床数据视图。这为后续的智能分析与决策奠定了数据基础。对于检验医学数据，ICDSS 不仅关注单次检验结果，还能整合患者的历史检验数据，动态评估指标变化趋势，挖掘潜在的生理异常与疾病风险。

2. 辅助疾病诊断与鉴别诊断 辅助疾病诊断与鉴别诊断是 ICDSS 的核心功能之一。系统基于机器学习算法构建的疾病诊断模型，可以根据患者的症状、体征、检验检查结果等，给出疾病的风险概率，协助医生进行初步诊断。在此基础上，系统还可以自动匹配患者特征与疾病知识库，提示需要鉴别的疾病，并给出进一步检查的建议。对于临床表现相似的疾病，ICDSS 可以比较患者的关键检验指标与鉴别诊断阈值，缩小诊断范围；对于一些罕见病，ICDSS 可以根据患者的特殊检验结果，如基因检测，提示疑似诊断，供医生参考。

3. 智能用药决策支持 ICDSS 可以为医生的药物治疗决策提供多方面的支持。系统一方面基于机器学习分析海量病例数据，发现特定病种、分期、分级的优选用药组合，形成智能用药方案库；另一方面，系统也会根据患者的生理特征、过敏史、肝肾功能等，对药物方案进行个性化调整，预防用药禁忌、不良反应的发生。对于需要进行治疗药物浓度监测（TDM）的药物，ICDSS 可以根据药物基因组学检测结果，评估患者的药物代谢能力，并动态分析血药浓度，提示剂量调整，实现精准给药。

4. 疾病预后与并发症预测 ICDSS 的另一项重要功能是疾病预后预测。系统通过生存分析、纵向数据挖掘等技术，从患者的诊疗全过程数据中学习预后相关因素，构建预测模型。这些模型可以较准确地预测患者的预期寿命、复发转移风险、功能障碍程度等，帮助制定更合理的随访与干预策略。对于一些慢性病患者，ICDSS 还可以通过动态风险评估，及时发现并预警并发症的早期信号，如糖尿病患者的心、脑、肾、眼等靶器官损害风险。这有助于在疾病进展的不同阶段，针对性地调整管理措施。

5. 基于循证的临床路径与质控管理 ICDSS 还可用于优化医疗流程管理。系统基于循证医学证据与专家共识，形成不同病种的标准化临床路径（CP）知识库。在患者就诊过程中，ICDSS 实时监测诊疗活动执行情况，对偏离 CP 的行为进行提醒与预警，确保诊疗规范化、精细化。同时，ICDSS 也是大数据时代下医疗质量管理的利器。系统通过与医疗质控指标体系的关联映射，对各业务单元的运行数据进行实时分析，智能化地发现诊疗问题与风险隐患，并提供针对性的质控建议，形成闭环管理。

6. 实验室质量控制与绩效管理 ICDSS 可以实时监测和智能分析实验室的各项运行数据，包括仪器质控数据、标本状态信息等，及时发现潜在的质量问题，提示实验室人员采取纠正措施，保障检验结果的准确可靠。

总的来看，ICDSS 充分利用人工智能技术，从海量医疗数据中自主学习和推理，构建了智能化、精细化的辅助诊疗模式。这使医生能够从繁重、重复的信息检索、知识匹配和风险评估等任务中解放出来，将更多时间和精力投入到病情分析、医患沟通以及疑难复杂病例的处理上。此外，ICDSS 在诊断、用药、预后预测和质量控制等方面提供的智能分析与决策支持，有助于规范和提升整体诊疗水平，降低医疗差错，助力医疗服务质量的提升。

二、基于人工智能的检验医学智能服务平台

通过将人工智能技术与检验医学各个环节深度融合，构建智能化的检验医学服务平台，可以从多个方面提升检验医学的服务能力和水平，更好地支撑临床诊疗实践。本节将重点介绍几个代表性的智能化检验医学服务平台，展示人工智能技术在检验医学领域的创新应用。

（一）基于人工智能的形态学检验平台

基于人工智能的形态学检验平台利用计算机视觉和深度学习等技术，实现血液涂片、尿沉渣、浆膜腔积液细胞、液基细胞、病理切片等形态学检验的自动化、智能化分析（表 14-1）。传统的形态学检验依赖医学检验人员的人工显微镜观察和判读，存在效率低下、主观性强以及依赖经验等问题。智能形态学检验平台可以通过高清数字化扫描，将形态学图像转化为数字化的像素数据，再利用卷积神经网络等深度学习算法，对图像进行特征提取、分类识别和定量分析，实现对形态学特征的客观量化和规范化判读。以血液细胞形态学分析为例，智能分析平台可以对血细胞进行自动定位、识别和分类，准确区分不同类型的血细胞，并对其形态特征进行定量描述和异常检出，如识别肿瘤细胞、寄生虫等。与人工镜检相比，智能分析平台可以大幅提高分析的效率，减轻检验人员的工作强度，同时降低检验结果的主观差异，提高检验报告的标准化水平。此外，智能分析平台还可以通过深度学习算法，不断学习和积累形态学特征与疾病的对应关系，辅助疾病的早期诊断和鉴别诊断，发掘新的形态学诊断指标。

表 14-1 人工智能在检验医学形态学分析中的应用与优势

应用领域	具体应用	优势
外周血细胞	自动分类和分型	提高准确性和速度，减少人为误差
骨髓细胞	全自动化骨髓细胞形态学分析	提高分析效率，标准化结果，辅助诊断
体液分析（脑脊液、浆膜腔液、尿液等）	有形成分分析	快速识别和分类有形成分，提升筛查与分析效率
粪便分析	有形成分分析	快速自动扫描寄生虫卵及细胞
精液检测	活性与数量检测	快速扫描分析精子质量，可提供详细的定量分析参数
微生物扫描分析	真菌、结核、细菌等扫描分析	自动识别和分类，提高检测速度，减少漏检与误检
自身抗体核型判别	抗核抗体等核型与抗体滴度分析	提高判别准确性，减少人为主观误差

（二）智能化检验报告解读平台

智能化检验报告解读平台利用大语言模型、自然语言处理等人工智能技术，为医生和患者提供检

验报告的智能解读服务。该平台可以自动提取患者的检验结果，结合相关的临床信息，生成易于理解的报告解读和诊疗提示，帮助医生更好地把握检验结果的临床意义，提高诊断和决策的效率。同时，该平台还可以为患者提供个性化、通俗化的检验结果解读服务，增强患者对自身健康状况的认知，提高其健康管理的主动性和依从性。

（三）智能检验项目推荐系统

智能检验项目推荐系统的核心是基于机器学习的检验项目优化模型。该模型通过对大规模的临床诊疗数据进行特征工程和模式挖掘，识别不同疾病在不同分期、分型下的最佳诊断路径和检验项目组合。当医生开具检验申请时，系统可以根据患者的症状、体征、疑似诊断等信息，智能推荐合适的检验项目及组合，为临床医生提供检验项目申请参考，提高诊断的精准性和效率，同时也有助于减少漏检或过度检查，节约医疗资源，控制不必要的医疗成本支出，减轻患者的经济负担。此外，该系统积累的海量检验组套数据，也为医疗机构的运营管理提供了数据支撑，有助于优化检验资源的配置，改进服务流程。

（四）智能化慢病管理与预警平台

慢性病具有病程长、病情隐匿、并发症多等特点，早期干预和规范管理对改善患者预后至关重要。智能化慢病管理与预警平台以患者的历史检验数据为基础，应用机器学习算法建立个性化的健康预警模型，实现慢病状态的智能监测和预警。对于糖尿病、高血压、慢性肾脏病等慢性病患者，该平台可以自动采集和分析患者的连续检验结果，发现其中的异常变化趋势。当某项指标出现预警信号时，系统可以及时向管理医生和患者发送提醒，触发进一步的诊疗干预，实现慢病的早预防、早发现、早干预。平台的应用可以帮助医生更好地掌握患者的慢病进展情况，及时调整管理措施。对患者而言，该平台可以增强其自我管理的意识和能力，引导其积极配合定期检验，主动控制病情。从长远来看，这种智能化、个性化的慢病管理模式，有望改善慢性病患者的生活质量，减轻疾病负担。

（五）基于医学知识图谱的检验信息智能检索平台

医学知识图谱（medical knowledge graph）是一种以图形化的方式表示、存储和组织医学领域知识的工具。它通过实体（如疾病、症状、药物、基因等）之间的关系来展示医学知识，从而为医学工作者、研究者和医学生提供结构化的信息检索和决策支持，同时可促进医学研究和教育的发展。基于知识图谱的检验信息智能检索平台利用知识图谱和语义搜索技术，构建起覆盖疾病、检验项目、样本、方法、仪器等多维度的检验知识库，实现检验信息的智能关联和语义检索。医生在诊疗过程中遇到检验相关的问题时，可以通过该平台方便地检索和查询所需的知识和信息。相比传统的关键词匹配，语义检索可以理解用户询问的真正意图，提供更加准确、全面的结果。

三、人工智能辅助的实验室远程会诊

随着医疗信息化和互联网技术的不断发展，远程医疗已经成为一种重要的医疗服务模式。人工智能技术的引入，进一步拓展了远程医疗的应用场景和服务能力。在临床实验室领域，人工智能辅助的实验室远程会诊正逐渐成为一种新兴的医疗服务模式，为患者提供更加便捷、高效、优质的诊疗服务。

（一）人工智能辅助的实验室远程会诊的定义与作用

人工智能辅助的实验室远程会诊是利用人工智能技术，结合远程通信和信息共享平台，实现跨地域、跨机构的实验室专家对患者的检验结果、病理切片等进行远程诊断、咨询和会诊。这种模式打破了传统医疗的地域限制，使得优质医疗资源可以更广泛地惠及患者，尤其是那些位于偏远地区或医疗资源匮乏地区的患者。人工智能技术在实验室远程会诊的多个方面都发挥着重要的作用，包括智能辅助诊断、智能图像识别、智能报告生成和智能随访管理等。智能辅助诊断系统能够快速分析医疗数据，提供初步诊断建议；智能图像识别技术可以精确识别和分析各类医学图像；智能报告生成系统能够自动整合各项检查结果和诊断意见；智能随访管理系统可以长期追踪患者的康复情况。如在临床实验室中，人工智能辅助的实验室远程会诊常通过对各种细胞组织病理图片，如骨髓片、外周血涂片、尿沉渣等以及各种自身抗体核型模式进行智能化的辅助判别，提高基层医院的实验室诊断效率、准确性和可重复性。

（二）人工智能辅助的实验室远程会诊的流程

人工智能辅助的实验室远程会诊一般流程如下：当地医疗机构将患者的相关实验室检查、病历信息、影像学等资料上传至远程会诊平台，并发起远程会诊申请，寻求上级医疗机构专家的诊疗意见。远程会诊平台中的人工智能系统会对患者的资料进行初步分析和评估，包括综合分析检验结果和临床表现、智能图像识别，提供智能辅助诊断信息，为专家提供参考意见。接下来，远程专家通过平台对患者的资料进行全面分析和评估，并与基层医疗机构的医生进行在线交流和讨论，必要时可邀请其他学科专家参与会诊，最终形成综合性的会诊意见。根据会诊意见，基层医生制定后续检查或治疗方案，必要时可再次发起远程会诊。在这一过程中，人工智能系统还能对患者进行智能化的随访管理，定期评估患者的治疗效果，及时发现问题并调整治疗方案。

（三）人工智能辅助的实验室远程会诊的价值

人工智能辅助的实验室远程会诊在提高基层单位临床检验诊断水平方面发挥着关键作用，尤其在多个专业领域展现出显著优势（图14-4）。在微生物检验与抗生素指导方面，智能系统能快速提供精准的抗生素使用建议，助力重症感染的防治；细胞形态学检验中，人工智能可自动分析血液、骨髓和体液细胞形态，提高罕见异常细胞的检出率；对于异常检验结果，智能算法能综合分析患者临床信息，提供可能的病因解释和后续检查建议；在突发传染病防治领域，远程会诊系统支持快速大规模筛查，智能化追踪感染源和传播链，为疫情防控决策提供及时、准确的数据支持。这种诊断模式不仅提升了检验的准确性和效率，还促进了分级诊疗的实施和优质诊断服务的普及。通过整合专家资源，为疑难、危重病例诊断与治疗提供了新手段，有助提高医疗质量和患者健康水平。

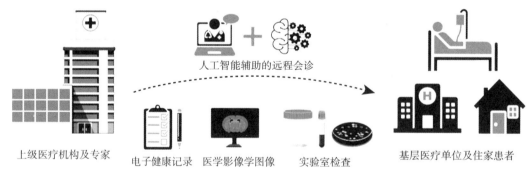

图14-4 人工智能在远程会诊中的应用

第四节 人工智能对实验室管理的挑战

PPT

人工智能的应用正在改变医学领域的发展和实践，同时也给医学伦理带来了新的挑战和机遇，尤其在临床实验室管理中，人工智能涉及到的伦理与安全问题越发引人关注。

一、人工智能应用的伦理原则与责任界定

2021 年 9 月，国家新一代人工智能治理专业委员会发布《新一代人工智能伦理规范》，旨在将伦理道德融入人工智能全生命周期，为从事人工智能相关活动的自然人、法人和其他相关机构等提供伦理指引。2022 年 3 月，国务院办公厅印发《关于加强科技伦理治理的意见》，其中"四、加强科技伦理治理制度保障"部分提出应"制定生命科学、医学、人工智能等重点领域的科技伦理规范、指南等，完善科技伦理相关标准，明确科技伦理要求，引导科技机构和科技人员合规开展科技活动"。

在实验室医学中使用人工智能技术所出现的主要伦理问题源于实验室专业人员所扮演的具体角色、数据的自动阐述以及敏感患者信息的使用。人工智能技术的性能在很大程度上取决于输入的质量、收集它们的背景以及解释的方式。因此，实验室专业人员的积极贡献是在整个过程中提供准确数据分析和解释的关键，这可能得到用于识别健康测量、观察和文档的通用语言的支持。此外，大多数检查可直接提供给患者，并具有基本参考范围和语义标记，从而能够解释结果。考虑到许多检查对患者健康、心理平衡和人生决策的影响，合格的专业人士、伦理委员会和（或）科学协会必须正式参与人工智能技术准确性和可靠性的评估。

生物医学伦理学有助于更详细地分析这些一般性问题。从伦理的角度来看（始终将患者视为目的，而不是手段），尊重患者自主权意味着患者将其数据用于自己的健康，而不是其他患者的健康、保险提供商的利益或医疗器械供应商的利益。为了生物医学研究而使用残留的生物材料及相关数据，患者具有知情权。

当今选择使用人工智能的临床实验室面临的一大难题是，如果发生伤害，谁应该负责。从法律上讲，这是一个复杂的问题，在某些方面尚未决定。同样，在伦理方面，道德责任取决于实验室在应用人工智能系统时是否足够谨慎。责任通常由对患者负责治疗的临床医生及实验室承担，除非技术存在故障（即人工智能没有做它应该做的事情），但目前这种情况是无法预见或发现的。这要求实验室能够谨慎地评估人工智能系统的性能证据并适当地使用人工智能，向特定患者解释其益处和风险。通过这种方式，在实验室内使用人工智能的责任与使用任何其他医疗工具（如药物和设备）几乎没有什么不同。这要求实验室管理者了解驱动人工智能的价值观以及其可能的结果。

二、实验室人工智能系统的数据安全与隐私保护

随着人工智能在临床实验室中多层次的应用，信息系统、实验室仪器、工作站和移动设备与互联网和无线网络的连接性日益增加，持续保护各种形式、位置和传输的数据的需求可能成为一项艰巨的任务。确保实验室人工智能系统的数据安全与隐私保护，是当前实验室的重要工作之一。因此，信息学家必须了解影响实验室的安全威胁和隐私法规以及可用于解决这些问题的候选技术解决方案。

（一）系统可用性和灾难恢复能力

实验室的计算机系统停机有可能导致实验室数据丢失甚至产生不良的临床结果。因此，需要保证用于管理数据信息的实验室计算机系统的稳定性和可靠性。实验室应制定计划内和计划外系统中断的程序（即停机程序）。这些程序应指导实验室在计算机系统中断期间应如何运作，以及一旦中断得到解决，实验室中所有受影响的软件（LIS、中间件、仪器软件等）重新联机的顺序和过程。

（二）硬件安全

硬件安全措施涉及保护用于管理和存储数据的实际物理系统。这些措施包括必须控制对存储服务器、终端和调制解调器的区域（例如门禁卡）的物理访问（设施访问控制），并始终锁定。只有经过

授权的个人才能访问医院服务器，并且应保留进入该区域的所有员工的日志。计算机服务器的物理安全是通过使用适当的机房设施来实现的，这些机房不仅具有安全访问功能，而且还应具有可控的湿度、温度和防火功能。

（三）软件安全

实验室应为请求访问 ePHI 的个人或实体实施身份确认程序。必须为每个有权访问包含 ePHI 的应用程序的用户分配一个唯一的用户名。应禁止共享登录信息。通用登录可用于登录计算机工作站，但是，在使用任何信息系统应用程序之前，用户需要进行身份验证。身份验证是验证或确认请求访问信息的用户的身份的过程。

密码是目前用于用户身份验证的主要机制。正确执行密码使用至关重要，实验室应强制使用强密码登录实验室信息系统和医疗应用程序。支持提高密码稳健性的最新趋势是使用所谓的双因素身份验证。

（四）数据安全措施

除了上述安全措施外，在处理实验室人工智能相关数据时还需要考虑许多其他因素。这包括数据完整性、保护、恢复和加密。

1. 数据完整性　是指在整个生命周期内维护和确保数据的准确性和一致性的过程。因此，在任何操作［例如传输、存储或检索（包括备份）］期间，都以相同的方式维护具有完整性的数据。数据完整性通常包括根据一组预定义的规则对无效数据进行检查和更正。在数据库系统中，数据完整性通常通过一系列完整性约束规则来强制执行。

2. 数据保护策略　实验室必须能够轻松检索存储的患者结果的完整副本，其中包括所有相关的数据（例如，使用的原始参考范围、注释等）。为了保护电子患者数据，实验室可以强制执行各种方法和策略。连续数据保护，也称为连续备份，是指每次更改数据时自动保存数据来备份数据。这允许将数据（文件系统或用户数据）恢复到任何时间点。专门的软件可以提供恢复的精度，只允许恢复特定文件或文件类型（例如，邮箱、数据库日志等）。

3. 数据恢复　对于实验室来说，制定程序以便及时从破坏性事件中恢复非常重要。数据恢复是指当由于与存储设备的实际物理损坏相关的辅助存储介质（大容量存储设备）或文件系统的逻辑损坏而无法正常访问数据时，可以挽救数据。

鉴于实验室借助于人工智能可以参与处理大量用于临床和可能的研究目的的患者信息，因此处理数据保护和安全的政策和程序至关重要。当代实验室需要解决由于信息系统和工作站与人工智能日益进展而引起的安全问题，并满足对隐私保护和数据安全保障的需求。

三、人工智能时代实验室管理的挑战

临床实验室管理涉及检验各个过程中的实验室活动和检验人员的组织与监督。这是一项复杂且精细的任务，需要精确、细致的计划和夯实的执行力。无论是进行各项指标检测的临床实验室，还是参与临床科研的研究实验室，人工智能都可以改变实验室管理的规则和效率。从数据分析到资源分配和质量控制，人工智能都有可能实现各种任务的自动化和优化，从而提高效率、降低成本并确保准确性。

虽然人工智能在数据处理和分析等层面的优势能够促进实验室的发展，但也带来了挑战，其中最突出的就是数据安全及隐私保护。实验室工作涉及到多种临床数据等敏感信息，因此确保这些数据的隐私和安全至关重要。欧洲的《通用数据保护条例》（GDPR）和美国的《健康保险可携性和责任法案》（HIPAA）及我国的《新一代人工智能伦理规范》等监管框架对包括实验室在内的医疗机构提出了严格的数据安全及隐私保护要求。

　　将人工智能应用到临床实验室各个方面的同时，需保证数据安全及隐私保护是一项复杂的任务。虽然人工智能的各种算法和框架可以对数据进行加密保护及匿名处理，但并非万全之策，且容易受到各种类型的网络攻击。在这方面，实验室管理过程中需要无比谨慎，借助于强大的安全系统，以保护数据安全。

　　另外，实验室管理过程中人工智能的应用有可能会耗费大量的成本。大型实验室基于整体的平台有能力顺利融合人工智能的各项应用，但规模较小的实验室可能无法负担人工智能应用所产生的高昂费用。

答案解析

？ 思考题

　　情景描述：检验科生化室收到内分泌科医生的反馈，其管理的 5 名患者的血 CO_2 检测结果均低于正常值，这些患者的其他电解质检测结果均在正常范围内，请检验科复核结果的准确性。检验科是采用流水线设备检测的临床样本，并使用基于规则的自动审核方式发放检验报告。接到临床反馈后，检验科即刻复核了当天的检验流程，血清 CO_2 室内质量控制结果均在控（2 次质控/日）。进一步查找原因，发现这几个患者的测定结果，是发生在流水线上单一测试试剂盒试剂将要使用完的最后几个测试，并且该试剂盒为前一日开瓶检测的剩余试剂，实验室分析可能原因是试剂盒密封不严，在机时间较长，试剂吸收了空气中的 CO_2，而使检测结果发生趋势性下降的异常变化。而其他采用当日新开瓶试剂测定的结果均未出现异常。

　　问题：

　　（1）如果采用基于 AI 的患者数据实时质量控制系统，是否对此类失控具有检出优势？

　　（2）基于 AI 的患者数据实时监控系统与基于质控品检测的常规统计学质量控制各有什么优缺点？

　　（3）基于患者数据的质控系统对检测结果自动审核工作有什么补充作用？

（崔　巍　司徒博　张　健）

书网融合……

重点小结

题库

微课/视频 1

微课/视频 2

微课/视频 3

微课/视频 4

微课/视频 5

微课/视频 6